许继宗 著

依《辅行诀》《黄帝内经》建立的五音体系

學苑出版社

图书在版编目(CIP)数据

依《辅行诀》建立的《黄帝内经》五音体系/许继宗著. —北京：学苑出版社，2018.5(2020.8 重印)

ISBN 978-7-5077-5482-7

Ⅰ.①依… Ⅱ.①许… Ⅲ.①脏腑辨证-用药法-研究②《辅行诀五脏用药法要》-研究③《内经》-研究 Ⅳ.①R241.6②R221

中国版本图书馆 CIP 数据核字(2018)第 105212 号

责任编辑：付国英

封面设计：李 戎 张致民

出版发行：学苑出版社

社 址：北京市丰台区南方庄 2 号院 1 号楼

邮政编码：100079

网 址：www.book001.com

电子信箱：xueyuanpress@163.com

销售电话：010-67601101(销售部)、010-67603091(总编室)

印 刷 厂：北京市京宇印刷厂

开本尺寸：787×1092 1/16

印 张：24.5

字 数：362 千字

版 次：2018 年 8 月第 1 版

印 次：2020 年 8 月第 2 次印刷

定 价：198.00 元

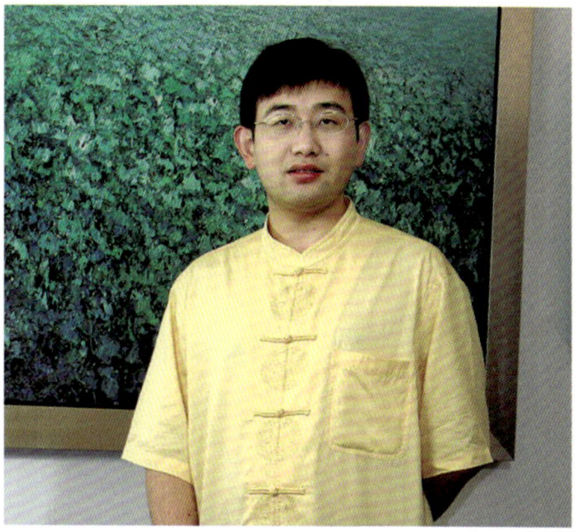

作者简介

许继宗

毕业于北京中医药大学七年制清华科研班，医学硕士。现任中国人民解放军第306医院主任医师，清华大学生物信息与精准医疗校友会理事，中国中医药信息研究会中医药人才信息分会副会长，世界中医药学会联合会山庄温泉疗养研究专业委员会常务理事。发表学术论文142篇，论著3部，获国家专利8项，全军医疗成果奖两项（第一完成人），中国民族医药学会科技进步奖一等奖1项。主要研究方向：《黄帝内经》五音治疗体系的复原，时间医学，特色针灸及手法治疗，为元代针灸家滑寿第二十二代传人。

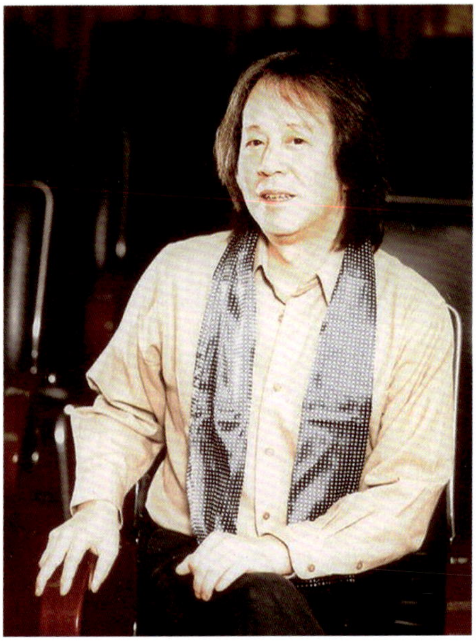

音乐制作人简介

邹世冬

1985年环境保护专业毕业。任同仁堂养容祛斑药膏制作工程师；1990年 ～ 1995年外派生产“养容祛斑药膏”任总工程师；实施863工程计划金属硫蛋白（ZnMT）在化妆品中的应用研究；2003年任国际美容师行业协会专家委员会主任委员；2004年任国际健康发展联合会专家委员会化妆品鉴定主任委员；香港《紫荆养生》杂志五音养生顾问。其母王群女士是我国著名的中医药学专家。

曾任摇滚乐队“呼吸乐队”键盘、贝斯、作曲；原中央电视台栏目组音乐制作人，与深呼吸乐队制作2008年奥林匹克博览会主题音乐、为国家中医药管理局大型电视记录片《中医》制作主题曲《悬壶济苍生》，及为国家中医药管理局制作在美国时代广场播放的中医宣传片音乐。首创中医五音疗法药方还原乐方作者，《依〈辅行诀〉建立的〈黄帝内经〉五音体系》音乐制作人。

序

《依〈辅行诀〉建立的〈黄帝内经〉五音体系》一书继承了我国先秦两汉及其后关于五音与人体生理病理密切相关的理论，深入发掘了《黄帝内经》关于五音对人体健康及疾病的影响与治疗作用，参考了国外相关研究新成果，是一部医学理论较为深厚、综古今中外相关研究、具有临床实用价值的研究课题。

研究五音与人体的密切相关性，在我国具有悠久历史，《左传》昭公元年："先王之乐，所以节百事也，故有五节，迟速本末以相及。"《诗经·大序》亦述说了五音与人之心理、情绪的关系。《黄帝内经》对五音与人体休戚相关的论述尤为详密，如《素问·阴阳应象大论》对五音与五脏密切相关有简说，后经王冰做了阐发。王冰云：

宫—脾："宫谓土者，大而和也，《乐记》曰：宫乱则荒。"

商—肺："商谓金者，轻而劲也，《乐记》曰：商乱则陂。"

角—肝："角谓木者，调而直也，《乐记》曰：角乱则忧。"

徵—心："徵谓火者，和而美也，《乐记》曰：徵乱则哀。"

羽—肾："羽谓水者，沉而涓也，《乐记》曰：羽乱则危。"

宫商角徵羽五音与五脏六腑具有密切关系，是通过声波振动到达脏腑而实现的。陶弘景《辅行诀脏腑用药法要》对此亦有阐述，文繁不引。五音影响脏腑，五音对疾病有一定的治疗作用，是中华民族优秀文化的艳丽之花，不是臆想，不是悬揣，而是屡见于儒家经典与《黄帝内经》，并在医疗实践中已经见到实效。可惜这朵艳丽之花，久不为人所瞻顾，久不为人所发掘与研究，面临着枯萎、衰败的境地。《依〈辅行诀〉建立的〈黄帝内经〉五音体系》这部著作，以《黄帝内经》相关理论为基础，参考先贤经典之论述，通过现代科研手段加以验证，积极用于医疗实践，且已取得初步实效，具有存亡继绝、开拓新境的重大意义。

钱超尘

2015 年 10 月 25 日于北京中医药大学

前　言

昔日读《说苑·辨物》，见其所载："吾闻上古之为医者曰苗父，苗父之为医也，以菅为席，以刍为狗，北面而祝，发十言耳，诸扶而来者，举而来者，皆平复如故。"这大概是关于音乐治疗方法的最早记载吧。意思是说，距今五千年前的原始氏族社会里，有一位名叫苗父的医生，他以竹管乐器演奏的形式为席地而坐的患者治病，愈人很多。这个记载说明，在古代真正好的中医不用针灸或中药，而是用音乐治疗，一曲终了，病退人安。《左传》中也说，音乐像药物一样有味道，可以使人百病不生，健康长寿。

从出土的乐器文物来看，远古时期，十万年前中国山西即有石埙出现，说明当时人类已经懂得使用石埙来放松身心，保持健康。考古学家已经印证"原始先人吹埙、群民围篝火而听"的传说，可知伏羲氏"造瑟埙调理百病"的历史传说，应不虚假。依实证，古埙、竽音、葫芦笙等土音，可以入脾胃，对脾胃有极佳的理疗养生功能。贾湖骨笛出土于距今7800年～9000年的同时期最为丰富的史前聚落遗址——河南贾湖遗址。贾湖骨笛横空出世，无疑为我们研究中国音乐与乐器发展史，提供了弥足珍贵的实物资料。贾湖骨笛作为罕见的史前神器、作为中华民族必须翻越的从蒙昧走向文明的第一座珠穆朗玛峰，其对此后闻名于世的中国礼、乐制度，土生土长的中国道家、道教，乃至整个中国文化、文明有重要影响。

三皇五帝时期，圣人试竹苇立五音定十二律（六侣六律），对应疏理人体十二经脉（六阴经、六阳经）；大禹治水时期，大禹首创《禹步歌》医救万民瘟疫。说明到这个时期，音乐治疗已经逐渐形成了一定的理论基础和方法。

黄帝研五音应五脏理论，以五音疗疾，后人把部分内容撰写于中医经典《黄帝内经》中，时间大致在2000年前。《黄帝内经》中共有11篇15段经文讲述了音律与脏腑的对应关系（不包括五运六气七篇大论中，用音律学名词命名时序的部分），为音乐治疗疾病提供了理论依据。

可惜的是，这种“一曲终了，病退人安”的生命之歌，在《黄帝内经》后的年代逐渐失传了，后世仅见零星的传说记载。唐代尚有孙思邈创立六字诀以声波共振养生，而至宋代以后连相关记载都没有了。可见这种显著的治疗效果，近见于先秦、《黄帝内经》形成之前的阶段，之后逐渐失传，后世仅见零星的传说记载。究其失传的原因，笔者认为与春秋战国时期，各国自制度量衡，音乐标准混乱有关；也与北极星的周期变动、星空引力变化有关，这些都将在本书中详述。

为了追寻这遗失千年的生命之歌，笔者从《史记·乐书》关于音乐的定义出发，应用现代观察工具（激光多普勒血流仪），设计实验，重新测定《黄帝内经》中五音的标准。之后根据实验结果尝试复原《黄帝内经》五音治疗体系，发展“理法方音（药）”完备的中医治疗学分支学科。

“理”，依据《黄帝内经》的五音、五脏相应理论；“法”，依据总结的《辅行诀脏腑用药法要》“汤液经法图”中的五行生克制化规律；“音（药）”，应用电脑软件生成、修饰、调节乐音；“方随法立”，参照五行生克制化规律以及不同乐音、旋律的阴阳虚实属性进行辨证组方。整体研究项目历时十载，发表相关论文40篇，获得省部级科技奖励三项，专利8项，力求在展现五音疗法的原貌的基础上，也具有较好的临床疗效。

目　录

第一篇　理论基础

第二篇　实验验证篇

第三篇　应用篇

第一篇

理论基础

第一章 总 论

第一节 热力学第三定律与生命系统

一、生命是蛋白质的存在形式

生命对于每个人来说只有一次，十分珍贵。我们所有医学实践的目的，都是为了消除病苦，延长生命。然而，生命的定义是什么？我觉得从唯物论的角度来说，恩格斯对生命的定义尚比较合适：生命是具有新陈代谢功能的蛋白质的一种存在形式。

本质是“一种存在形式”，外延限定是“具有新陈代谢功能”和“蛋白质”。从这个定义来说，“具有新陈代谢功能”非常重要，一个生物个体，新陈代谢停止了，生命也就完结了。按照这个定义，心脏停跳和脑死亡都不能算作真正的死亡，新陈代谢停止才是真正的死亡。

那么按照这个定义，病毒是不是生物呢？病毒是一种非细胞生命形态，它由一个核酸长链和蛋白质外壳构成，病毒没有自己的代谢机构，没有酶系统。因此病毒离开了宿主细胞，就成了没有任何生命活动、也不能独立自我繁殖的化学物质。一旦进入宿主细胞后，它就可以利用细胞中的物质和能量，以及复制、转录和转译的能力，按照它自己的核酸所包含的遗传信息，产生和它一样的新一代病毒。病毒基因同其他生物的基因一样，也可以发生突变和重组，因此也是可以演化的。因为病毒没有独立的代谢机构，不能独立繁殖，因此被认为是一种不完整的生命形态。近年来，发现了比病毒还要简单的类病毒，它是小的 RNA 分子，没有蛋白质外壳，但它可以在动物身上造成疾病。这些不完整的生命形态的存在，说明无生命与有生命之间没有不可逾越的鸿沟。

二、热力学第三定律

热力学第三定律也就是熵增定律，认为在一个封闭体系中，当没有外来能量施加作用时，体系的极限稳定状态应该是熵值最大状态。熵的物理意义为系统的混乱程度，熵值最大意味着体系内任何一部分都已经没有更小的差异可能，像到不能再像了。与混乱相对应的是秩序（秩序与混乱是比较经典的西方世界观。所谓秩序，通常指有序化，最简单地是给人或事物编号排序，其极限形态为完全差异化；所谓混乱，通常指无序化，与秩序正对，其极限形态为绝对无差别）。秩序意味着系统的熵值并未达到极大值。如果一个体系能够稳定在熵值未达到极大值的条件下，说明该体系是开放式的，存在持续的外来物质或能量输入。现实的例子，如冰箱冷冻，又比如人体或组织的新陈代谢。

也就是说，一个系统想要维持有序化的稳定，必须是开放式的，需要不断地从外界获得负熵，排出正熵。生命具有新陈代谢功能，这说明它是一个相对独立的、开放式的系统，这个系统从外界获取新的物质，排出代谢废物。新陈代谢的目的是维持生命系统的相对稳定性和内部各部分的正常功能。

三、熵与治疗方法

根据上面的论述，凡是能够使生命系统更加有序化的方法或者物质，都是在给系统输入负熵，有利于生命系统的稳定和延续。凡是能够使生命系统更加无序化的方法或者物质，都是在给系统输入正熵，不利于生命系统的稳定和延续。前者能够治疗疾病，使生命个体重新达到最佳的存在状态；后者能够导致疾病，使生命个体趋于死亡、瓦解。

这些方法或物质，可以是物理、化学、音乐、心理的多种手段。比如太阳光，适度的时候能够促进人体钙的吸收，这个是对系统有益的负熵；过度的阳光可能导致日光性皮炎，损伤皮肤，这个是有害的正熵。适度的力，能够疏通经络，促进血液循环，这个是对系统有益的负熵；过度的力，可能导致软组织挫伤，关节移位，这个是有害的正熵。例如，进食蒲公英，对于上火的人来说，可以清火解毒，这个是对系统有益的负熵；对于脾胃虚寒的人来说，可能导致腹泻，这个是有害的正熵。

因此，达到治疗疾病的目的，使生命系统更加稳定，我们可以通过正确使用力、热、声、光、电、磁、药物、食物等多种手段，而不仅仅是吃药才能治病。只要是能够使生命系统更加有序化的方法或物质，都可以治疗疾病。但是，任何方法或者物质都是两面的，过犹不及。

四、不要再迷信“吃”

经常有患者问，“医生，我血虚，吃点儿什么好？……我气虚，吃点儿什么好？……我后背疼，吃点儿什么好？”仿佛通过吃，可以解决所有的问题。其实并不是这样。最简单的就是，吃什么都代替不了睡觉。有没有一种物质，吃了可以不睡觉的？没有。

吃了东西，补充了足够的营养成分，是不是就能使生命系统平衡了？当然也不是。举个例子来说，同样是水，营养成分都是H_2O，热水喝下去可能出汗，感冒好了；冷水喝下去，可能拉肚子了；经过磁场磁化的水，效果又有不同。因此，我们不能仅仅考虑化学成分的层次，还要结合物理特性、场的影响。

第二节　每人都在用的中医思维方式

什么是中医？通常的定义是中国的传统医学。那么中医的思维方式是什么？我们看下面这两张图，是不是与中医有关。

一、象思维是中医的基本思维方式

《黄帝内经·阴阳应象大论》是中医理论中很重要的一篇，其中不仅阐述了应象、取象比类的基本思维方式，也阐述了基本的治疗方法。其他篇章也系统论述了中医的藏象理论。因此说，象思维是中医的基本思维方式。

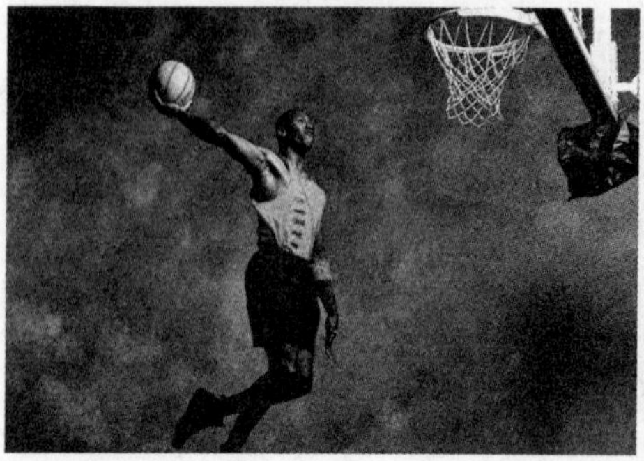
图 1

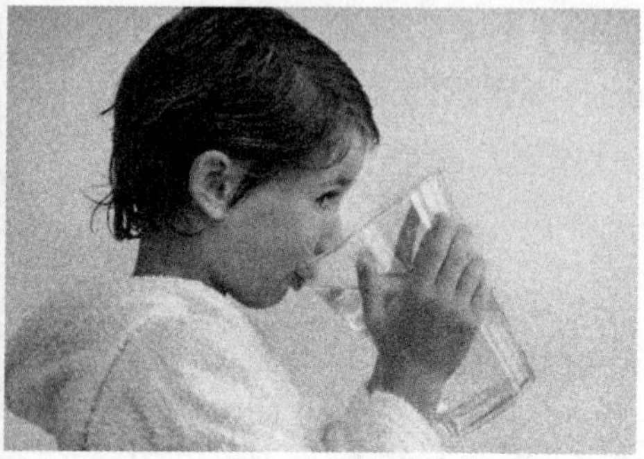
图 2

那么什么是象思维？我们看图 1，当乔丹投篮的时候，他用了怎样的思维方式？一定是先把篮球取了一个象，在大脑中运转、变化这个象，以什么样的角度瞄准、什么样的速度投放才能命中篮筐，最终运算完之后再把篮球投出去。这个过程很快，以至于我们往往忽略了它的作用方式。再看图 2，我们拿起杯子喝水的时候，用了怎样的思维方式？也是先对杯子取了个象，在大脑中运算这个象的距离、怎么样才能用手拿到，然后再伸手去拿。

上面两个是主动运象的思维方式，还有一种被动运象的思维方式，比如接住飞过来的球，这是先把球取象，通过它的速度、角度判断它的落点，然后去落点等着。主动运象、被动运象都是象思维的基本形式，我们每天、每人都在用，却没有仔细留意。

大道至简，百姓日用而不知。

二、象思维并非数理思维

我们仔细想想，投篮、喝水的时候，大脑里有没有牛顿力学的各种公式？比如抛物线函数？速度函数？风力影响函数？这应该是没有的，大脑并不是这样运算的。这些公式或算法出现之前，人们已经会投篮、喝水了，哪怕是没上过学的小孩子都会。所以这种取象、运象的思维，是区别于我们现有的基于抽象思维的数理思维之外的、一种相对独立的思维方式，是我们经常忽略的一种技能。

而机器人却无论如何也学不会这种思维方式，它们只能通过输入的算法，用各种函数、公式去计算怎样运动，怎样保持平衡。

三、象思维是一种技能

这种取象、运象的思维方式，本质是一种后天获得的技能，需要去学习、练习。既然是一种技能，那么学起来自然有天赋的区别。有些人很容易就学会了，有些人却只能学个大概。比如，练习投篮，有人学习几天后就可以命中50%以上，有些人学习几个月还是几乎投不进。虽然熟能生巧，但是天赋的鸿沟很难跨越。比如，乔丹只有一个。

象思维是一种全身整体都在协作的思维方式。我们不仅要知道象的运动规律，还要知道身体各个部位如何运动才能影响到这个象，这是一个非常复杂的运算过程，却可以在瞬间完成。

四、象思维是一种经验科学

我们完成这种看似简单、实际复杂的象思维过程，离不开经验的积累。运象的过程离不开不断地练习与总结。没有人通过知道、了解、明白原理之后就能马上做好。

身体上每块肌肉的用力大小、肌群之间的协作、外界重力的影响、风速的影响、距离的判断、象的运动规律……，这些诸多因素，都在我们经验积累的范围之内。这绝不允许假想，不允许数理模型的存在，是一个复杂过程的精确实现。其实这就是心算与计算的区别，心算是多维度、多进程的，而计算是一维度、单进程的。

有人说，经验科学不够严谨，不够精确化，其实恰恰相反，经验科学才是完成复杂任务的最好方法。因为世界是不断运动变化的，没有可以完全重复的过程。离开经验科学，我们连吃饭、喝水都做不到！

五、中医在做什么

中医做的工作其实很简单，就是对人体的生理、病理运动过程进行取象、分类，总结它们的运动规律，并进行干预。

比如把向上、向外的运动趋势或功能归类为“阳”，把向下、向内的运动趋势或功能归类为“阴”。把生发、条达的运动或功能归类于“肝”，把肃降的运动或功能归类于“肺”，等等。也就是说，中医把身体内各个脏腑的功能、运动趋势做了系统的分类整理；也对这些功能、运动的载体进行了分类，如五脏、五体、五窍等。

疾病的状态，就是身体某一部分或多个部分的运动趋势发生了改变，或者过强，或者过弱，系统的熵值增加，变得趋向于无序化。治疗就是要改变这些不正常的运动趋势，过弱的推一下，过强的抑制一下。干预的手段有很多种，针灸、按摩、砭石、中药等等，只要能够使偏离的运动恢复到原来状态即可。就像投篮，球偏了，从侧面给它一个力，干预一下，就又能进了。热者寒之，寒者热之，就如同向左偏了给一个向右的力，向右偏了给一个向左的力。但是这个力给多大？作用时间是多少？要通过经验积累才能做到恰好合适。中医不传之密在于剂量，不是不传，是没法传，它是不断变化的。这种取象、运象的技能，是天赋与经验的合体，不是每个人都能成为乔丹，同样不是每个中医都能成为国医大师。

第三节　动量守恒定律、星空引力的时间积累与整体观

我们常常说，中医是建立在天人合一整体观上的医学。然而，我们总是觉得，天体运转离我们那么远，完全感受不到它们的存在；甚至二十四节气的变化，我们也感受不到。遥远的星体对我们引力很小，甚至还不如面前的桌子引力大，那为什么星体对我们有影响，而桌子没有呢？要解开这个迷，我们需要了解动量守恒定律。

一、动量守恒定律

动量守恒定律和能量守恒定律以及角动量守恒定律一起称为现代物理学中的三大基本守恒定律。最初它们是牛顿定律的推论，但后来发现

它们的适用范围远远广于牛顿定律，是比牛顿定律更基础的物理规律，是时空性质的反映。其中，动量守恒定律由空间平移不变性推出，能量守恒定律由时间平移不变性推出，而角动量守恒定律则由空间的旋转对称性推出。

一个系统不受外力或所受外力之和为零，这个系统的总动量保持不变，这个结论叫作动量守恒定律。动量守恒定律是自然界中最重要最普遍的守恒定律之一，是一个实验规律，也可用牛顿第三定律结合动量定理推导出来。

动量守恒定律是自然界最普遍、最基本的规律之一，不仅适用于宏观物体的低速运动，也适用于微观物体的高速运动。小到微观粒子，大到宇宙天体，无论内力是什么性质的力，只要满足守恒条件，动量守恒定律总是适用的。

数学表达式：$\Delta p=0$，即系统的总动量的变化为零。若系统受到了外力，或所受外力之和不为零，则表现为动量定理：$P=Ft=mv_2-mv_1$，反映了力对时间的累积效应，是力在时间上的积累。这是一个矢量方程式，既有大小又有方向。

二、星空引力的时间积累

生物体的基本单位是细胞，基本过程是新陈代谢。从原始生命出现开始，至今十几亿年，细胞的新陈代谢过程没有中断过，一直在不断继承，不管是有性繁殖还是无性繁殖，下一代的细胞都从上一代细胞继承了绝大部分的新陈代谢功能，以及细胞内各种物质的运动方向、方式。

从这个角度来说，星空引力对地球生物体的影响，已经积累了至少数亿年。$P=Ft=mv_2-mv_1$，这里的 t 是一个天文数字，虽然 F 很小，但重要的是这个力是持续的、有规律的，经过时间积累，相乘之后积分很大。尤其是，生物体体内 60%左右都是水，潮汐引力的影响经过时间积累会非常大。

人体中，最大的细胞是成熟的卵细胞，直径在 0.1 毫米以上；最小的是血小板，直径只有约 2 微米。但是，一般分子的直径只有百亿分之几米，人们通常以10的－10次幂米为单位来量度分子。如果把分子比喻成人，那么细胞就像我们居住的城市。一个城市中各种各样的人，分工合作，各司其职，各有各的运转轨迹，有条不紊。每个人的运动轨迹，都是时空中各种场和力积累的结果，存在信息记忆。从这个角度来说，一个分子进入细胞之后，并不是马上就能起作用，还要对它进行“入职培训”，赋予它一定的运动速度和轨迹，这些要消耗能量、消耗系统的熵值，即有序化程度。我们可以把有序化程度比作是先天元气，赋予了生命运转的原动力。后天营养物质摄入以后，必须经过先天物质的有序化，才能被身体利用。比如，葡萄糖（后天营养）需要经过胰岛素（先天激素）的配合，才能被细胞利用。

上下四方曰宇，古往今来曰宙。这句话道出了时空的真谛，它们是相互影响，二而一的。

第四节　模糊数学与中医方法论

我们常常认为，精确的、可以量化的方法才是最科学的，其实事实并不是这样。模糊的概念与方法贯穿于我们生活的各个角落，尤其是面对复杂系统的时候。这使得模糊数学不得不建立。举一个最简单的例子，一个初生的婴儿，并不会因为妈妈今天比昨天脸上长了几个青春痘就认不出她，能很快判断“是”还是“不是”；但是计算机会认不出，它只能告诉你，这个人跟昨天那个人相似度是多少，比如98%，不能告诉你是还是不是，除非你给它一个模糊判断标准（比如相似度＞95%的判断为同一个人）。

一、模糊数学

模糊数学又称Fuzzy Math，是研究和处理模糊性现象的一种数学理论和方法，是1965年以后，在模糊集合、模糊逻辑的基础上发展起来的模糊拓扑、模糊测度论等数学领域的统称，是研究现实世界中许多界限不分明甚至是很模糊的问题的数学工具。模糊数学在模式识别、人工智能等方面有广泛的应用。在 1965 年美国控制论学者 L.A.扎德发表论文《模糊集合》，标志着这门新学科的诞生。

现代数学建立在集合论的基础上。一组对象确定一组属性，人们可以通过指明属性来说明概念，也可以通过指明对象来说明。符合概念的那些对象的全体叫作这个概念的外延，外延实际上就是集合。一切现实的理论系统都有可能纳入集合描述的数学框架。经典的集合论只把自己的表现力限制在那些有明确外延的概念和事物上，它明确地规定：每一个集合都必须由确定的元素所构成，元素对集合的隶属关系必须是明确的。而对模糊性的数学处理是以将经典的集合论扩展为模糊集合论为基础的，乘积空间中的模糊子集就给出了一对元素间的模糊关系。对模糊现象的数学处理就是在这个基础上展开的。从纯数学角度看，集合概念的扩充使许多数学分支都增添了新的内容。例如，模糊拓扑学、不分明线性空间、模糊代数学、模糊分析学、模糊测度与积分、模糊群、模糊范畴、模糊图论、模糊概率统计、模糊逻辑学等。其中有些领域已有比较深入的研究。

模糊性数学发展的主流是在它的应用方面。由于模糊性概念已经找到了模糊集的描述方式，人们运用概念进行判断、评价、推理、决策和控制的过程也可以用模糊性数学的方法来描述。例如模糊聚类分析、模糊模式识别、模糊综合评判、模糊决策与模糊预测、模糊控制、模糊信息处理等。这些方法构成了一种模糊性系统理论，构成了一种思辨数学的雏形，它已经在医学、气象、心理、经济管理、石油、地质、环境、生物、农业、林业、化工、语言、控制、遥感、教育、体育等方面取得具体的研究成果。模糊性数学最重要的应用领域应是计算机智能。它已经被用于专家系统和知识工程等方面，在各个领域中发挥着非常重要的作用，并已获得巨大的经济效益。

在较长时间里，精确数学及随机数学在描述自然界多种事物的运动规律中，获得显著效果。但是，在客观世界中还普遍存在着大量的模糊现象。以前人们回避它，但是，由于现代科技所面对的系统日益复杂，模糊性总是伴随着复杂性出现。各门学科，尤其是人文、社会学科及其他“软科学”的数学化、定量化趋向把模糊性的数学处理问题推向中心地位。更重要的是，随着电子计算机、控制论、系统科学的迅速发展，要使计算机能像人脑那样对复杂事物具有识别能力，就必须研究和处理模糊性。

我们研究人类系统的行为，或者处理可与人类系统行为相比拟的复杂系统，如航天系统、人脑系统、社会系统等，参数和变量甚多，各种因素相互交错，系统很复杂，它的模糊性也很明显。从认识方面说，模糊性是指概念外延的不确定性，从而造成判断的不确定性。在日常生活中，经常遇到许多模糊事物，没有分明的数量界限，要使用一些模糊的词句来形容、描述。比如，比较年轻、高个、大胖子、好、漂亮、善、热、远……。这些概念是不可以简单地用是、非或数字来表示的。在人们的工作经验中，往往也有许多模糊的东西。例如，要确定一炉钢水是否已经炼好，除了要知道钢水的温度、成分比例和冶炼时间等精确信息外，还需要参考钢水颜色、沸腾情况等模糊信息。因此，除了很早就有涉及误差的计算数学之外，还需要模糊数学。

人与计算机相比，一般来说，人脑具有处理模糊信息的能力，善于判断和处理模糊现象。但计算机对模糊现象识别能力较差，为了提高计算机识别模糊现象的能力，就需要把人们常用的模糊语言设计成机器能接受的指令和程序，以便机器能像人脑那样简洁灵活地做出相应的判断，从而提高自动识别和控制模糊现象的效率。这样，就需要寻找一种描述和加工模糊信息的数学工具，这就推动数学家深入研究模糊数学。所以，模糊数学的产生是有其科学技术与数学发展的必然性。

模糊数学是运用数学方法研究和处理模糊性现象的一门数学新分支。它以“模糊集合论”为基础。模糊数学提供了一种处理不肯定性和不精确性问题的新方法，是描述人脑思维处理模糊信息的有力工具。它既可用于“硬”科学方面，又可用于“软”科学方面。

模糊数学产生的直接动力，与系统科学的发展有着密切的关系。在多变量、非线性、时变的大系统中，复杂性与精确性形成了尖锐的矛盾。L.A.扎德教授从实践中总结出这样一条互克性原理："当系统的复杂性日趋增长时，我们作出系统特性的精确且有意义的描述的能力将相应降低，直至达到这样一个阈值。一旦超过它，精确性和有意义性将变成两个几乎互相排斥的特性。"这就是说，复杂程度越高，有意义的精确化能力便越低。

二、中医的模糊集合与运算

中医的各个概念，充满了集合，而且是模糊集合。比如，太极，阴阳，三才，四象，五行，六合，七星，八卦，九宫，十方。不要再为这些名词的神秘感而感到头疼，其实它们只是集合的名称而已，就像A，B，C，D，E……一样。把世间事物和运动方式分为一类就是太极，分为两类就是阴阳，分为三类就是三才，分为四类就是四象，分为五类就是五行，……。每一个集合，有性质描述，但外延不确定，是模糊的。比如五行里的"木"，木曰曲直，"曲直"实际是指树木的生长形态，为枝干曲直，向上向外周舒展，因而引申为具有生长、升发、条达舒畅等特征的作用或事物，均归属于木；五行之"火"，火曰炎上，"炎上"，是指火具有温热、上升的特性，因而引申为具有温热、升腾特征的作用或事物，均归属于火。不仅每个集合的外延是模糊的，同时每个集合内部还可以继续划分，比如五行"木"里面再分"阴阳"或"五行"。

阴阳的消长、五行的生克制化，其实代表的是这些集合的运算法则，就像集合A＋集合B＝集合C一样。只不过这种运算，不是简单的加减法，而是考虑了事物间的相互作用，以及导致的最终结果。比如"肝火上炎"这个集合，表现为"头晕胀痛，耳鸣，面红，目赤肿痛，急躁易怒，心烦不眠或多梦，口苦口干，便秘，尿短黄，或胁肋灼痛，衄血吐血，妇女月经量多、超前，舌红苔黄，脉弦数"等一系列症状，我们施以"龙胆草、柴胡、栀子、黄芩、泽泻、车前子、生地、当归、甘草"这个中药的集合，剂量合适的话，上炎的肝火得以消除，症状消失。但是如果剂量不对，可能火没有完全消失，症状剩余几种；剂量过大，又会损伤肝、脾阳气，产生其他的病证，出现新的集合。再比如，五运六气的主客加临，也是“主”、“客”两个集合合并的运算，主胜了会怎样，客胜了会怎样，均给出了明确的运算结果。

可以说，整个中医的治则、治法，都是各种模糊集合的运算规律，这就是中医的方法论。

第五节　物质本非实有与“聚则成形，散则成气”

我们有时候很难理解中医关于“聚则成形，散则成气”的论述，这其实是《道德经》“有无相生，难易相成”的另外一种表述形式。我们现在用现代科学的理论去推导一下，看这个论述是否正确。

我们能见到的这个千变万化、色彩斑斓的世界，现代科学认为它是由各种各样的物质组成的，比如说金属、蛋白质、酸、碱、盐等等。不同的物质有不同的分子式，也就是说物质是由分子聚合在一起组成的。分子和分子之间具有一定的间隙，聚合或者离散的时候有能量的变化，比如气态转化为液态释放出热量。可以说，物质＝分子＋空间＋分子能。

进一步分析，分子是由原子组成的，原子之间通过化学键连接，彼此之间有一定的空间。分子拆分成原子或者原子组合成分子也是有能量的变化，称为化学能。比如水是由2个氢原子和1个氧原子组成。可以说，分子＝原子＋空间＋化学能。

原子是由基本粒子组成，比如质子、中子、电子等，由质子和中子组成原子核，体积只占原子的十亿分之一，外部的空间是电子的运动场地，而电子的体积几乎可以忽略不计。由基本粒子组成原子或者原子拆分成基本粒子，伴随着原子能的变化。可以说，原子＝基本粒子＋空间＋原子能，而此处空间占的比例很大，实有粒子的体积很小。

基本粒子还可以进一步再分下去，比如由夸克组成。但最新的物理理论认为，基本粒子是由超弦组成。弦理论是理论物理的一个分支学科，弦论的一个基本观点是，自然界的基本单元不是电子、光子、中微子和夸克之类的点状粒子，而是很小很小的线状的“弦”（包括有端点的“开弦”和圈状的“闭弦”或“闭合弦”）。弦的不同振动和运动就产生出各种不同的基本粒子，能量与物质是可以转化的，故弦理论并非证明物质不存在。弦论中的弦尺度非常小，操控它们性质的基本原理预言，存在着几种尺度较大的薄膜状物体，后者被简称为“膜”。直观地说，我们所处的宇宙空间可能是9+1维时空中的D3膜。弦论是现在最有希望将自然界的基本粒子和四种相互作用力统一起来的理论。弦理论是一门理论物理学上的学说。理论里的物理模型认为，组成所有物质的最基本单位是一小段“能量弦线”，大至星际银河，小至电子、质子、夸克一类的基本粒子都是由这占有二维时空的“能量线”所组成。这个能量线，中文一般译作“弦”。超弦理论可以解决和黑洞相关的问题。在弦理论中，基本对象不是占据空间单独一点的基本粒子，而是一维的弦。这些弦可以有端点，或者他们可以自己连接成一个闭合圈环，正如小提琴上的弦。弦理论中支持一定的振荡模式，或者共振频率，其波长准确地配合。

分到最后，物质是由没有体积的无数震动着的弦组成，伴随着各种能量的变化。也可以这样说，物质是空间与能量的不同组合方式，而能量是各种不同的波动。因此说，物质本非实有，它由不同层次的波动组成。这样，我们就可以理解“聚则成形，散则成气”这句话了，聚是波的汇集，散是波的离散。

至此还有一个问题是，这些超弦的震动是怎么开始的？原动力是什么？现代科学可以用“宇宙爆炸”理论解释，宗教哲学可以用“一念无明起，山河大地开”的禅宗唯心理论解释。

如果“聚则成形，散则成气”的论述是正确的，那么可以说太极理论中“通天下一气尔”的论述也是正确的。气化的问题解决了，理论上也就没有了不可逆的病理变化，不能逆转的病理变化只是因为我们还没有找到正确的方法去干预它。包括我们所说的“神经系统不可再生”、“肝硬化”、“肿瘤”等等问题，都是可以用气化的方法解决的。六淫、七情遗留于机体经络的痕迹，比如结节、脂肪瘤等，也是可以散开的。

第六节　一些其他的问题

一、油灯的故事与远期疗效

我们应该都还记得过去的油灯。一盏油灯，里面有一根灯芯，但通常灯芯较短，不会到达底部。这时如果灯里的油渐渐燃烧消耗掉，灯芯快要够不到油的时候，灯光会变暗，奄奄一息。这时候我们有两种办法让油灯重新亮起来：一是向油灯里加油；二是向油灯里加水，水比油重，沉于底部，将下面的油上托，使灯芯能够到。

这两种方法在短时期内的结果是一样的，都会使油灯亮起来。但长期的结果就不一样了。加油则火光源源不竭，加水则突然有一天灯"忽"的一下灭掉了。

我们中医用药也是如此，同一个病，你用了温热的药能好，用了寒凉的药也能好。短时期内的效果一样，长期结局就不同了。温热多辛散通达，如果配合养生调护，使先天一气自虚无中来，则可添油续命；寒凉多沉重黏腻，沉积于经脉，久之轻则中风，重则丧命。

我们的奇经八脉相当于湖泊，十二正经相当于河流。如果有一天因为我们后天损耗，十二正经经气虚弱，人开始生病。这时我们如果长期大量应用补阴的寒凉药物，这些沉重黏腻的东西会逐渐沉积于湖泊，将湖泊的水溢到河流。河流的水暂时多了，也就是说十二正经的经气暂时充足了，我们会觉得疾病好了，人变精神了。可是长期这样下去，会怎样呢？有一天湖泊里的水没了，无法再把储备提供给河流，河流就断流了，或者有些地方瘀积了。在外的表现，就是突然某个地方不能动，中风了。若至此仍不肯悔悟，仍旧滋阴、补精血，总有一天枢机灭而阴独存，生命结束了。

阳化气，阴成形。本来我们应该在应用温阳药同时辅助应用补阴药来收敛，或者在应用补阴药时候加用温阳药来运化。但往往现在很多人因为烦劳而阳气虚弱，因为饮食不节而脾胃虚弱，当这种情况很严重时，补阴的药物哪怕稍用一点，也会妨碍温阳药的药效，妨碍脾胃的运化，妨碍阳气的恢复。所以在用药方面，以温阳回阳为主，辅助或者不用寒凉药。这正是火神派的治疗理念，其疗效也得到了临床的验证。

如果我们只应用温阳通脉的药物，没有教导病人养生调护，固护阳气，则相当于把油灯的灯芯调大，火光变亮了，但消耗更快，也是不行的。怎么调护？不要扰动阳气，精神恬淡、虚无内守。这是用精神、生活起居达到收敛收藏的养阴效果，避开了脾胃消化作用，效果更妙。

一个人如果他身心意清静，没有过耗阳气，可能他能活一百岁。但凡人往往有这样那样的缺点，则逐渐疾病丛生。这时我们长期应用养阴清热的思路治疗，可能他六十岁后中风了，然后死亡；如果长期应用温阳回阳的药治疗，没有很完美地做到养生调护，可能他活到七十岁突然无疾而终了；如果配合了养生，可能能活到一百二十岁。但病人可能觉得这不能做，那不能做，活得没激情。其实哪种治疗都是有代价的，看我们怎么抉择了。

水火者，阴阳之征兆也。用药无非阴阳两端。然而，水火无情，能养万物，亦能害万物。我们应用的时候，一定要慎之又慎。要时刻明白我们在做什么，会导致什么样的结果。

二、火神派理论应用的注意事项

很多人都接触过中医最年轻的流派—火神派，然而我们看到的主要是什么呢？很多人看到的是他们大剂量的应用附子，动辄几十克，几百克。于是很多人学到了这一点。然而这远远不够。

我觉得他们最根本的思想在于：“开源节流”。真阳元气是人体的生机，正气，我们通过通经脉、蓄元气，使身体正气内存，而疾病自愈。通经脉者，四逆汤、白通汤、当归四逆汤之类；蓄元气者，理中汤、小建中汤之类。此均为“开源”。

关键在于“节流”。邪之所凑，其气必虚。我们生病，必是因为某个脏腑、某条经络正气先虚，而内生、外感邪气所致。为什么正气会虚弱呢？因为我们的真阳元气从某个地方流失掉，“漏”掉了。眼、耳、鼻、舌、身、意，六根就是元气走失的通道。久视耗伤肝气，久听耗伤肾气，多思耗伤脾气。在我们学习、工作的同时，元气都在消耗。但大多数人因为性格不同，从事工作不一样，总会偏重于某一方面，善怒者多伤肝，善疑、怨者多伤脾，善恨者多伤心；另外读书写作多用脑，从事音乐的多用耳……所以我们会得不同的疾病。要想病好，我们必须避免过度的劳作，改掉不良的生活习惯，堵住这些漏洞，然后元气充实，疾病自愈。

作为一个医者，不仅仅要用药去通经脉、蓄元气，而且要引导病人形成正确的生活方式和心态，把元气的流失降到最低，才能“开源”、“节流”一起抓，起到治本的效果。如果你只开源不节流，后果是什么？元气流失得更快。一定要向患者讲清注意事项，服药期间生活起居的规则等问题，疗效才能更好。

写到这里，忽然想起佛家“证无漏智”一词，实在太形象了。虽然这很难，但我们都走在通向它的路上，愿与大家共勉。

三、当明“阳”与“真阳”

而今，“火神派”或者说“扶阳派”这一中医最年轻的流派逐渐得到人们的认识、熟悉和认可，当然也有很多人心存疑问：我们过分强调“阴阳”中的一个方面，大量应用温热的药物，会不会违反阴阳的平衡、协调，有失中道呢？

其实有这样的疑问，主要是我们没有把两个概念弄清楚：“阳”与“真阳”。

“阳”指“阴阳”的“阳”，是事物向上、生发的一面。《内经》里云“阳者，卫外而为固也”，“阴者，藏精而起亟也”，这是《内经》对中医里阴阳概念的诠释。大家注意到没有，这里对阴阳的描述实际上是两种运动趋势，一个是向上、生发的，一个是向下、收藏的。并没有说阳就是无形气化，阴就是津液物质。既然阴阳都是一种运动趋势，是动的，那么都可归结于一个概念，就是“真阳”。

“真阳”是什么呢？是先天真一之气。“然所以行气者，六十四卦。六十四卦，总是八卦，八卦总是四象，四象总是两仪，两仪总是太极，一气流行也”。真阳就是指的此“一气”。它可化为阴阳，推动万事万物生长收藏，成住坏空。

我们要扶助的，是“真阳”，它是生命最原始的生机，有此一口气在则人生，无此一口气在则人死。此气壮则“正气存内，邪不可干”；此气衰则百病丛生。

因为我们在现代生活中，损伤真阳的因素太多，绝大多数人都是真阳虚损的状态，所以要扶助真阳。这时就要用温阳、回阳的药物，它们大多是温热性质的。

四、中药与西药的不同

中药和西药到底有什么不同呢？举个例子来说，水，在西药或者西方营养学的观点里，只是经过提纯的 H_2O，是一种单纯的物质。而在中医的观点里，液态的水、冰、雪，均具有不同的药效，甚至产自不同地点、不同节气的水，都有不同的药效，吃下去对人体产生的影响也不同。中医认识里不光是物质，还有气、场等信息的作用。物质分子之间的不同排列组合方式、结构，形成了这些信息，物质进入人体以后，这些信息也对人体产生了作用。

中药不论是动植物药，还是矿物药，多是自然生成的，在自然界中有它的生长、收成过程，然后基本上是未经过精细加工就应用。在自然界的生长收成过程中，天地磁场、气候、土壤的多种因素，积累到了药物中，你说它是天地之气也好，说是信息也好，反正是有一种有别于化学层面的东西在。而这种有别于化学层面的东西，在经过化学提纯变为单纯物质（西药）的过程中，慢慢消失了。这就是中药和西药的木质区别。至于纯靠化学合成的药物，则更没有这种气场。

这种天地之气，是人体和一切生物体所必需的。也可以说，中药是有生命能量在里面的，尤其是动植物药。这种生命能量才能够作用于经络、脏腑，没有这种能量的物质只能作用于人的肉体脏腑。也就是说，中药是活的，西药是死的，没有生气。

这两种药进入到身体后会怎样？

中药既能作用于肉体脏腑筋脉，也能作用于经络脏腑。我们常常说的“覆杯而愈”、“效如桴鼓”，实际上指的是治疗直接作用于经络脏腑，如果是药物经过胃肠吸收、血液输送，怎么也要1个小时左右，没有那么快产生效果。

西药是纯物质的，没有生命能量，只能作用于人的肉体脏腑。然而情况还不是那样简单。这些没有生命能量的死的物质，进入到有生命的身体内后，对身体来说是异物，身体必须同化它、对它做标记，赋予它生命能量。这一工作由谁来做？肾气，命门之火，因“天一生水，生命乃始”。所以西药进入体内，要肾气甚至五脏六腑之气去温暖它，时间久了必然肾气虚疲，命门火衰，变故乃生。这也是西药多寒凉伤肾的原因。

五、先天后天的概念

后天是物质能量的新陈代谢，是西医很容易理解的。先天是什么？西医目前尚无这个概念。其实，先天的概念，现代物理学中早就有，只是尚未应用到目前的西医理论中。

我们看先天，或者说先天元气，它好像是一出生就定下来了，然后随着年龄增长不断消耗，最终消耗到极点人即死亡。这有点像，或者说就是物理学中所说的“熵”的概念。一个系统总是在逐渐趋近熵最大的热平衡死寂状态。这是热力学第三定律的内容。

人体要使自己的系统不瓦解，就必须保持自己的有序状态。从环境中吸收有序物质，排除无序物质，从中得到了负熵。然而进行这个过程需要一个原始的启动力，即负熵不可能无代价地进入到体内（这也是热力学第三定律），这个原始启动力，就是先天元气。靠这个启动力，我们将负熵引入体内，而引入的负熵有一部分可以用来补充启动力的消耗，这就是先后天互相依存的关系。如果没有系统损耗，这个过程可以无限期延长，像天体运动一样。然而我们总是在不断消耗这种原始启动力，最终难逃一死。

如果我们吃了过多有序程度不高的食物会怎样？会得不到足够负熵，反而消耗先天元气。比如提纯的西药，是单纯的物质，它只有分子层面的有序；而中药，除了分子层面的有序，还有不同物质分子间的秩序、场的秩序等等。

下面我们看看人体的系统。我们知道，温度越低，熵越低；同样，频率越低，熵越低。根据我们的实验研究（见第二篇），由各个频率与内脏及经络的对应关系我们可以看到，阴经中心经频率最低，任脉频率最高；阳经中小肠经频率最低，督脉最高。按照频率高的经脉可以将熵传给频率低的经脉的规律，我们可以得出下面的表，表示人体内熵的流动：

心←—阴跷←—肾←—冲脉←心包←脾←阴维←—肺←—大包←肝←鸠尾←任脉

↑　↑　↑　↑　↑　↑　↑　↑　↑　↑　↑　↑

小肠←阳跷←膀胱←带脉←三焦←胃←阳维←大肠←三里←胆←长强←督脉

从上面可以看出，为什么心为五脏六腑之大主，因为它为其他经脉内脏提供最根本的负熵。然而，心脏本身产生的正熵如何排到环境中？换句话说，心脏如何得到负熵？从这点上来说，中脉不得不存在。中脉上通天极，下通地极，将天极之负熵带到体内，传给心脏，心脏及其余脏腑产生的正熵通过中脉传出地极。如此才能如环无端，循环不已。

再来看看生命是如何产生的。或者换句话说，这样高秩序的“有序程序”是如何产生的。整个宇宙开始爆炸的时候熵是最高的。随着宇宙的不断膨胀，相对空间内的熵不断降低，并且分布不均匀。总有的小系统熵高，有的小系统熵低。那么在两个系统相遇的时候，熵高的系统可以将熵传给熵低的系统。不断交换的结果，机缘巧合的时候，生命便产生了。归根结底，有序还是产生于无序之中，这就是“先天一气自虚无中来”。

第二章 星空对人体的影响

第一节 律历相关与河图五行顺序

在古代，计量天文的历法和计量音乐的律法是放在一起讨论的，具有密切的相关性，如《后汉书·律历志》。天文历法是指导人们农耕牧织、生活起居的时间表；而音乐律法是沟通天人的媒介，使宇宙星空的振动频率能够切实影响到人体，纠正偏离的气血运行和七情变化。一年有 12 个月，同样一个八度内有 12 个“半音”，即 1200 音分。年历 365 天有余，律法同样存在黄钟不能归位的结余。因此，研究天文历法、星体运行，对于音乐的标准与规范具有重要意义。

而河图洛书是中华文化的源头，跟律法、历法又有怎样的联系呢？初学中医基础理论的时候，对河图所述“天一生水，地二生火，天三生木，地四生金，天五生土”的五行顺序很不理解：这“水－火－木－金－土”的顺序，既不是五行相生顺序，也不是五行相克顺序，到底如何来的呢？直到研究了古代音律学，才恍然而悟。

一、古代基本音律理论

我们知道，中医基础理论中，五行“水－火－木－金－土”配五音“羽－徵－角－商－宫”。从古代音律顺序我们可以看出五行的排列顺序。

音律上两个音的关系，一般是计算一个音和基准音频率比的以 2 为底的对数，这样频比的对数是 1 的两个音频率差一倍，也就是一个八度，对数是 2 的两个音差 2 个八度。因为以 2 为底的对数计算出来常常是小数，使用不便，所以把对数值乘以 1200 并取整，这样得到的值就叫“音分”，一个八度合 1200 音分。中国古代五音为三分损益律，是中国古代使用的主要律法，它实际是五度相生律的一种形式。三分损益法的定律方法是：先选一段震动体（以弦为例），认为它的声音称作“宫”。把它的长度依次乘以 4/3 和 2/3 来得到不同长度的弦，这些弦震动的声音就依次称作徵、商、羽、角。假设宫的弦长是81，计算出各音的弦长就分别是：(宫 81) * 4/3→(徵 108) * 2/3→(商 72) * 4/3→(羽 96) * 2/3→(角 64)，把这几个音弦长按顺序排列就是：(徵 108)(羽 96)(宫 81)(商 72)(角 64)。大家知道，材质、粗细、张力等条件都相同时，弦音的频率和长短成反比，越短声音越高，依此可以计算各音间的差距，如羽对徵＝[log(108/96)/log2] * 1200＝204 音分，宫对羽＝[log(96/81)/log2] * 1200＝294，类推就可得出五度相生律的律差。为什么又叫五度相生律呢，因为长度比是 2/3 的两弦频率比是 3/2，合 702 音分，西洋音乐中把这个差距叫作纯 5 度，长度比 4/3 的弦频率比是 (3/2)/2，相当于长了一个纯五度，又往下拉了一个八度（倍频），所以三分损益法的实质是从一个音开始，上纯五度下拉八度定一个刻度，然后再上纯五度定一个刻度，再上纯五度下拉八度定一个刻度。

二、五音顺序和河图五行顺序的关系

五音中相差八度的音为同名音。这样就形成了“徵－羽－宫－商－角－徵－羽－宫－商－角……”的循环反复的音链。这个顺序是按频率从低到高的顺序排列的。我们知道声音在空气中的传播速度是固定的，速度等于声波波长乘以频率。所以如果按波长从低到高排列，这个序列应为“角－商－宫－**羽－徵－角－商－宫**－羽－徵……”。“羽－徵－角－商－宫”的顺序正是河图“水－火－木－金－土”的顺序。在这个序列中，羽音波长最短，频率最高，所含能量也最高。按这个顺序，才符合热力学第二定律，能量从高到低传递。

这一顺序从何而来？应该说是从天人合一的角度诞生的。一年二十四节气均有固定的频率。据《后汉书·律历志》记载，在一个密闭的室内，把端部塞上葭莩灰（芦苇膜烧的灰）的十二支律管，按一定的方位加以布置进行观察，主要是候十二月之中气。原理是气有升降浮沉，凡天气行一度，则地气行 25 里。地气若与天气交，可以上腾 250 里，一年行 365 度。每到一个节气，则地气开始从地隙上腾，这时，与该节气相应的那支律管中的灰就会上腾，这样，便可以查出律管上腾的度数和鸣吹出律管的音高，并确定了音高的振动频率。二十四节气中，冬至之日，所应律管最长，频率最高。冬应羽音，所以羽音频率最高。

所以说，古人察天文，观地理，以天人合一的角度，确定了五音的顺序关系。可以说，河图五行顺序正是从这一顺序推演出来的。

三、十二经流注顺序

十二经的流注顺序是："肺—大肠—胃—脾—心—小肠—膀胱—肾—心包—三焦—胆—肝—肺"，如果从膀胱开始看"膀胱、肾（水）—心包、三焦（火）—胆、肝（木）—肺、大肠（金）—胃、脾（土）"，也是河图五行顺序。

但是，这里的"心、小肠"属火，位于土和水之间，起到什么作用？我们知道人体机体是一个相对有序的系统，如果无序人就死掉了。根据热力学第三定律及耗散结构理论，有序系统必须是一个开放系统，不断从环境中获得负熵，排出正熵。心脏为五脏六腑之大主，君主之官，正是起到一个这样的作用。心于午时天地阴阳相交这个非线性过程的瞬间，获得负熵，然后依次传递至肾、心包、肝、肺、脾，才能形成一个相对稳定的开放系统。

第二节　七耀周旋与五运六气

一、七耀周旋与六十甲子

七耀，指的是日、月、金、木、水、火、土七个天体，这几个天体是距离地球比较近、对于生物体影响比较大的。其他天体如天王星、海王星、冥王星，因为肉眼看不见，引力也很小，没有计算在影响范围内。其实这些比较远的、看不见的天体，还有其他各个看得见的恒星，古人把它们放在了另一个体系去研究，那就是分布在黄道和天赤道周围的、东西南北四方共二十八个星宿，以及上下的勾陈、腾蛇系统。

在这里，我们先探讨七耀对地球生物的影响。以地球为原点，那么太阳相对于地球有日节律和年节律；月亮相对于地球有月节律；水星相对于地球的运动周期是 10 年；金星相对于地球的运动周期是 5 年；火星相对于地球的运动周期是 2 年；木星相对于地球的运动周期是 12 年；土星相对于地球的运动周期是 30 年。所有七耀相对于地球的运动周期，取一个最小公倍数，是 60 年，这正是我国古代六十甲子干支纪年法的根源。

二、水星与十天干

水星的视运动有 10 年周期性的特征，在黄道面内以地为原点设 xy 坐标，长度单位为 AU（日地距离），时间单位为 d。水星视运动方程可表为：

$$X_{水} = 0.3871\cos(82\pi \times t/3650 + \alpha_{0水}) - \cos(2\pi \times t/365)$$

$$Y_{水} = 0.3871\sin(82\pi \times t/3650 + \alpha_{0水}) - \sin(2\pi \times t/365)$$

由于重点考察水星周年视运动的 10 年周期性特征，其初位相 $\alpha_{0水}$ 可设为 0。则第 1、2、10 年的运动轨迹如图 3、图 4、图 5。

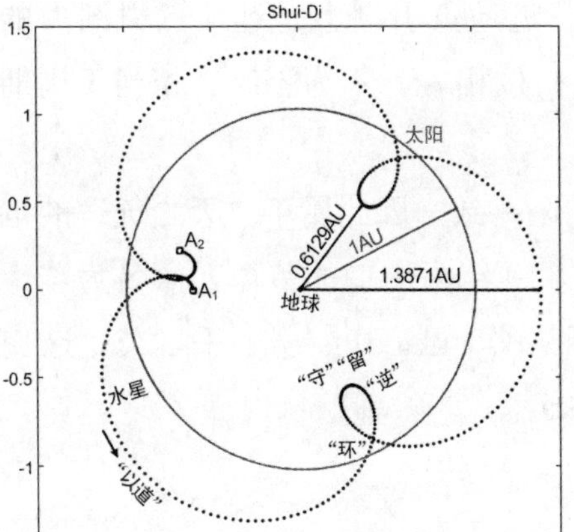

图 3　第 1 年由 A_1 运动到 A_2

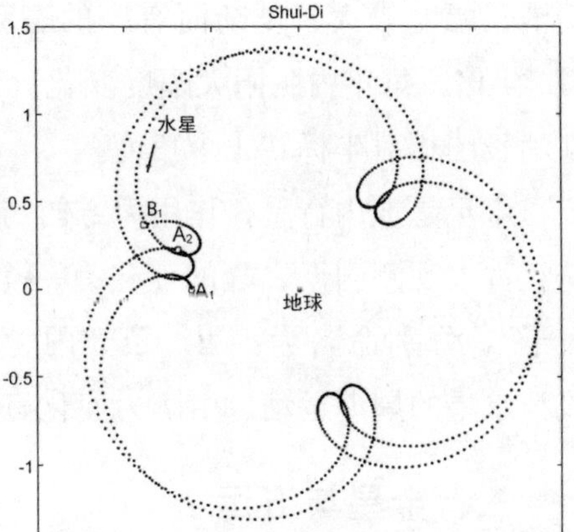

图 4　第 2 年由 A_2 运动到 B_1

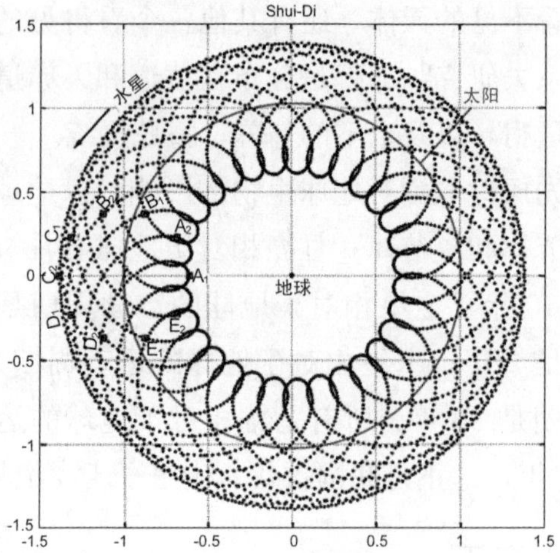

图 5　第 10 年由 E_2 运动到 A_1

水星绕地具有 10 年周期性，各年运动状态不同，自然对地、对人的影响也不同，其影响具有 10 年周期性。水星周年视运动轨道也发生“逆”、“留”、“守”、“环”现象，出现 31 个内环。水星出现逆行、内环行现象使水地距离大幅度变化，近地点只有 0.6129AU，远地点却有 1.3871AU，相当于近地点的 2.26 倍。通过万有引力公式，以及水星的质量，即可算出水星阴阳 10 年周期性引力、引潮力的变化曲线，呈现出阴阳消长幅度较大、复杂而有序的态势。近地点引潮力是远地点引潮力的 11.54 倍，每年内阴阳大幅度变化。当初位相 $\alpha_{0水}$ 不为零时，相当于周期性消长图相对坐标转 1 个角度。

水星是地内行星，作用力方向与太阳一致，因此属于“天之气”的范畴。古人观测到天之气的变化有一个以 10 年为周期的节律，命名为“十天干”，分别命名为：甲、乙、丙、丁、戊、己、庚、辛、壬、癸。这应该与水星的周期运动、引潮力变化有关。

三、金星与五运

金星相对于地球的视运动有 5 年周期性的特征。与水星类似，在黄道面内以地为原点设 xy 坐标，长度单位为日地距离 AU，时间单位为 d。金星周年视运动方程可表示为：

$$X_{金}=0.7233\cos(3.2\pi\times t/365+\alpha_{0金})-\cos(2\pi\times t/365)$$

$$Y_{金}=0.7233\sin(3.2\pi\times t/365+\alpha_{0金})-\sin(2\pi\times t/365)$$

由于重点考察金星视运动的5年周期性特征，初位相 $\alpha_{0金}$ 可设为0，其5年的周年视运动轨迹，如图6所示，第1年由A运动到B，第2年由B运动到C，……，第5年由E运动回A，其中圆圈为太阳周年视运动轨迹，以作比较。

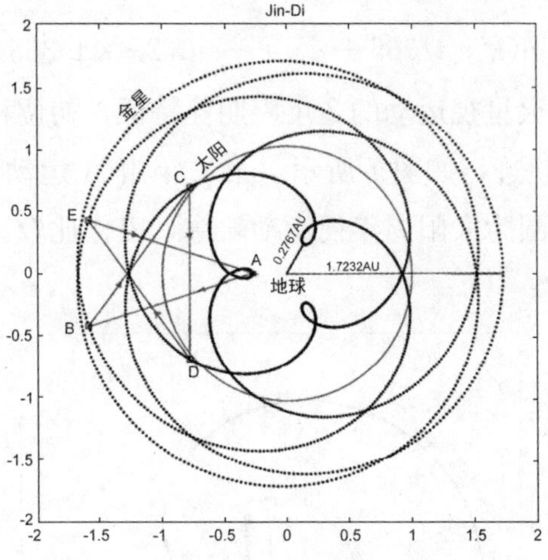

图6　金星5年运动轨迹

由图可以看出，金星绕地具有5年周期性，各年运动状态不同，自然对地、对人的影响也不同，其影响具有5年周期性。金星绕地顺行的同时还会出现逆行、内环行现象，出现3个内环，使金地距离大幅度变化，近地点只有0.2767AU，远地点却有1.7232AU，相当于近地点的6.23倍，使其作用在五曜中凸现。通过万有引力公式，以及金星的质量，即可算出金星5年周期性引力、引潮力的变化曲线，呈现出阴阳消长幅度较大、复杂而有序的态势。近地点引潮力是远地点引潮力的241.8倍，每年内阴阳特大幅度变化。当初位相 $\alpha_{0金}$ 不为零时，相当于周期性消长图相对坐标转1个角度。

金星是地内行星，作用力方向与太阳一致，因此属于“天之气”的范畴。天气下降，作用于地，而生“金、木、水、火、土”五运，也就是我们说的某某年是“火年”“土年”之类的说法。这应该与金星的周期运动、引潮力变化有关。

四、火星与太少相生

火星相对于地球的视运动有 2 年周期性的特征。与水星类似，在黄道面内以地为原点设 xy 坐标，长度单位为日地距离 AU，时间单位为 d。火星周年视运动方程可表示为：

$$X_{火} = 1.5237\cos(\pi \times t/365 + \alpha_{0火}) - \cos(2\pi \times t/365)$$

$$Y_{火} = 1.5237\sin(\pi \times t/365 + \alpha_{0火}) - \sin(2\pi \times t/365)$$

由于重点考察火星视运动的 2 年周期性特征，初位相 $\alpha_{0火}$ 可设为 0，其 2 年的周年视运动轨迹，如图 7 所示，第 1 年由 A 运动到 B，第 2 年由 B 运动回 A，其中圆圈为太阳周年视运动轨迹，以作比较。

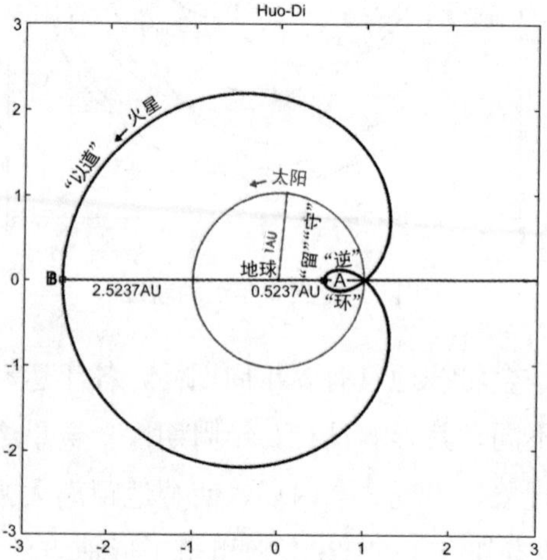

图 7　火星 2 年运动轨迹

由图可以看出，火星绕地具有 2 年周期性，各年运动状态不同，自然对地、对人的影响也不同，其影响具有 2 年周期性。火星绕地顺行的同时还会出现逆行、内环行现象，出现 1 个内环，使火地距离大幅度变化，近地点只有 0.5237AU，远地点却有 2.5237AU，相当于近地点的 4.82 倍。通过万有引力公式，以及火星的质量，即可算出火星 2 年周期性引力、引潮力的变化曲线，呈现出阴阳消长幅度较大、复杂而有序的态势。近地点引潮力是远地点引潮力的112倍，变化幅度相当大。当初位相 $\alpha_{0火}$ 不为零时，相当于周期性消长图相对坐标转1个角度。

火星是地外行星，作用力方向与太阳相反，因此属于“地之气”的范畴。火星对地球的引潮力呈2年周期消长，或逐渐增大，或逐渐减小，与《黄帝内经》中五运六气的太少相生理论密切相关，一年太过，一年不及，交替进行。这应该与火星的周期运动、引潮力变化有关。

五、木星与十二地支及六气

木星相对于地球的视运动有12年周期性的特征。与水星类似，在黄道面内以地为原点设xy坐标，长度单位为日地距离AU，时间单位为d。木星周年视运动方程可表示为：

$$X_{木}=5.2028\cos(\pi\times t/2190+\alpha_{0木})-\cos(2\pi\times t/365)$$

$$Y_{木}=5.2028\sin(\pi\times t/2190+\alpha_{0木})-\sin(2\pi\times t/365)$$

由于重点考察木星视运动的12年周期性特征，初位相 $\alpha_{0木}$ 可设为0，其12年的周年视运动轨迹，如图8所示，第1年由 M_1 运动到 M_2，第2年由 M_2 运动到 M_3，……，第12年由 M_{11} 运动回 M_1，其中圆圈为太阳周年视运动轨迹，以作比较。

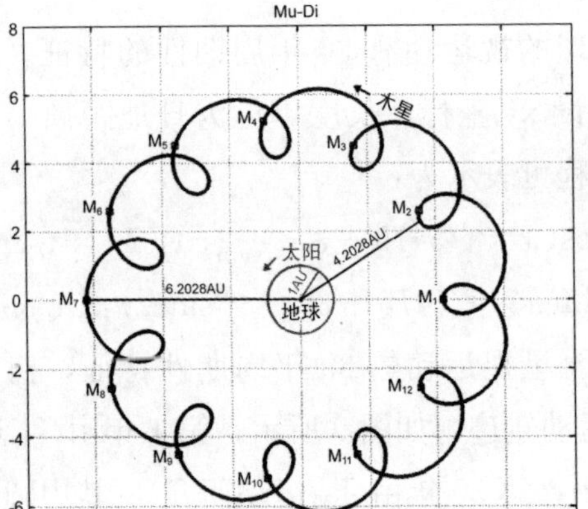

图8　木星12年运动轨迹

由图可以看出，木星绕地具有12年周期性，各年运动状态不同，自然对地、对人的影响也不同，其影响具有12年周期性。木星绕地顺行的同时还会出现逆行、内环行现象，出现11个内环，使木地距离大幅度变化，近地点4.2028AU，远地点为6.2028AU，相当于近地点的1.48倍。通过万有引力公式，以及木星的质量，即可算出木星12年周期性引力、引潮力的变化曲线，呈现出阴阳消长幅度较大、复杂而有序的态势。近地点引潮力是远地点引潮力的3.24倍，变化幅度较大。当初位相 $\alpha_{0木}$ 不为零时，相当于周期性消长图相对坐标转1个角度。

木星是地外行星，作用力方向与太阳相反，因此属于“地之气”的范畴。木星对地球的引潮力呈12年周期消长，每年不同。古人观测到地之气变化有12年的周期规律，命名为十二地支，分别为“子、丑、寅、卯、辰、巳、午、未、申、酉、戌、亥”。由木星运动轨迹图可以看出，这是一个非常有对称性的图，故存在每隔6年作用相似的状态，因此存在“子午相冲”、“子午之年少阴君火司天”等说法，其余5对对应关系类似。这与《黄帝内经》中五运六气的六气司天理论密切相关，与木星的周期运动、引潮力变化有关。

六、土星与三十年一纪

土星相对于地球的视运动有30年周期性的特征。与水星类似，在黄道面内以地为原点设xy坐标，长度单位为日地距离AU，时间单位为d。土星周年视运动方程可表示为：

$$X_{土}=9.5388\cos(\pi\times t/5475+\alpha_{0土})-\cos(2\pi\times t/365)$$

$$Y_{土}=9.5388\sin(\pi\times t/5475+\alpha_{0土})-\sin(2\pi\times t/365)$$

由于重点考察土星视运动的30年周期性特征，初位相 $\alpha_{0土}$ 可设为0，其30年的周年视运动轨迹，如图9所示，第1年由 T_1 运动到 T_2，第2年 T_2 运动到 T_3，……，第30年由 T_{30} 运动回 T_1，其中圆圈为太阳周年视运动轨迹，以作比较。

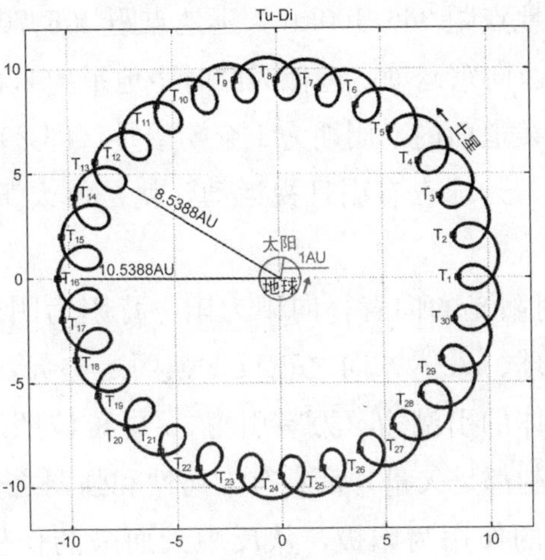

图 9　土星 30 年运动轨迹

由图可以看出，土星绕地具有 30 年周期性，各年运动状态不同，自然对地、对人的影响也不同，其影响具有 30 年周期性。土星绕地顺行的同时还会出现逆行、内环行现象，出现 29 个内环。土星离地球较远，土地距离变化相对较小，近地点 8.5388AU，远地点为 10.5388AU，相当于近地点的 1.23 倍。通过万有引力公式，以及木星的质量，即可算出木星 30 年周期性引力、引潮力的变化曲线，呈现出阴阳消长幅度较大、复杂而有序的态势。近地点引潮力是远地点引潮力的 1.86 倍，变化幅度较大。当初位相 $\alpha_{0土}$ 不为零时，相当于周期性消长图相对坐标转 1 个角度。

土星是地外行星，作用力方向与太阳相反，因此属于"地之气"的范畴。土星对地球的引潮力呈 30 年周期消长，每年不同。古人观测到地之气变化有 30 年的周期规律，称为一纪，意思是天地之气之小会。如《素问·天元纪大论》："五六相合，而七百二十气为一纪，凡三十年。"

七、日月影响与阴阳

太阳周年视运动轨迹黄道为圆，自西向东运动，半径为 1AU，周期为 1 年，这表示太阳对地、对人的影响年年相同。太阳周日视运动轨迹也为圆，周期为 1 昼夜，自东向西运动。月球是地球的卫星，公转轨道实为椭圆，称为白道，近地点距 366,400km，远地点距 406,700km（相当于近地点距 1.14 倍），自西向东运动，近似为圆时距地平均 3.844×10^5 km，轨道面可近似认为落在黄道面内，周期为 1 个朔望月（即 29.53059d），此即为月球的周月视运动。月球也有周日视运动，就是每天黄昏月从东方升起，西方落下。

"阴阳"原指对阳光的向背，向阳为阳，背阳为阴。这里向阳、背阳之实质指阳光对地球、人体方向之正反、强弱之差异，正、强为阳，反、弱为阴。七曜对人体的引潮力（万有引力）、电磁波照度、高能粒子流照射强度三大作用机制都是矢量，都具有方向性和强弱之分，因而皆可分阴阳。从正中天而来的作用为阳极，从反中天而来的作用为阴极，与地平（经或纬线）成 α 角而来的作用，其阳为阳极的 $\sin\alpha$ 倍，其阴为阴极的 $\sin\alpha$ 倍。由于太阳、月球对地的视运动都是半径不同的圆，设 r 是其离地、离人的距离，其引潮力（万有引力）、电磁波照度、高能粒子流照射强度三大作用都正比于 $1/r^3$（或正比于 $1/r^2$），因而太阳、月球各自的三大作用也呈圆形分布，各方向是相等的，其对地、对人的阴阳也是呈正弦圆形周期性消长，只是强度不同。对太阳来说，其周日、周年三大阴阳作用都很强，是影响地球、人类的主要因素。月球的电磁波、高能粒子流两大作用都弱可忽略，其阴阳主要表现为引潮力（万有引力）的阴阳消长。月球引潮力最强，在近地点是太阳的 2.6 倍，平均也是太阳的 2.1 倍，其阴阳消长主要表现为周月引潮力的消长，并与太阳引潮力同时作用，是影响地球、人类的次要因素。望月时，人体东、西各有日、月之引潮力，较为平衡，"故满月……人血气积，肌肉充，皮肤致，毛发坚，腠理郄，当是之时，虽遇贼风，其入浅不深"；朔月时，日、月之引潮力偏加于人体东方，东西很不平衡，"则海水东盛，人气血虚，其卫气去，形独居，肌肉减，皮肤疭，腠理开，毛发残，膲理薄，烟垢落，当是之时，遇贼风则其入深，其病人也，卒暴"（《灵枢·岁露论》）。

在太阳、地球与月亮之间，存在着 1 个神秘的数字——395，这个数字常令科学家们感到百思不得其解。第 1 个 395：月球与地球的平均距离约为 38 万公里，太阳与地球的平均距离约为 1.5 亿公里，两数相除，约等于 395。也就是说，地球到太阳的距离，是地球到月亮的距离的 395 倍。第二个 395：太阳的直径约为 138 万公里，月球直径约为 3400 多公里，两数相除，也约等于 395。也就是说，太阳直径约为月亮直径的 395 倍。都是 395 倍，多么巧合的数字！它告诉我们什么信息？——太阳直径是月球的 395 倍大，太阳与地球的距离却是地球与月亮距离的 395 倍远，这使 2 个天体在地球上看起来一样大，这种不由得使我们感到神奇——宇宙中竟然有“如此巧合”的事情！然而，太阳和月亮看起来一样大，这还不算什么！神奇的是——1 个 395 倍大，1 个 395 倍远，这不正好符合力学原理中的“杠杆原理”么？最终导致的结果就是，阴阳平衡。

而且，月亮自传周期和公转周期相同，导致月亮总是“背对着我们”，再联想到地球上雌性生命的“月经”与月亮周期的关系，等等。想到这些，我们还会认为这只是一个“自然的巧合”吗？

总体来说，七曜万有引力（引潮力）除与地距离平方（立方）成反比外，还与七曜各自质量成正比。估算出七曜对地、对人最大引力和引潮力相对太阳的倍数。七曜最大万有引力太阳最强，其次为月、木、金、土、火、水；最大引潮力月球最强，其次为日、金、木、火、水、土。五曜的引潮力、引力虽比日、月小很多，但近地点引潮力、引力与远地点引潮力、引力之比很大，金、火星分别 241.8、112.0 倍，其次为水、木、土，每年内变化幅度很大是其特征。

一年之中，太阳对地球的阴阳消长影响以二十四节气来表现；月球对地球的影响以朔、望月相变化，潮汐引力变化来显现。这就涉及到历法的问题，下面简介一下我国古代的历法。

八、干支纪年的基本常识与换算方法

相信通过上面的论述，大家对于六十甲子及天干、地支的由来，有了初步的理解。我国古代用的是干支纪年法，与中医和很多其他学科的应用密切相关。

（一）干支纪年

干支纪年法是中国历法上自古以来就一直使用的纪年方法。干支是天干和地支的总称。甲、乙、丙、丁、戊、己、庚、辛、壬、癸等十个符号叫天干，子、丑、寅、卯、辰、巳、午、未、申、酉、戌、亥等十二个符号叫地支。把干支顺序相配正好六十为一周，周而复始，循环记录，这就是俗称的“干支表”。

干支纪年传说出自黄帝时代。实际是萌芽于西汉初，始行于王莽，通行于东汉以后。汉章帝元和二年（85），朝廷下令在全国推行干支纪年。从此干支纪年固定下来，并一直延续至今未再混乱。但是用天干和地支搭配纪日的表现方式起源于夏代，商周沿袭，在殷墟商代考古发现过六十甲子表的牛骨残片。

十天干的基本含义是，甲：象草林破土而萌，阳在内而被阴包裹，又有认为，甲者铠甲也，把万物冲破其甲而突出了；乙：草木初生，枝叶柔软、屈曲伸长，乙者轧也；丙：丙，炳也，如赫赫太阳，炎炎火光，万物皆炳然著见而明；丁：壮也，草木成长壮实，好比人的成丁；戊：茂也，象征大地草木茂盛；己：起也，纪也，万物仰屈而起，有形可纪；庚：更也，秋收而待来春；辛：金味辛，物成而后有味，又有认为，辛者新也，万物肃然更改，秀实新成；壬：妊也，阳气潜伏地中，万物怀妊；癸：揆也，万物闭藏，怀妊地下，揆然明芽。

十二地支的含义是，子：孳也，草木生子，吸土中水分而出，为一阳萌的开始；丑：纽也，草木在土中出芽，屈曲着将要冒出地面：寅：演也，津也，寒土中屈曲的草木，迎着春阳从地面伸展；卯：茂也，日照东方，万物滋茂；辰：震也，伸也，万物震起而生，阳气生发已经过半；巳：起也，万物盛长而起，阴气消尽，纯阳无阴；午：仵也，万物丰满长大，阳起充盛，阴气开始萌生；未：味也，果实成熟而有滋味；申：身也，物体都已长成；酉：老也，犹也，万物到这时都犹缩收敛；戌：灭也，草木凋零，生气灭绝；亥：劾也，阴气劾杀万物，到此已达极点。

天干地支据说其发明者是四五千年前上古时期的大挠氏，例如唐代刘恕在《通鉴外纪》中就引古书说：“（黄帝）其师大挠……始作甲子。”大挠作甲子虽是传说，但从殷商的帝王名字叫天乙（即成汤）、外丙、仲壬、太甲等来看，干支的来历必早于殷代，即在三千五百年之前便已出现了。

起先，我们祖先仅是用天干来记日，因为每月天数是以日进位的；用地支来记月，因为一年十二个月，正好用十二位地支来相配。可是随之不久，人们感到单用天干记日，每个月里仍然会有三天同一干，所以，便用一个天干和一个地支分别依次搭配起来的办法来记日期，如《尚书·顾命》就有“惟四月哉生魄，王不择，甲子，王乃洮颂水，相被冕服，凭玉几”的记载，意思是说，四月初，王的身体很不舒服。甲子这一天，王才沐发洗脸，太仆为王穿上礼服，王依在玉几上坐着。后来，干支记日的办法就被渐渐引进来记年、记月和记时了。

六十花甲子：中国干支历采取天干地支作为计算年、月、日、时的方法，就是把每一个天干和地支按照一定的顺序而不重复地搭配起来，用来作为纪年、纪月、纪日、纪时的代号。把“天干”中的一个字摆在前面，后面配上“地支”中的一个字，这样就构成一对干支。如果“天干”以“甲”字开始，“地支”以“子”字开始顺序组合，就可以得到表1。

表1　六十甲子顺序表

01.甲子	02.乙丑	03.丙寅	04.丁卯	05.戊辰	06.己巳	07.庚午	08.辛未	09.壬申	10.癸酉
11.甲戌	12.乙亥	13.丙子	14.丁丑	15.戊寅	16.己卯	17.庚辰	18.辛巳	19.壬午	20.癸未
21.甲申	22.乙酉	23.丙戌	24.丁亥	25.戊子	26.己丑	27.庚寅	28.辛卯	29.壬辰	30.癸巳
31.甲午	32.乙未	33.丙申	34.丁酉	35.戊戌	36.己亥	37.庚子	38.辛丑	39.壬寅	40.癸卯
41.甲辰	42.乙巳	43.丙午	44.丁未	45.戊申	46.己酉	47.庚戌	48.辛亥	49.壬子	50.癸丑
51.甲寅	52.乙卯	53.丙辰	54.丁巳	55.戊午	56.己未	57.庚申	58.辛酉	59.壬戌	60.癸亥

干支纪年与公历的快速转换方法：

1. 年干：1900—2100年年干＝年尾数－3。例：1969年年干＝9－3＝6，第6位天干就是己，2012年年干＝2－3＝9，第9位天干是壬（2不足减就补10成12）。

2. 年支：1900—1999年年支＝年尾二位数＋1。2000—2099年年支＝年尾二位数＋5。例：1969年年支＝69＋1＝70，去掉60的倍数为10，地支第十位为酉。2012年年支＝12＋5＝17，去掉12余5，地支第五位是辰。那么1969年干支就是己酉2012年干支就是壬辰。

（二）干支纪月

干支纪月与农历纪月并不同。农历纪月每月的头一天（初一）必须是朔日，而干支纪月与节气变化相关。关于干支纪月法，在《史记·律书》有记载，“以十二月配十二子十母十二律……”，这里的子即是支，母就是干，律就是钟律。

斗建是《史记·历书》集解所说的“随斗杓所指建十二月”。前4000～前1000年间，北斗七星比现在更接近北天极，处于恒显圈内，每天晚上都可见到。在中国古代，发现不同季节的黄昏时，北斗斗柄的指向是不同的。因此，把斗柄的指向作为定季节的标准。《鹖冠子》说：“斗柄东指，天下皆春；斗柄南指，天下皆夏；斗柄西指，天下皆秋；斗柄北指，天下皆冬。”这就是指当时不同季节里黄昏时看到的天象。春秋战国时期，天文学有了进一步的发展，有了十二辰纪月，人们将地面分成十二个方位，分别以十二地支表示：正北为子，东北为丑、寅，正东为卯等等。古人发现可以用斗柄的指示来确定辰位，于是在日月相会日（朔日）观察斗柄指的辰位来确定月建。即：夏正十一月朔黄昏时斗柄指北方子，十二月、正月指东北方丑、寅，二月指东方卯，……，十月指西北方亥，下一个十一月又回到北方子。这就是古代天文历法中经常提到的“十一月建子、十二月建丑、正月建寅”等十二月建。

古代以十二地支纪月，只是不同朝代每年开始的月份不同。正月建寅、二月建卯、三月建辰这个是夏历（注意，这里的“正月”“二月”“三月”等不是指农历的正月之类，是指作为一年的岁首）。而商历是正月建丑，二月建寅，三月建卯。周历是正月建子，二月建丑，三月建寅。秦历是正月建亥，二月建子，三月建丑。至汉代恢复用夏历，就是正月建寅为岁首（武则天改过用周正，建子）一直沿用至今。

唐以后，五代历书月名开始注以干支，北宋时又将十干十二辰配合以纪时，至此年月日时分别全以干支注记。可惜的是，在古代干支历的纪年、纪日多与阴阳历法配合（如目前使用的农历），只在历书中注记或民间用于象数、风水和命理学中，它在历法上的作用一直未能得到很好地认识。所以，大多数日历中都没有完整标记干支历，需要用方法来推断出干支月份。每年的各月地支已经固定，只要推算月的天干一配就行。五年一循环，周而复始。有歌诀如下，可以推断出每年第一个月的天干：

甲己之年丙作首，乙庚之岁戊为头；

丙辛必定寻庚起，丁壬壬位顺行流；

更有戊癸何方觅，甲寅之上好追求。

农历的干支纪月，每个地支对应一个农历月（闰月使用上月干支），从初一日到三十日（小月为廿九日）。一月寅月（从立春到惊蛰），二月卯月（从惊蛰到清明），三月辰月（从清明到立夏），四月巳月（从立夏到芒种），五月午月（从芒种到小暑），六月未月（从小暑到立秋），七月申月（从立秋到白露），八月酉月（从白露到寒露），九月戌月（从寒露到立冬），十月亥月（从立冬到大雪），十一月子月（从大雪到小寒），十二月丑月（从小寒到立春）。

其中节令的含义如下。

正月立春："立"是开始的意思。表示万物复苏的春天又开始了，天气将回暖，万物将更新，是家事活动开始的标志。立春是公历的2月4日或5日。二月惊蛰：春雷开始轰鸣，惊醒了蛰伏在泥土里冬眠的昆虫和小动物，过冬的虫卵快要孵化了，这个节气表示春意渐浓，气温升高。惊蛰是公历的3月6日或7日。三月清明：这个节气表示气温已变暖，草木萌动，自然界出现一片清秀明朗的景象。清明是公历的4月5日或6日。四月立夏：这个节气表示夏季开始，炎热的天气将要来临，家事活动已进入夏季繁忙季节了。立夏是公历的5月6日或7日。五月芒种："芒"是指壳实尖端的细毛。在北方是割麦种稻的时候，也是耕种最忙的时节。芒种是公历的6月6日或7日。六月小暑：这个节气表示已进入暑天，炎热逼人。小暑是公历的7月7日或8日。七月立秋：这个节气表示炎热的夏季将过去，天高气爽的秋天开始。立秋是公历的8月8日或9日。八月白露：这个节气表示天气更凉，空气中的水汽在夜晚常在草木等物体上凝结成白色的露珠，白露是公历的9月8日或9日。九月寒露：这个节气表示冬季的开始，预示气候的寒凉程序将逐渐加剧。寒露是公历的10月8日或9日。十月立冬：这个节气表示清爽的秋天将过，寒冷的冬天开始。立冬是公历的11月7日或8日。十一月大雪：这个节气表示降雪来得较大。大雪是公历的12月7日或8日。十二月小寒：这个节气表示开始进入冬季最寒冷的季节，会有霜冻。小寒是公历的1月5日或6日。

月干公式：月的地支是固定的，如正月起寅之类，只计算月干。月干＝年干数＊2＋月份。例：1969年（己酉）年八月（酉月）的天干＝6＊2＋8＝20，天干10为周期就去掉10，天干第十位为癸，则此月干支为癸酉。

（三）闰月的含义

中国的汉历并不是阴历，而是阴阳合历。汉历中的阴历成份和阳历成份各有用处。阴历可以指明月亮的盈亏，还可以预告潮汐的大小。阳历的用处更大，二十四节气就是中国古代的一大发明，它表明了地球在轨道上的位置，反映了太阳的周年视运动，最适合指导农事活动，因此作为阴阳合历的中国传统历法才叫作农历。所以，农历并不等同于阴历，如果把农历称为阴历就不妥当了。太阳、月亮是人们挂在天上的日历。年复一年，地球围绕着太阳不停运转，地球上的万物也在日月轮回中生息繁衍。

闰月指的是阴阳历中的一种现象，阴阳历是按照月亮的圆缺即朔望月安排大月和小月，一个朔望月的长度是29.5306日，是月相盈亏的周期，阴阳历规定，大月30天，小月29天，这样一年12个月共354天，阴阳历的月份没有季节意义，这样十二个朔望月构成汉历年，长度为29.5306×12＝354.3672日，比回归年365.2422日少10.88天（即将近11天），每个月少0.91天（近1天）。一年与阳历的一年相差11天，只需经过17年，阴阳历日期就同季节发生倒置，譬如，某年新年是在瑞雪纷飞中度过，17年后，便要摇扇过新年了。使用这样的历法，自然是无法满足农业生产的需要的。所以我国的阴阳历自秦汉以来，一直和24节气并行，用24节气来指导农业生产。

如果改按十三个朔望月构成农历年，长度为29.5306×13＝383.8978日，比回归年又多出18天多。如果按上述规定制定历法，就会出现天时与历法不合、时序错乱颠倒的怪现象。这就是矛盾。

为了克服这一缺点，我们的祖先在天文观测的基础上，找出了“闰月”的办法，保证农历年的正月到三月为春季，四月到六月为夏季，七月到九月为秋季，十月到十二月为冬季，也同时保证了农历岁首在冬末春初（以上均指农历季节）。农历年中，月以朔望月长度29.5306日为基础，所以大月为30日，小月为29日。为保证每月的头一天（初一）必须是朔日，就使得大小月的安排不固定，而需要通过严格的观测和计算来确定。因此，农历中连续两个月是大月或是小月的事是常有的，甚至还出现过如1990年三、四月是小月，七、八、九、十连续四个月是大月的罕见特例。

19个回归年中加7个闰月的结果比较：19个回归年＝19×365.2422＝6939.6018（天）。一个朔望月有29.5306天，235个朔望月＝235×29.5306＝6939.6910（天），19个回归年中加7个闰月后，矛盾消除得只差：6939.6910－6939.6018＝0.0892（天）——即2小时9分多，这已经是相当精确的了。所以，农历就采用了19年加7个闰月的办法，即“十九年七闰法”，把回归年与农历年很好地协调起来，使农历的元旦（春节）总保持在冬末春初。古人把235个朔望月称之为“闰周”。

农历置闰的方法可以使农历年的平均长度接近回归年，而农历中的月又有鲜明的月相特征，保持了公历和阴历两全其美的特点。置闰的方法是两个冬至之间，如仅有12个月则不置闰，若有13个月即置闰。置闰的月从“冬至”开始，当出现第一个没有“中气”的月份，这个月就是闰月，其名称是在前个月的前面加一个“闰”字。农历闰哪个月？决定于一年中的二十四个节气。

我国农历将二十四个节气分为十二个节气和十二个中气。农历以月亮为周期（阴历），十二个月总共约有354天；再配合年历（阳历），年历则是根据地球公转所形成的四季变化而得的周期所编制。而月历较年历短，两者相差了11天，因此，便要每19年加多7个闰月来填补误差。而决定哪一个月做闰月，则依24节气而定，农历月份通常包含一个节气和一个中气，如惊蛰/春分等等，若某农历月份只有节气而没有中气，历法便会把该月作为上个月的闰月。以2006年为例，农历七月之后正好有一个只有节气而没有中气的月份，因此便置闰七月来调整误差。二十四节气在农历中的日期是逐月推迟的，于是有的农历月份，中气落在月末，下个月就没有中气。

一般每过两年多就有一个没有中气的月，这正好和需要加闰月的年头相符。所以农历就规定把没有中气的那个月作为闰月。例如 2001 年 5 月 21 日，农历四月二十九日，是中气小满，再隔一个月后，6 月 21 日农历五月初一才是下一个中气夏至，而当中这一个月（2001 年 5 月 23 日—2001 年 6 月 20 日）没有中气，就定为闰月。因为它跟在四月后面，所以叫闰四月。

（四）干支纪日

同纪年法一样，60 日一循环。干支纪日法已确知从春秋鲁隐公三年（前 720）二月己巳日起，到清末止的 2600 多年中从未间断和错乱过。这是迄今所知世界上最长的纪日，对于核查史实所发生的准确时间有重要价值。现今在一般日历中虽不注记，但确定“初伏”仍然沿用，规定夏至后第三个庚日开始初伏。

从已知日期计算干支纪日的公式为：

$$G=4C+[C/4]+[5y]+[y/4]+[3*(m+1)/5]+d-3$$

$$Z=8C+[C/4]+[5y]+[y/4]+[3*(m+1)/5]+d+7+i$$

其中 C 是世纪数减 1，奇数月 i=0，偶数月 i=6，y 是年份后两位，m 是月份，d 是日数，[] 表示取整数。1 月和 2 月按上一年的 13 月和 14 月来算，因此 C 和 y 也要按上一年的年份来取值。G 除以 10 的余数是天干，Z 除以 12 的余数是地支。

如果先求得了 G，那么 $Z=G+4C+10+i$（奇数月 i=0，偶数月 i=6）。如：2009 年 7 月 16 日，$G=80+5+45+2+4+16-3=149$ 余数为 9，天干是“壬”；$Z=149+80+10+0=239$ 余数为 11，地支是“戌”。

（五）干支纪时

把 1 天分为 12 个时辰，从晚上 23 点正开始，从甲子这个干支开始标注第一个时辰，一个时辰相当于现在两个小时，之后每两个小时接着顺序标注，60 组干支不断循环往复。由于地支只有 12 个，所以是固定不变的，古时人们说时辰的时候，只说地支就可以了，比如：子时。

日上起时亦有歌诀：甲己还加甲，乙庚丙作初；丙辛从戊起，丁壬庚子居；戊癸何方发，壬子是真途。

如欲知己丑日推卯时的干支，根据“甲己还加甲”，可知己日从“甲日己日”上的“子时”起甲子。推的时候将左手大拇指点在子位上，读“甲子”，顺点至丑位，读“乙丑”，至寅位读“丙寅”，至丁位读“丁卯”。丁卯即是已丑日的时干支。

第三节　二十八星宿与怀胎十月

古时人民为了便于观测七曜，即日、月和五大行星（金、木、水、火、土）的运转，便将黄、赤道附近的星座选出二十八个作为标志，合称二十八星座或二十八星宿。角、亢、氐、房、心、尾、箕，这七个星宿组成一个龙的形象，春分时节在东部的天空，故称东方青龙七宿；斗、牛、女、虚、危、室、壁，这七个星宿形成一组龟蛇互缠的形象，春分时节在北部的天空，故称北方玄武七宿；奎、娄、胃、昴、毕、觜、参，这七星宿形成一个虎的形象，春分时节在西部的天空，故称西方白虎七宿；井、鬼、柳、星、张、翼、轸，这七个星宿又形成一个鸟的形象，春分时节在南部天空，故称南方朱雀七宿。由以上七宿组成的四个动物的形象，合称为四象、四维、四兽。古代人民用这四象和二十八星宿中每象每宿的出没和到达中天的时刻来判定季节。古人面向南方看方向节气，所以才有左东方青龙、右西方白虎、后北方玄武、前南方朱雀的说法。

二十八星宿的用途是来描述之前论述的七曜的运动坐标。其实这些星座或星体对地球上的生物体同样存在深远的影响。我们知道妇女怀孕是280 天，天上的二十八星宿转一圈为 28 天，转 10 圈为 280 天，也就是说你是某星座所生，你肯定也是某星座所怀，通过二十八宿十圈的反复运动，人体成熟而降生（十为数之终也，事物之极致也，十是数之小成，故10 圈而熟），不仅造就了督脉 28 穴位和人体的密切关系，也形成了人双手的 28 个骨节，因此对二十八宿的深入研究，是有深刻意义的。如图 10，胎儿在母体内，督脉展现在外，秉承天气，故与二十八星宿对应，上有 28

个穴位；任脉负抱于内，秉承地气，故与二十四节气对应，上有 24 个穴位。

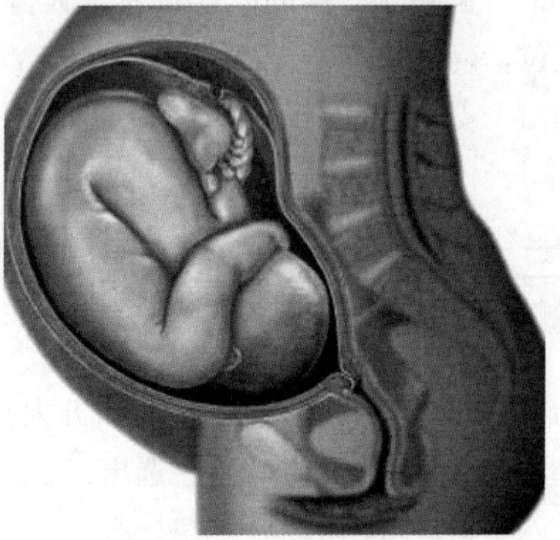

图 10　胎儿胎位图

一、二十八星宿与督脉对应关系

督脉上有 28 个穴位，与二十八星宿一一对应，其对应关系如下：①长强，在尾骨尖端与肛门中间，主治泄泻、痔病、脱肛、癫狂等症，对应的星座是毕，毕星座生人首选长强穴。②腰俞，骶管裂孔处，主治月经不调，下肢痿痹，对应的星座是昴，凡昴星座生人首选腰俞穴。③腰阳关，在第 16 椎节下间，主治经病、下腰痿痹、癫痫，对应星座是胃，凡胃星座生人，主选阳关穴。④命门，在第 2 腰椎棘突下，主治阳痿、遗精、月经不调、泄泻、腰脊强痛，对应星座是娄，凡娄星座生人，主选命门穴。⑤悬枢，在第 1 腰椎棘突下，主治泄泻、腹痛、腰脊强痛，对应星座奎，凡奎星座生人，主选悬枢穴。⑥脊中，在第 11 胸椎棘突下，主治泄泻、黄疸、痔病、小儿疳积、脱肛，对应星座壁，凡壁星座生人，主选脊中穴。⑦中枢，在第 10 胸椎棘突下，主治黄疸、呕吐、腹痛、腰脊强痛，对应星座是室，凡室星座生人，首选中枢穴。⑧筋缩，在第 9 胸椎棘突下，主治癫痫、脊强、胃痛，对应星座是危，凡危星座生人，主选筋缩穴。⑨至阳，在第7胸椎棘突下，主治黄疸、胸胁、胀满、咳喘、脊痛，对应星座是虚，凡虚星座生人，首选至阳穴。⑩灵台，在第6胸椎棘突下，主治咳嗽、气喘、脊强、背痛，对应星座是女，凡女星座生人，首选灵台穴。⑪神道，在第5胸椎棘突下，主治心悸、健忘、咳嗽、脊背强痛，对应星座是牛，凡牛星座生人，首选神道穴。⑫身柱，在第3胸椎棘突下，主治咳嗽、气喘、癫痫、脊背强痛，对应星座是斗，凡斗星座生人，首选身柱穴。⑬陶道，在第1胸椎棘突下，主治头痛、疟疾、脊强、热病，对应星座是箕，凡箕星座生人，首选陶道穴。⑭大椎，在第7颈椎棘突下，主治热病、咳嗽、气喘、盗汗、风疹、疟疾，对应星座是尾，凡尾星座生人，首选大椎穴。⑮哑门，在后发际中直上0.5寸，主治舌强不语、暴暗、癫狂、头痛项强，对应星座是心，凡心星座生人，首选哑门穴。⑯风府，在后发际正中直上1寸，主治头痛、项强、眩晕、咽喉肿痛、失音、中风癫狂，对应星座是房，凡房星座生人，首选风府穴。⑰脑户，风府穴直上1.5寸，主治头晕、项强、失音、癫痫，对应星座是氐，凡氐星座生人，首选脑户穴。⑱强间，脑户穴直上1.5寸，主治头痛、目眩、项强、癫狂，对应星座是亢，凡亢星座生人，首选强间穴。⑲后顶，强间穴直上1.5寸，主治头痛、目眩、项强、癫狂，对应星座是角，凡角星座生人，首选后顶穴。⑳百会，后发际正中直上7寸，主治头痛、眩晕、中风失语、癫狂、脱肛、阴挺、不寐，对应星座是轸，凡轸星座生人，首选百会穴。㉑前顶，百会穴前1.5寸，主治头痛、眩晕、鼻渊、癫狂，对应星座是翼，凡翼星座生人，首选前顶穴。㉒囟会，前发际正中直上2寸，主治头痛、眩晕、鼻渊、癫狂，对应星座是张，凡张星座生人，首选囟会穴。㉓上星，前发际正中直上1寸，主治头痛、目眩、疟疾、热病，对应星座是星，凡星星座生人，首选上星穴。㉔神庭，前发际正中直上0.5寸，主治头痛、失眠、鼻渊、癫狂、对应星座是柳，凡柳星座生人，首选神庭穴。㉕素髎，鼻尖正中，主治鼻渊、鼻衄、昏迷、新生儿窒息，对应星座是鬼，凡鬼星座生人，首选素髎穴。㉖水沟（人中），在人中沟上的1/3处，主治癫狂、小儿惊风、昏迷、口眼歪斜、腰脊强痛，对应星座是井，凡井星座生人，首选水沟穴。㉗兑端，上唇尖端，红唇与皮肤相接处，主治癫狂、齿龈、口斜、鼻衄、对应星座是参，凡参星座生人，首选兑端穴。㉘龈交，上唇与齿龈连接处，主治癫狂、鼻渊，对应星座是觜，凡觜星座生人，首选龈交穴。

督脉的功能有三，一是对全身阳经脉气有统帅监督作用，二是与脑和脊髓密切相关，三是与脏腑的功能活动关系密切，所以说督脉对人体起着重要作用。临床应用体会，所开之穴正好是治疗所患疾病效果最好，可单独使用。如不逢开穴，则与其他穴位配伍，可提高、增快、加强治疗作用。

二、任脉与二十四节气的对应关系

人有任脉二十四穴，会阴出，曲骨、中极、关元、石门、气海、阴交、神阙、水分、下脘、建里、中脘、上脘、巨阙、鸠尾、中庭、膻中、玉堂、紫宫、华盖、璇玑、天突、廉泉，止于承浆。按照二十四节气与任脉穴位一一对应，则会阴（夏至）出，曲骨（小暑）、中极（大暑）、关元（立秋）、石门（处暑）、气海（白露）、阴交（秋分）、神阙（寒露）、水分（霜降）、下脘（立冬）、建里（小雪）、中脘（大雪）、上脘（冬至）、巨阙（小寒）、鸠尾（大寒）、中庭（立春）、膻中（雨水）、玉堂（惊蛰）、紫宫（春分）、华盖（清明）、璇玑（谷雨）、天突（立夏）、廉泉（小满）、止于承浆（芒种）。如 2008 年 5 月 21 日为小满。用穴：廉泉。可以指揉之。

三、二十八星宿的配属关系及吉凶判断

（一）东方七宿

1. 角宿

属木，为蛟。为东方七宿之首，有两颗星如苍龙的两角。龙角，乃斗杀之首冲，故多凶。

角宿值日不非轻，祭祀婚姻事不成，埋葬若还逢此日，三年之内有灾惊。

2. 亢宿

属金，为龙。是东方第二宿，为苍龙的颈。龙颈，有龙角之护卫，变者带动全身，故多吉。

亢宿之星事可求，婚姻祭祀有来头，葬埋必出有官贵，开门放水出公侯。

3. 氐宿

属土，为貉（即狗獾）。氐，为根为本，如木之有根始能往上支天柱、往下扎深根，但当其根露现时即是冬寒草木枯黄之时。《史记》记载："氐，东方之宿，氐者言万物皆至也。"氐宿是东方第三宿，为苍龙之胸，万事万物皆了然于心。龙胸，乃龙之中心要害，重中之重，故多吉。

氐宿之星吉庆多，招得横财贺有功，葬埋若还逢此日，一年之内进钱财。

4. 房宿

为日，为兔。为东方第四宿，为苍龙腹房，古人也称之为"天驷"，取龙为天马和房宿有四颗星之意。龙腹，五脏之所在，万物在这里被消化，故多凶。

房宿值日事难成，办事多半不吉庆，葬埋多有不吉利，起造三年有灾殃。

5. 心宿

为月，为狐。为东方第五宿，为苍龙腰部。心为火，是夏季第一个月应候的星宿，常和房宿连用，用来论述"中央支配四方"。龙腰，肾脏之所在，新陈代谢的源泉，不可等闲视之，故多凶。

心宿恶星元非横，起造男女事有伤，坟葬不可用此日，三年之内见瘟亡。

6. 尾宿

属火，为虎。为东方第六宿，尾宿九颗星形成苍龙之尾。龙尾，是斗杀中最易受到攻击部位，故多凶。

尾宿之日不可求，一切兴工有犯仇，若是婚姻用此日，三年之内有悲哀。

7. 箕宿

属水，为豹。为东方最后一宿，为龙尾摆动所引发之旋风。故箕宿好风，一旦特别明亮就是起风的预兆，因此又代表好调弄是非的人物、主口舌之象，故多凶。

箕宿值日害男女，官非口舌入门来，一切修造不用利，婚姻孤独守空房。

（二）北方玄武七宿

8. 斗宿

属木，为獬。为北方之首宿，因其星群组合状如斗而得名，古人又称“天庙”，是属于天子的星。天子之星常人是不可轻易冒犯的，故多凶。

斗宿值日不吉良，婚姻祭祀不吉昌，葬埋不可用此日，百般万事有灾殃。

9. 牛宿

属金，为牛。为北方第二宿，因其星群组合如牛角而得名，其中最著名的是织女与牵牛星，虽然牛郎与织女的忠贞爱情能让数代人倾心感动，然最终还是无法逃脱悲剧性的结局，故牛宿多凶。

牛宿值日利不多，一切修造事灾多，葬埋修造用此日，卖尽田庄不记丘。

10. 女宿

属土，为蝠（蝠）。为北方第三宿，其星群组合状如箕，亦似“女”字，古时妇女常用簸箕颠簸五谷，去弃糟粕、留取精华，故女宿多吉。

女宿值日吉庆多，起造兴工事事昌，葬埋婚姻用此日，三年之内进田庄。

11. 虚宿

为日，为鼠。为北方第四宿，古人称为“天节”。当半夜时虚宿居于南中正是冬至的节令。冬至一阳初生，为新的一年即将开始，如同子时一阳初生意味着新的一天开始一样，给人以美好的期待和希望，故虚宿多吉。

虚宿值日吉庆多，祭祀婚姻大吉昌，埋葬若还逢此日，一年之内进钱财。

12. 危宿

为月，为燕。为北方第五宿，居龟蛇尾部之处，故此而得名“危”

（战斗中，断后者常常有危险）。危者，高也，高而有险，故危宿多凶。

危宿值日不多吉，灾祸必定注瘟亡，一切修营尽不利，灾多吉少事成灾。

13. 室宿

属火，为猪。为北方第六宿，因其星群组合像房屋状而得名“室”（像一所覆盖龟蛇之上的房子），房屋乃居住之所，人之所需，故室宿多吉。

室宿值日大吉利，婚姻祭祀主恩荣，葬埋苦还逢此日，三年必定进田庄。

14. 壁宿

属水，为貐。为北方第七宿，居室宿之外，形如室宿的围墙，故此而得名“壁”。墙壁，乃家园之屏障，故壁宿多吉。

壁宿之星好利宜，祭祀兴工吉庆多，修造安门逢此日，三朝七日进钱财。

（三）西方白虎七宿

15. 奎宿

属木，为狼。为西方第一宿，有天之府库的意思，故奎宿多吉。

奎宿值日好安营，一切修造大吉昌，葬埋婚姻用此日，朝朝日日进田庄。

16. 娄宿

属金，为狗。为西方第二宿，娄，同“屡”，有聚众的含意，也有牧养众畜以供祭祀的意思，故娄宿多吉。

娄宿之星吉庆多，婚姻祭祀主荣华，开门放水用此日，三年之内主官班。

17. 胃宿

属土，为雉。为西方第三宿，如同人体胃之作用一样，胃宿就像天的仓库屯积粮食，故胃宿多吉。

胃宿修造事亨通，祭祀婚姻贺有功，葬埋若还逢此日，田园五谷大登丰。

18. 昴宿

为日，为鸡。为西方第四宿，居白虎七宿的中央，在古文中西从卯，西为秋门，一切已收获入内，该是关门闭户的时候了，故昴宿多凶。

昴宿值日有灾殃，凶多吉少不寻常，一切兴工多不利，朝朝日日有瘟伤。

19. 毕宿

为月，为鸟。为西方第五宿，又名“罕车”，相当于边境的军队，又“毕”有“完全”之意，故毕宿多吉。

毕宿造作主兴隆，祭祀开门吉庆多，一切修造主大旺，钱财牛马满山川。

20. 觜宿

属火，为猴。为西方第六宿，居白虎之口，口福之象征，故觜宿多吉。

觜宿值日主吉良，埋葬修造主荣昌，若是婚姻用此日，三年之内降麒麟。

21. 参宿

属水，为猿。为西方第七宿，居白虎之前胸，虽居七宿之末但为最要害部位，故参宿多吉。

参宿造作事兴隆，富贵荣华胜石崇，葬埋婚姻多吉庆，衣粮牛马满家中。

（四）南方朱雀七宿

22. 井宿

属木，为犴（即驼鹿）。为南方第一宿，其组合星群状如网，由此而得名“井”（井字如网状）。井宿就像一张迎头之网，又如一片无底汪洋（请参阅神话传说中的“精卫填海”故事），故井宿多凶。

23. 鬼宿

属金，为羊。为南方第二宿，犹如一顶戴在朱雀头上的帽子，鸟类在受到惊吓时头顶羽毛成冠状，人们把最害怕而又并不存在的东西称作“鬼”，鬼宿因此而得名，主惊吓，故多凶。

鬼宿值日不非轻，一切所求事有惊，买卖求财都不利，家门灾祸散零丁。

24. 柳宿

属土，为獐。为南方第三宿，居朱雀之嘴，其状如柳叶（鸟类嘴之形状大多如此），嘴为进食之用，故柳宿多吉。

柳宿修造主钱财，富贵双全入家来，葬埋婚姻用此日，多招福禄主荣昌。

25. 星宿

为日，为马。为南方第四宿，居朱雀之目，鸟类的眼睛多如星星般明亮，故由此而得名“星”。俗话说“眼里不揉沙子”，故星宿多凶。

星宿值日有悲哀，凶多吉少有横灾，一切兴工都不利，家门灾祸起重重。

26. 张宿

为月，为鹿。为南方第五宿，居朱雀身体与翅膀连接处，翅膀张开才意味着飞翔，民间常有“开张大吉”等说法，故张宿多吉。

张宿之星大吉昌，祭祀婚姻日久长，葬埋兴工用此日，三年官禄进朝堂。

27. 翼宿

属火，为蛇。为南方第六宿，居朱雀翅膀之位，故而得名“翼”，鸟有了翅膀才能腾飞，翼宿多吉。

翼宿值日主吉祥，年年进禄入门堂，一切兴工有利益，子孙富贵置田庄。

28. 轸宿

属水，为蚓。为南方第七宿，居朱雀之尾，鸟儿的尾巴是用来掌握方向的。古代称车箱底部后面的横木为“轸”，其部位与轸宿居朱雀之位相当，故此而得名。轸宿古称“天车”，“轸”有悲痛之意，故轸宿多凶。

轸宿凶星不敢当，人离财散有消亡，葬埋婚姻皆不利，朝朝日日有惊慌。

二十八宿从角宿开始，自西向东排列，与日、月视运动的方向相同。

它们与七曜、动物的对应关系简述如下：

东方青龙：角木蛟、亢金龙、氐土貉、房日兔、心月狐、尾火虎、箕水豹；

南方朱雀：井木犴、鬼金羊、柳土獐、星日马、张月鹿、翼火蛇、轸水蚓；

西方白虎：奎木狼、娄金狗、胃土雉、昴日鸡、毕月乌、觜火猴、参水猿；

北方玄武：斗木獬、牛金牛、女土蝠、虚日鼠、危月燕、室火猪、壁水貐①。

四、二十八星宿值年、值月、值日、值时计算

（一）值年

年禽口诀：七元禽星会者稀，虚奎毕鬼翌氐箕，须将甲子从头起，年年相续报君知。如：1984 甲子年为虚宿值年，1985 乙丑年则是危宿值年了。2016 丙申年是奎木狼。下一个甲子 2044 年是奎木狼，再下一个甲子 2104 年是毕月乌，……，以此类推。

（二）值月

月禽口诀：晓得年禽月上求，日室月星火寻牛，水参木心金胃是，土宿还从角起头。如：2011 辛卯年是女土蝠值年，属土宿，“土宿还从角起头”，即 2011 辛卯年的正月为角木蛟值月，二月则是亢宿值月。依此类推，十二月则轮到危宿值月了，周而复始，2012 年的正月又是室宿值月。2012 壬辰年是虚日鼠值年，“日室月星火寻牛”，日宿值年的正月刚好轮到室火猪，十分吻合，余仿类推。

（三）值日

二十八星宿值日的算法比较复杂，因为不论阴历还是阳历，都不是很规律。比较合适的是将干支纪日法与星期纪日配合，其配属关系如表 2，表中横坐标为干支纪日的地支，纵坐标为星期几。左侧地支正好为三合

① 北方第七宿根据明代张岱编纂的《夜航船》为壁水貐（猰貐）。

局：申子辰合水局，亥卯未合木局，寅午戌合火局，巳酉丑合金局。

表2　二十八星宿值日对照表

	星期一	星期二	星期三	星期四	星期五	星期六	星期日
申子辰	毕	翌	箕	奎	鬼	氐	虚
巳酉丑	危	觜	轸	斗	娄	柳	房
寅午戌	心	室	参	角	牛	胃	星
亥卯未	张	尾	壁	井	亢	女	昴

附：二十八宿值日占风雨阴晴歌诀。

春季：虚危室壁多风雨，若遇奎星天色晴，
娄胃乌风天冷冻，昴毕温和天又明，
觜参井鬼天见日，柳星张翼阴还晴，
轸角二星天少雨，或起风云傍岭行，
亢宿大风起沙石，氐房心尾雨风声，
箕斗蒙蒙天少雨，牛女微微作雨声。

夏季：虚危室壁天半阴，奎娄胃宿雨冥冥，
昴毕二宿天有雨，觜参二宿天又阴，
井鬼柳星晴或雨，张星翼轸又晴明，
角亢二星太阳见，氐房二宿大雨风，
心尾依然宿作雨，箕斗牛女遇天晴。

秋季：虚危室壁震雷惊，奎娄胃昴雨霖庭，
毕觜参井晴又雨，鬼柳云开客便行，
星张翼轸天无雨，角亢二星风雨声，
氐房心尾必有雨，箕斗牛女雨蒙蒙。

冬季：虚危室壁多风雨，若遇奎星天色晴，
娄胃雨声天冷冻，昴毕之期天又晴，
觜参二宿坐时晴，井鬼二星天色黄，
莫道柳星云霹起，天寒风雨有严霜，
张翼风雨又见日，轸角夜雨日还晴，

亢宿大风起沙石，氐房心尾雨风声，

箕斗二星天有雨，牛女阴凝天又晴。

占卜阴晴真妙诀，仙贤秘密不虚名，

掌上轮星天上应，定就乾坤阴与晴。

（四）值时

时禽口诀：七元禽星会者稀，日虚月鬼火从箕，水毕木氐金奎位，土宿日从角起子。如：四日宿值日，子时则为虚宿值时；四月宿值日的子时则是鬼宿了，以此类推。此处“四日”“四月”指星宿与七曜的对应关系。

学会计算二十八星宿的值年、值月、值日、值时之后，我们可以推算出发病或者目前的当值星宿，配合星宿与督脉穴位的对应关系，加以应用。一般可以将值年、值日，或值月、值日联合应用。

五、二十八星宿与子午周天、卯酉周天

《灵枢·卫气行》云：“黄帝问于岐伯曰：愿闻卫气之行，出入之合，何如？岐伯曰：岁有十二月，日有十二辰，子午为经，卯酉为纬。天周二十八宿，而一面七星，四七二十八星，房昴为纬，虚张为经。是故房至毕为阳，昴至心为阴，阳主昼，阴主夜。故卫气之行，一日一夜五十周于身，昼日十五周，夜行于阴二十五周，周于五脏。是故平旦阴尽，阳气出于目，目张则气上行于头，循项下足太阳，循背下至小指之端。其散者，别于目锐眦，下手太阳，下至手小指之间外侧。其散者，别于目锐眦，下足少阳，注小指次指之间。以上循手少阳之分，侧下至小指之间。别者以上至耳前，合于颔脉，注足阳明，以下行至跗上，入五指之间。其散者从耳下下手阳明，入大指之间，入掌中。其至于足也，入足心，出内踝下，行阴分，复合于目，故为一周。是故日行一舍，人气行一周与十分身之八日行二舍，人气行三周于身与十分身之六日行三舍，人气行于身五周与十分身之四；日行四舍，人气行于身七周与十分身之二；日行五舍，人气行于身九周；日行六舍，人气行于身十周与十分身之八；日行七舍，人气行于身十二周在身与十分身之六；日行十四舍，人气二十五周于身有奇分与十分身之二，阳尽于阴，阴受气矣。其始入于阴，常从足少阴注于肾，肾

注于心，心注于肺，肺注于肝，肝注于脾，脾复注于肾为周。是故夜行一舍，人气行于阴脏一周与十分脏之八，亦如日之二十五周，而复合于目。阴阳一日一夜，合有奇分十分身之四，与十分脏之二，是故人之所以卧起之时有早晏者，奇分不尽故也。”

意思大致如下：黄帝问岐伯说：我想听听卫气运行的情况，它是怎样出入于阴阳之分而周行全身的呢？岐伯说：一年有十二个月，一昼夜有十二个时辰。子为北，午为南，连接子午成南北纵线，则为经；卯为东，酉为西，连接卯酉成东西横线，则为纬。天宇周环划分为二十八个星宿，每一方面有七个星宿，东西南北四方共有四七二十八个星宿。自东方房宿至西方昴宿为纬，自北方虚宿至南方张宿为经。因此，自房宿至毕宿为阳，自昴宿至心宿为阴。阳主白昼，阴主黑夜。所以，卫气的运行，在一昼夜之间循行全身五十周次，白昼循行于阳分二十五周，黑夜循行于阴分二十五周，夜间环行于五脏之间。所以，平明的时候，夜分结束，卫气就从目中浮出。眼睛张开，卫气就上行于头，沿项部下行足太阳经，再循背部向下，到达足小指外侧尖端。它的分支，从目外眦别出，向下沿着手太阳经，下行到手小指外侧尖端。另有分支，也从目外眦而出，沿足少阳经下行，流注于足小指与足无名指之间。又有分支，循手少阳经，下行至手小指间。其中别而向上的，则行至耳前，合于颔部的经脉，注入足阳明经，下行至足背之上，入于足中指之间。它的又一分支，从耳下沿着手阳明经，进入手大指之间，再入掌中。卫气行至足部，进入足心，从足内踝出而行于阴分，然后再向上会合于目。这就是卫气在白天沿着阳分循行一周的情况。所以，太阳运行一个星宿，卫气就在人体内运行一又十分之八周；太阳运行二宿，卫气就在人体内运行三又十分之六周；太阳运行三宿，卫气就在人体内运行五又十分之四周；太阳运行四宿，卫气就在人体内运行七又十分之二周；太阳运行五宿，卫气就在人体内运行九周；太阳运行六宿，卫气就在人体内运行十又十分之八周；太阳运行七宿，卫气就在人体内运行十二又十分之六周；太阳运行十四宿，卫气就在人体内运行二十五周而又有余数十分之二周。卫气白天在阳分行尽二十五周，入夜后便在阴分运行。卫气开始进入阴分，通常是从足少阴经传注到肾脏，由肾传注到心脏，由心传注到肺脏，由肺传注到肝脏，由肝传注到脾脏，由脾又传注到肾而为一周。所以太阳夜行一宿，卫气就在人的五脏间运行一又十分之八周，也和白天在阳分运行一样，一夜共运行二十五周，而后重又会合于目。卫气昼行阳分，夜行阴分，一昼一夜共有余数十分之二周身和十分之二周脏。因此，人卧起的时间有时早些，有时晚些，那是由于卫气白天行过二十五周、夜间行过二十五周之后，都还有未尽的余数的缘故。

这里有一对非常重要的对应关系：子午为经，卯酉为纬；房昴为纬，虚张为经。子午卯酉说的是方位，南北为经，东西为纬。房昴虚张说的是星空天体的影响，有经有纬，引力场交织，形成网状。人体361个穴位如同天空中的星体，经络如同它们之间的联系。按照天人合一的理论，经络也应该是有经有纬的，经线相当于子午线，也称为子午周天、子午流注。而纬线在哪里？除了带脉之外，还有横向运行的经络吗？《内经》里没有论述。

实际上，除了子午周天以外，还是有卯酉周天的，在道家养生功法中秘传。部分经络敏感的人，能够感受到某些穴位除了纵向的经络感传以外，还有横向的经络感传。笔者之前有幸看过全真龙门派的典籍，里面记录了卯酉周天的运行路线。

此外，在督脉二十八穴中，每穴对应一个星宿，根据周天位置，每个穴都应该有三个跟它关系最密切的穴位：平行于经线的“经穴”，垂直于经线（平行于纬线）的“纬穴”，以及通过圆心、处于180度关系的“互穴”。

有人会有疑问，为什么大多数人只能感受到子午经络流注，无法感受到卯酉经络流注。其实这与经线上合并有南北极的磁力线有关，有磁场的加强，而纬线上则没有。

第四节　天人合一的作用方式

星空天体的作用是如何施加于人体的？这是一个未解之谜，之前学习中医基础理论的时候，也觉得它无从下手，看不见摸不着。直到后来研究音律对人体的影响，应用激光多普勒血流仪观测微循环变化的时候，终于有了一些领悟，这里做一个初步的介绍，详细的数据分析将在下一篇论述。

一、心脏是人体的中心

中医学认为，人体的心脏在中国五行哲学中属火，火具有温热、升腾、明亮、向上的特征，故心脏同样有这些特性。心脏在五脏中居于首要地位，起主宰人体生命活动的作用。心脏在每天的午时（相当于每天的11至13点值班）主事. 这个时候如果能休息20分钟左右，实际上是对心脏的补益。每年的夏天也是心脏主事，因夏季也属火。手少阴心经与手太阳小肠经属心脏系统。

心脏系统包括：心主神、心主血脉、心在液为汗、心在官窍为舌、心在七情为喜、心包络、心与小肠。

心为阳脏而主阳气：心为阳中之太阳，以阳气为用。心的阳气能推动血液循环，维持人的生命活动，使之生机不息。心脏阳热之气，不仅维持了心本身的生理功能，而且对全身又有温养作用。心为火脏，烛照万物。故凡脾胃之腐熟运化，肾阳之温煦蒸腾，以及全身的水液代谢和汗液的调节等等，心阳都起到重要作用。

心气与夏气相通应：通，即相互通应之意。人与自然是一个统一整体，自然界的四时阴阳消长变化，与人体五脏功能活动系统是通应联系的。心与夏季相通应。夏季以火热为主，人的心也属火。了解了心的这一生理特性，有助于了解心的生理病理。如失眠，就有心火太旺而肾水不治火，心肾不交的病机。心通于夏气，是说心阳在夏季最为旺盛，功能最强。

这里要特别指出的是，心脏的所有功能都与心气、心血、心阴、心阳密切联系，不可分割。

心主神又叫心藏神，是指人的精神、意识和思维活动属于五脏特别是心脏，心有接受自然界信息的作用，人的精神、意识、思维活动的主要器官是心脏。中医脏象学认为：心主神明，主要依赖于心血与心阴的作用，血与阴都有滋养心神的功能；其次与心气、心阳有关，气与阳对心神起着鼓动、振奋、推动的作用。如心血不足，血不养心，可以导致心神不安，出现心慌、失眠、多梦等病症。由此可见，血液是精神活动的物质基础，精神活动能调节和影响血液循环。如果发生病变，两者之间可以相互影响。如血液亏虚，可以导致心神不安；心神不安可以引起血行不畅。由于心脏功能的主要物质基础是气、血、阴、阳，所以心之气、血、阴、阳发生病变，都能影响心主血脉与心藏神两方面的功能。如心阴不足不仅会出现心慌舌红的症状，还可出现失眠多梦的症状。

心主血脉，是指心脏的搏动推动血液循行于脉管之中，周流全身的作用。脉是血液运行的通道。心脏的正常搏动，依赖于心气、心阳的推动和温煦作用，以及心血、心阴的营养和滋润作用，从而以维持正常的心力、心率和心律，保证血液的正常运行。如心气充沛，血液充盈，脉道畅通，则面色红润而有光泽，脉象和缓、均匀有力。反之，如果心的气、血、阴、阳不足或失调，则见面色淡白无华，脉象细弱无力，面色灰暗等。

心在液为汗。汗液，是津液通过阳气的蒸腾气化后，从汗孔排出的液体。由于汗为津液所化生，血与津液又同出一源，所以有“汗血同源”的说法，而血又为心所主，还有“汗为心之液”的说法。如心主神明，人在精神紧张或受惊时会出汗。

心在官窍为舌。是指通过对舌的观察，可以了解心主血脉和主神志的生理功能状态。心的生理功能正常，则舌体红润、柔软，运动灵活，语言流利，味觉灵敏。如果心有病变，如心阳不足，可见舌质淡白胖嫩；心阴不足，则见舌质红绛；心血不足，可见舌体瘦薄，舌色少华；心火上炎，可见舌质红赤，甚则生疮；心血瘀阻，或见舌质紫暗或有瘀斑；心主神明的功能异常，可出现舌卷、舌强、失语等现象。

心在七情为喜，是指心的生理功能和情志与“喜”有关。人有喜、怒、忧、思、恐等情志。心和喜是联系在一起的。欢喜是好事，但如果过度了，就会伤及心神，所以有“喜伤心”的说法。范进中举而疯就是例子。

心包络，简称心包，又称“膻中”，是包在心脏外面的包膜，具有保护心脏的作用。心居包络之中，包络在心之外。手厥阴经属于心包络，故心包络可称为脏。

心与小肠。心与小肠为表里关系，小肠为表，心为里。小肠是心脏系统不可分割的组成部分。如小肠有病，心脏有反映；心脏有病，小肠也有反映。

二、心脏有两个帮手

心脏一切生理功能的核心是，心主血脉，推动气血的运行。如果血液循环停止了，人体也就逐渐停止了新陈代谢，生命系统崩塌，导致死亡。

心脏推动全身的血液运行，并不是靠自己完成的，需要两个帮手，不然工作量太大，容易导致过劳。其中一个帮手就是小肠，确切地说，包括整个胃肠系统。胃肠系统在不停地蠕动，尤其是人的小肠，约为身高的4～5倍，内部还有很多皱襞，含有丰富的血液，当它蠕动的时候，会给血液运行一个动力。有研究证明，当心脏刚刚停止跳动的时候，血管内还是有一定的血压，约占总体血压的1/3，这个血压与胃肠蠕动密切相关。小肠对血液的这种推动作用，辅助心脏行血，是心与小肠相表里的具体体现。这个原理有一个非常重要的应用，就是灸神阙（肚脐）治疗溺水的患者，6小时内均可以救活。方法是将食盐填满肚脐，上面放艾绒点燃，反复施以艾灸。在艾灸的过程中，温热和走窜通经络的作用下，胃肠道剧烈地蠕动，促进血液运行，这大概是古代的心肺复苏吧。

还有一个辅助血液运行的帮手，就是毛细血管。毛细血管具有自律性，不断地在蠕动。人体是一个复杂而又奇妙的肌体，人体的任何一个器官，任何一个部位都遍布着许许多多的微血管，这些微血管最细的仅2微米，最粗的也不过100微米，它们均小于人体头发丝二十分之一，它的血管壁均很薄，大约是一张纸的百分之一厚度，这些微血管根据形态、结构、功能的不同，而分别被称为微动脉、毛细血管、微静脉。把微动脉、微静脉之间毛细血管连接起来，其总长度足够绕地球赤道的2周多，约有9万公里，因此血液从心脏输出后要经过漫长的路途才能达到组织细胞。同样一个道理，仅靠心脏的收缩能力是不可能将心脏的血液输送到组织细胞中，因为心脏的收缩力太小。那么血液从心脏输出后靠什么力量才能输送到那么遥远的场所呢？那就是靠微血管自身的自律性活动才能将血液灌注进细胞。同时，因为微血管的自律运动与心跳并不同步，它有自己的规律，这样微血管起到了第二次调节供血的作用，变成了“第二心脏”。实际上它的功能远远超过了“第二心脏”，因为微循环直接参与了组织细胞的新陈代谢物质交换，它直接给细胞供血、供氧、供给能量及有关营养物质，同时还将带走对人体有害的代谢产物。

因此，人体血液循环的动力有三个，一个是心脏的泵血，一个是胃肠的蠕动，一个是毛细血管的自律运动。

三、频率共振是天体施加于经络的动力

上文提到的微循环是天人合一作用的途径之一。

典型的微循环由微动脉、后微动脉、毛细血管前括约肌、真毛细血管、直捷通路、动一静脉吻合支和微静脉组成，见图11。微循环的血液可通过三条途径由微动脉流向微静脉：①迂回通路：由微动脉、后微动脉、前毛细血管、（真）毛细血管和微静脉构成。②直捷通路：血流从微动脉经后微动脉、通血毛细血管至微静脉。③动一静脉短路：则是血流经动脉通过动一静脉吻合支直接回到微静脉的通路。

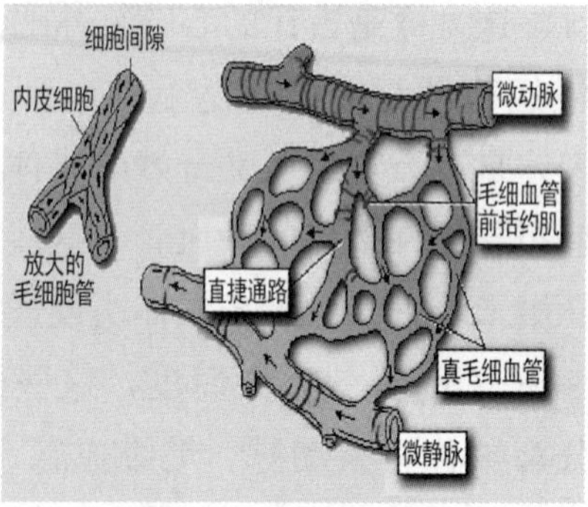

图11 微循环示意图

（一）影响微循环血流量的因素

微动脉、后微动脉、毛细血管前括约肌和微静脉的管壁主要含有平滑肌，它们的舒缩活动直接影响到微循环的血流量。

1. 微动脉是毛细血管前阻力血管，其口径决定了微循环的血流量。微动脉平滑肌主要受交感缩血管神经和体内缩血管活性物质的影响。

2. 后微动脉和前毛细血管也属毛细血管前阻力血管。后微动脉和毛细血管前括约肌很少或不受交感缩血管神经的支配，主要受体液因素的调节，它们的舒缩活动取决于缩血管物质与舒血管物质的浓度交替变化。

3. 微静脉属毛细血管后阻力血管。微静脉收缩，毛细血管后阻力增大，一方面造成微循环血液瘀积；另一方面使静脉回心血量减少。微静脉平滑肌也受交感缩血管神经和体液中血管活性物质的影响。

（二）微循环的局部性调节

微循环的调节分为微血管自律运动调节（频率约为每分钟 12 次）、全身性调节和局部性调节。局部调节主要由代谢性调节、肌源性调节组成。

1. 微血管自律运动调节：微血管具有产生自动的、不受心脏控制的节律性舒缩能力，称为微血管自律运动（microvascular vasomotion），微血管的这种节律性开放和关闭现象在人体手指甲襞微循环及球结膜微循环观察时，每分钟约发生 0～6 次，此即为微血管运动计数（microvascular vasomotion count，MVC），此时同步出现节律性血流加快或减慢，以及周期性的压力波动。对于此种现象的发生机理目前尚不清楚，一般认为微血管自律运动现象主要出现在微动脉，但有人提出毛细血管也可发生此种变化，其存在支持毛细血管有主动收缩能力，它能在无平滑肌的情况下主动收缩（通过胞浆里的微丝），或者可以通过毛细血管外周的周细胞收缩造成。

2. 代谢性调节：器官血流量的自身调节主要由局部组织中代谢产物的浓度决定的。在微循环调节中，代谢性调节是最主要的调节方式。组织代谢过程中产生很多物质，均具有舒血管作用，它们调节微循环的作用很强，包括：低氧、二氧化碳增多、乳酸、钙离子、钾离子、腺苷、腺苷酸、缓激肽、前列环素等。舒血管物质的浓度随组织代谢而不断在变化着。组织内还有一类缩血管物质，包括儿茶酚胺，血检索，白三烯 B4、D4，前列腺素 2a、D2，血小板活化因子等，其中以儿茶酚胺最重要。缩血管物质在血液和组织内的浓度比较稳定。随着舒血管物质的周期性改变，调节着微循环的血流变化。

3. 肌源性调节说认为，血管平滑肌本身经常保持一定的紧张收缩，称之为肌源性活动。当器官血管的灌注压突然升高时，血管跨壁压增高，血管平滑肌就受到牵拉刺激而使肌源性活动进一步加强，该器官的血流阻力增大，器官血流量就不致因灌注压升高而增多，从而保持器官血流量的相对稳定。当器官灌注压突然降低时，则发生相反的变化。

（三）声波频率刺激可以导致微循环显著改变

课题组近年通过现代化观察工具激光多普勒血流仪，以腧穴局部微循环量测定局部气血量，监测了不同频率的低频声波（16～160Hz“可感声”波段）对腧穴局部气血的影响，发现了声波与经络共振的自然现象。即特定的经络腧穴只对特定频率的声波有吸收现象，这一频率能够引起该经络腧穴局部微循环的显著增加。见图 12、图 13：

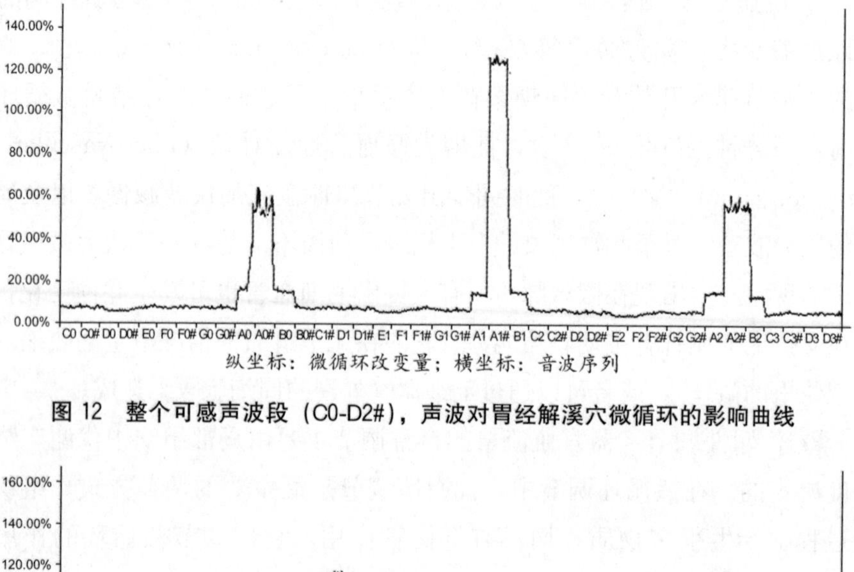

纵坐标：微循环改变量；横坐标：音波序列

图 12　整个可感声波段（C0-D2#），声波对胃经解溪穴微循环的影响曲线

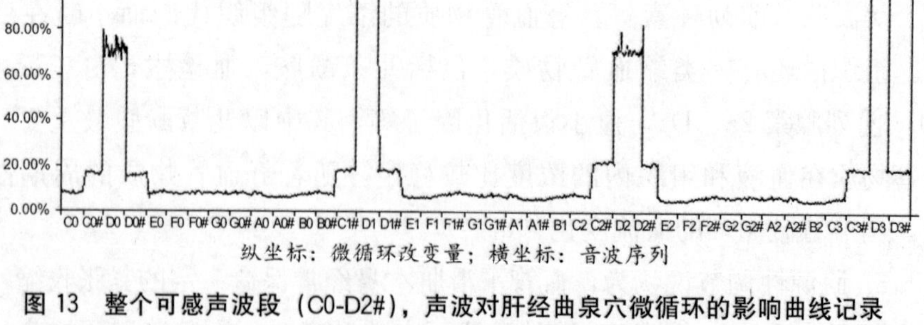

纵坐标：微循环改变量；横坐标：音波序列

图 13　整个可感声波段（C0-D2#），声波对肝经曲泉穴微循环的影响曲线记录

从图中可以看出，在穴位附近播放低频声波，多数声波对穴位微循环的影响不大，大致波动在基线附近；当接近、达到特定频率（即该穴位的谐频共振频率）时，穴位的微循环量会有质的飞跃。这说明，不同经络穴位对体感音乐低频声波具有选择性吸收的特性，只有特定的频率，才能把能量传递给特定的穴位。这种共振现象，具有如下特征：

1. 特异性：不同的经络穴位，共振频率不同。共振时患者多有经络循行和周身发热的感觉。

2. 微循环显著增强：根据实验结果，经络穴位对低频声波有非常明显的特异性选择吸收，如果应用经络穴位的最佳共振频率进行治疗，穴位附近的微循环可以显著增强，微循环增加量可以达到100％以上，个别样本可以达到500％以上。

3. 经络感传和类针灸作用：在播放共振频率声波时，部分样本有明显的经络传感感觉，循行路线与经络线相同；有部分样本有腿部发热的感觉，并向远端传导。这说明本疗法有类似于针灸经络感传的作用，可以起到类似于针灸的作用。

这个实验证明，低频声波可以诱导微循环系统发生共振，而且身体不同的部位共振频率不同。而同时天地之间存在着这种不同频率的波动，这些波动同样能够诱发微循环系统的共振，促进气血的运行。最显著的就是二十四节气变化时候的、天地之间的频率变化，即葭灰占律实验。《后汉书·律历志》载“葭灰占律”之法，在一密闭性能良好、温度与湿度变化不大的屋子里，按一定方位排列十二个木案，案面做成内卑外高的倾斜状，将十二律的律管依序排列在桌上，并在长短不一的各管内覆填以葭莩（即芦苇衣膜）烧制而成的灰，当各月所属中气到来时，将引发地气上升，而此气可使相应律管中所置的葭灰扬起。这说明每个节气到来时，天地之间会有不同的频率波动，诱发对应的律管共振，使葭灰飞出。同时这种天地间的频率千万年来不断作用于人体的经络，动荡着经络的气血，逐渐形成了这一规律。不同固有频率的律管如同十二经络，管中的葭灰如同经络中的气血。老子《道德经》讲“大音希声，大象无形”，正是这一现象的真实写照。根据这一原理，生活在同一大环境下的地球上的其他生物也应存在这种声波经络共振现象。

由此我们可以想到，当一个禅定修行者进入深度禅定的时候，心脏停止跳动，但身体生机并没有停止，气血运行并没有停止。这时候，气血运行的动力，完全来源于这种频率共振，达到真正天人合一的状态。

第五节　北极星的变迁与星空夹角的波动

一、什么是北极星

北极星指的是最靠近北天极的一颗星，所以北极星不是一成不变的，现阶段所指是勾陈一。它距地球约434光年，是夜空能看到的亮度和位置比较稳定的恒星。西方称为塞纳久（Cynosure）。此星位于小熊座小熊的尾巴尖处。在英文中，Cynosure又有“吸引中心”的意思，即表达众星围绕勾陈一转动的意思。

北极星是天空北部的一颗亮星，离北天极很近，差不多正对着地轴，从地球北半球上看，它的位置几乎不变，可以靠它来辨别方向。但由于岁差，北极星并不是位置永远不变的某一颗星，到14000年将是织女星。每隔25800年，极星要循环一次。比如在麦哲伦航海的时代，勾陈一距离北天极有约8度的角度差，而到今天，勾陈一更靠近北天极了，角度差只有40角分，天文学家根据地轴摇摆和恒星引力计算，到2100年，勾陈一将到达离北极点正上方最近的位置，它距离北天极将只有28角分，然后，勾陈一就将逐渐远离北天极。

北极星目前是小熊星座中最亮的一颗恒星，也就是小熊座α星。它是一颗光谱型为F型的黄巨星，距离地球约434光年，质量约为太阳的4倍，是离地球较远的一颗亮星，在星座图形上，它正处于小熊的尾巴尖端。勾陈一也是一个三合星系统，较远的伴星（Polaris B）使用小型望远镜就可以清楚观测到，而较近的那颗伴星（Polaris）因距离北极星太近（视距离只有0.2角秒，实际距勾陈一18.5AU）而且太暗而无法得见，直到 2005 年 8 月初才由哈勃望远镜拍到其影像。北极星在很靠近地球北极指向的天空，因此，看起来它总在北方天空。正是因为它所处的位置重要，才大名鼎鼎。

由于北极星的特殊名字，很多人认为勾陈一很亮，但实际上勾陈一的亮度已经基本到了城市中普通天气夜晚人眼分辨极限，这也是为什么很多人小时候看过科普书籍，知道了北极星，但在北方天空怎么也找不到的原因。除非夜晚天气很晴朗，否则勾陈一很难被直接找出。

二、北极星的特性及寻找方法

（一）位置不动

因为地球是围绕着地轴进行自转的，而北极星正处在地轴的北部延长线上，所以夜晚看天空北极星是不动的，而且在头顶偏北方向，所以才可以指示北方。虽然在一年四季里，由于地球绕太阳公转，地轴倾斜的方向也发生变化，但是北极星距地球距离远远大于地球公转半径，所以地球公转带来的地轴变化可以忽略不计。于是一年四季里，我们看到在天空的北极星位置好像都是在正北方不动的，其实只是我们肉眼观察不到细微的变化，觉得地轴一直指向于北极星。

（二）定位方法

可以通过先寻找北斗七星，再通过北斗七星来找到北极星。北斗七星属大熊星座的一部分，从图形上看，北斗七星位于大熊的背部和尾巴。这七颗星中有 6 颗是 2 等星，一颗是 3 等星。通过斗口的两颗星（天枢，天璇）连线，朝斗口方向延长约 5 倍远，就找到了北极星。初学认星者可以从北斗七星依次来找其他的星座。

北斗七星组成的图形永远不变吗？它永远是找北极星的“工具”吗？当然不是这样。宇宙间一切物体都在运动和变化之中，恒星也不例外。既然恒星也在运动，那么北斗七星组成的图形当然也在变化。这七颗星离我们的距离不等，在 100 光年，它们各自运行的速度和方向也不一样。天文学家们已经算出，10 万年前看到的北斗七星组成的图形和 10 万年后将要看到的图形，都和今日的大不一样。

此外，北斗星的天玑、天权二星连线与开阳、摇光二星连线的交点再与玉衡相连，延长七倍，也可以找到北极星。仙后座W形状的左右两条边连线的交点，在与最中间的恒星连线延长五倍也是北极星的位置。

三、我国历代北极星的变迁

不同于西方以黄道坐标为中心的天文体系，中国古代发展了以赤道坐标为中心的天文体系，北极星在这一体系中处于天球正北，无疑具有独特的地位，在中国古代往往作为帝王的象征。但小熊星座α星并非自古以来就是北极星。由于地球自转轴存在周期性的缓慢摆动。因此，地球自转轴北极指向的天空位置也在发生变化，北极星的“皇位”也存在轮流坐庄的可能。地球自转轴北极指向的天空以每年15角秒的速度运动。在前3800年到前1600年，北极星不是小熊座α星，而是天龙座α星，一颗3.7等的暗星，中国古代称它为右枢。前900年到前500年，小熊座β星（中文名北极二）比较靠近北天极，既然全天星星围绕它转，古人便认为它是天上的天子，故又起名曰帝星，又因为它在紫微垣的中心位置，又叫它紫微星。隋唐时期，北极五（西方称为鹿豹座32H星）成了北极星，这颗星亮度极暗，也是人类文明历史上目前为止最暗的北极星。中国北宋初年的时候，地球北极指向的天空离北极星的小熊座α星（即勾陈一）的角距还有6度。可见，那时它还远远不能作北极星。但到了明清时期，勾陈一已经成了名副其实的北极星。2100年前后，地球自转轴北极指向的天空和小熊座α星之间的角距最小，仅有约28角分。以后，地球自转轴北极指向的天空将逐渐远离小熊座α星。到4000年前后，仙王座γ星将成为北极星。到14000年前后，天琴座α星织女一将获得北极星的美名。地球自转轴这样摆动一周的时间，大约是25800年。这说明一切事物都是在运动的，静止只是暂时的，是相对的，运动变化才是永恒的。而且大约在28000年北天极又会重新指向小熊座α星。

前5000年到4400年的北极星列表如表3［这个是根据可视性（亮度）和可参考性（距离北极的位置）综合决定的］。

表 3　北极星变迁表

年代	北极星	亮度	位置
－5000～－3800	左枢	3.25	＋85°27′12″
－3800～－1600	右枢	3.65	＋89°53′13″
－1600～－900	天龙座	3.85	＋85°15′10″
－900～－500	北极二	4.80	＋85°12′17″
－500～1200	北极五	5.30	＋89°27′25″
1200～2500	勾陈一	1.95	＋89°32′26″
2500～3300	勾陈四	4.20	＋88°38′56″
3300～4400	少卫增八	3.20	＋88°03′14″

四、北极星位置变迁引起的星空夹角问题

二十八星宿是把沿黄道和赤道的天区分成大小不等的二十八个小区，作为观测时的标记，用来比较日、月、金、木、水、火、土的运动，并将这些小区称为宿，宿就是“住地”的意思。二十八宿又称为二十八星或二十八舍。相连的七宿合称一象，共四象或称四陆，自西向东排列，与日、月视运动的方向相同。由于地球围绕太阳公转，公转轨道所在平面即称为黄道面，地球自身赤道所在平面即称为赤道面。黄道面和赤道面有一个夹角，为 23°26′。地球自转的轴心称为地轴，地轴北极所指的地方即为北极星，如图 14。

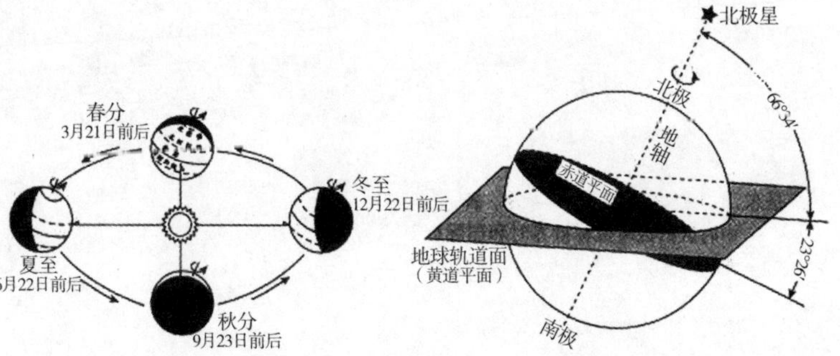

图 14　地球公转示意图及黄道面、赤道面示意图

由于地轴本身的波动，以及黄道面的波动，导致地轴所指北极星位置会发生变化，天文测算其变化周期为25800年左右。这种波动，会导致黄道面及赤道面在天球上的投影位置不同，即与二十八星宿平面的夹角不同。这种不同的星空夹角，会导致星空场的引力变化，以及地球内频率波动的变化。因此，古代测定的葭灰占律频率，并不一定适合于现代，我们要根据每个时期的特点，具体去测定。事物是普遍运动的，没有一成不变的东西。

第三章　基本的律法与历法

律为音律，是天地气脉之波动，万物运行之动力。历为天文历法，是总结日月星辰四时之变化，指导人民生产劳动的法则。人之言行，与天地运行之法则相合，则长生久视，不合则百病丛生。《史记·乐书》云："音乐者，所以动荡血脉，通流精神而和正心也。"因此，律乱则气血逆乱、精神郁塞、正心迷失，病从内生。历法乱，则人们不知春夏秋冬四时之更迭、风寒暑湿燥火六气之变化，不能"虚邪贼风，避之有时"，是以病从外感。律者，波动也，本质为空间变化；历者，诸星之流转也，本质为时间变化。律历相合，而见时空之统一。任何一个事件，都可以视为时空的函数，疾病也是如此。

《晋书·律历志》云："逮乎炎帝，分八节以始农功，轩辕纪三纲而阐书契，乃使羲和占日，常仪占月，臾区占星气，伶伦造律吕，大挠造甲子，隶首作算数。容成综斯六术，考定气象，建五行，察发敛，起消息，正闰余，述而著焉，谓之《调历》。"这里面论述了我国历法的起源，是以律法起于伶伦，历法起于容成，干支甲子之术起于大挠，五运六气占星之术起于鬼臾区。这些，都是与《黄帝内经》之医术密切相关的。

因此，认识疾病、治疗疾病，离不开上述六术的指导。实际上，日、月、星、数、甲子之变化，已经融入历法之中；律法因春秋战国之乱，度量衡变迁而"礼崩乐坏"，标准隐没。故而明晰律、历之基本原理，对于中医治疗疾病有非常重要的意义。

第一节　音分的由来

一、物质由振动组成

不同的物质有不同的分子式，也就是说物质是由分子聚合在一起组成的。分子和分子之间具有一定的间隙，聚合或者离散的时候有能量的变化，比如气态转化为液态释放出热量。可以说，物质＝分子＋空间＋分子能。

进一步分析，分子是由原子组成的，原子之间通过化学键连接，彼此之间有一定的空间。分子拆分成原子或者原子组合成分子也是有能量的变化，称为化学能。比如水是由 2 个氢原子 1 个氧原子组成。可以说，分子＝原子＋空间＋化学能。

原子是由基本粒子组成，比如质子、中子、电子等，由质子和中子组成原子核，体积只占原子的十亿分之一，外部的空间是电子的运动场地，而电子的体积几乎可以忽略不计。由基本粒子组成原子或者原子拆分成基本粒子，伴随着原子能的变化。可以说，原子＝基本粒子＋空间＋原子能，而此处空间占的比例很大，实有粒子的体积很小。

基本粒子还可以进一步再分下去，比如由夸克组成。但最新的物理理论认为，基本粒子是由超弦组成。弦理论是理论物理的一个分支学科，弦论的一个基本观点是，自然界的基本单元不是电子、光子、中微子和夸克之类的点状粒子，而是很小很小的线状的“弦”（包括有端点的“开弦”和圈状的“闭弦”或“闭合弦”）。

二、宏观与微观的相对性

数轴上，无穷大用∞表示。它有点类似于莫比乌斯带。1858 年，德国数学家莫比乌斯（Mobius，1790～1868）和约翰·李斯丁发现：把一根纸条扭转 180°后，两头再黏接起来做成的纸带圈，具有魔术般的性质。普通纸带具有两个面（即双侧曲面），一个正面，一个反面，两个面可以涂成不同的颜色；而这样的纸带只有一个面（即单侧曲面），一只小虫可以爬遍整个曲面而不必跨过它的边缘。这种纸带被称为“莫比乌斯带”（也就是说，它的曲面只有一个）。如图 15：

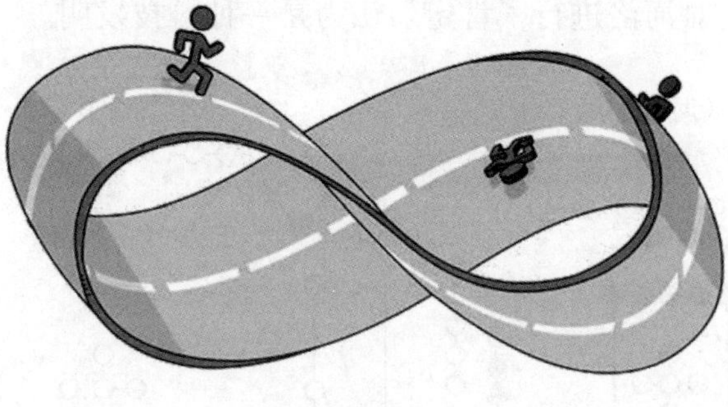

图 15　莫比乌斯带

如果某个人站在一个巨大的莫比乌斯带的表面上沿着他能看到的“路”一直走下去，他就永远不会停下来。这个∞可以看作是倒放的“8”，也可以看作是由“0”扭曲而来。可以说，“其大无外，其小无内”是对立统一的，只是角度不同。

假设有一个无穷大的球体，那么从其中任选一点，到边界的距离都是相等的，即∞，所以这个点是球心。再取球内任意不同于前一点的一点，到边界的距离也是相等的，即∞，所以这个点也是球心。这两个点的距离可大，可小，可以是 0，可以是∞，但是一个球只有一个球心，所以这两个点实际是同一个点。即“0”代表的微观极限，与∞代表的宏观极限，实际是统一的。

三、河图洛书与数

河图与洛书是中国古代流传下来的两幅神秘图案，历来被认为是河洛文化的滥觞，是中华文化的源头，《易·系辞上》说：“河出图，洛出书，圣人则之。”这个圣人就是人类文化始祖伏羲。传说伏羲氏时，有龙马从黄河出现，背负“河图”；有神龟从洛水出现，背负“洛书”。伏羲根据这种“图”、“书”画成八卦，后来周文王又依据伏羲八卦研究成文王八卦和六十四卦，并分别写了卦辞。

李约瑟博士对此比作过研究，他是把河图洛书作为我国的科学技术的，他在《中国古代科学技术史》中说：“河图洛书的故事不会晚于前五世纪”，并首先对河洛进行了肯定，认为是一种科技发明。

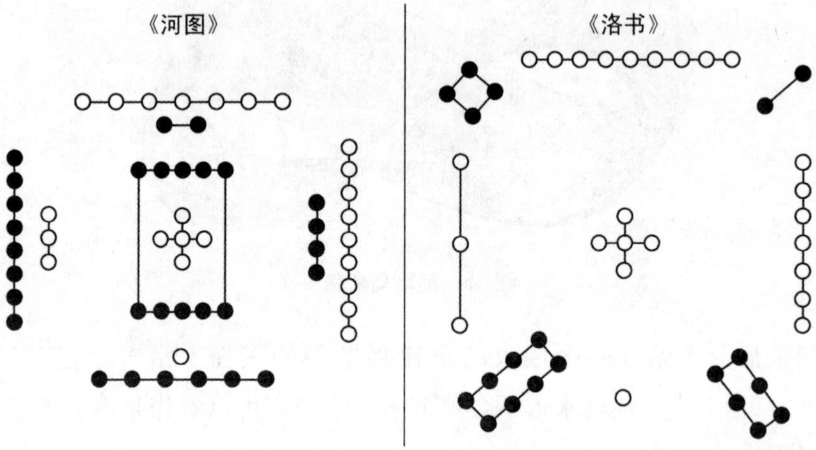

图 16　河图与洛书

河图、洛书是汉族文化、阴阳五行术数之源，汉代儒士认为，河图就是八卦，而洛书就是《尚书》中的《洪范九畴》。河图、洛书最早记录在《尚书》之中，其次在《易传》之中，诸子百家多有记述。太极、八卦、周易、六甲、九星、风水等等皆可追源至此。

数字是人类最初从动物界分离出来而成为人的重要标志之一。数字的出现使人类意识到自己的智慧和聪明，并为进一步开发智慧奠定了基础。古希腊毕达哥拉斯学派的思想家菲洛劳斯曾说过一段著名的话：“庞大、万能和完美无缺是数字的力量所在，它是人类生活的开始和主宰者，是一切事物的参与者。没有数字，一切都是混乱和黑暗的。”因此，远古时期的人类一开始就非常崇拜数字，这是世界上各个民族在文化启蒙之初的共同特征。中国古代先民对数字的崇拜具有丰富的文化内容，在这个问题上可以说表现了远古时期的先民所具有的天文、地理、人伦、哲学、艺术、原始宗教、日常生活等方方面面的知识。我们从宋人对上古图书“河图洛书”的图式理解，便不难理解这一点。

中国古代先民的数字崇拜，主要表现在对一至十这十个基本数字的崇拜，以及对十以后的由基本数字生发出来的一些数字的崇拜。十以后的某些数字如由二、二、三相乘产生的十二，由二、三、四相乘产生的二十四，四七产生的二十八，六六产生的三十六，七七产生的四十九，八八产生的六十四，九九产生的八十一，由十产生的百、千、万等。在古代中国人的文化观念中，一至十这十个基本数字都不单是数学意义的数字，它们还具有美学意义、祥瑞意义、世界观及宇宙观意义等。

河图中的点数是五十五，其中一、三、五、七、九是天数，二、四、六、八、十是地数，天数累加是二十五，地数累加为三十，两数之和为五十五。河图中的天数是奇，是阳；地数是偶，是阴：阴阳相索。据古代哲学家的解释，河图中上、下、左、右、中五组数目分别与火、水、木、金、土五行有关。金、木、水、火、土这几种物质基本形态的生成与转换，甚至万物发育都可以从这图上得到启示。由此定义这十个自然数中一、二、三、四、五为生数，六、七、八、九、十为成数，从而得出五行相生之理，天地生成之道。

洛书九宫数，以一、三、七、九为奇数，亦称阳数，二、四、六、八为偶数，亦称阴数。阳数为主，位居四正，代表天气；阴数为辅，位居四隅，代表地气。五居中，属土气，为五行生数之祖，位居中宫，寄旺四隅。由此可得出三点：一、洛书九宫是观测太一之车，即北斗斗柄从中央临御四正四隅而形成的。二、提出了洛书九宫与八卦的阴阳变化存在的密切关系。三、阐明了“太一游宫”引起的四时八节及二十四节气的节令转移和气象变化。

若细说河图洛书的含义与运用，无法穷尽，而它们的本质均是“数”的变化。1977 年，美国发射了旅行者 1 号和 2 号宇宙飞船，试图与“外星人”建立联系。如何使地外智慧生命理解地球人的意思，这是个很困难的事情，世界各国的人们纷纷献计献策，美国宇航局采纳了其中一些。最后飞船上携带有两件与数学有关的东西，一个是勾股数，另一个是一个 4 阶幻方。由此，我们可以看出，“数”对于一个文明的重要性。可以说，数学是文明的源头，是所有学科的基础。

最开始出现的，是 1，2，3，……，这些称为“自然数”。0 是不是自然数一直有争论。自然数、0、负整数统称为“整数”。这里面，最重要的是“0”和“1”。其他数字可以由“1”积累而来。换句话说，“0”是数轴上的原点，“1”是数轴的单位，正负号是数轴的方向，这是数轴的三要素。

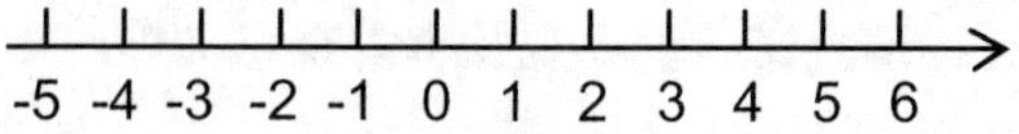

图 17　数轴

宇宙生成之前，本是虚无状态，称为“无极”。无极而忽有所感（一念无名起），而生太极，或者称为“奇点”、“原点”。点再一动，而分为两极，或者称为“两仪”，两极之间是“弦”，也可以看作“1”、“1 维”。弦再继续振动，形成波，形成了以原点为中心的上下左右四个象限，形成了 2 维平面，这是“两仪生四象”。弦再继续以原点为中心，三维空间内震动，就形成了各种空间形状，我们可以用具有 8 个象限的立体坐标轴描述这种运动，就是“四象生八卦”。这些不断地高速振动的、极其微小的弦，组成了各种基本粒子，进一步组成原子、分子、物质世界。这些弦中，开口的可以看作是“1”的变化，闭口的可以看作是“0”的变化。

四、弦振动的分段

既然整个物质世界是由不同层次的、不同频率的振动波组成，那么我们必须去了解这些振动的规律，尤其是弦振动的规律。微观世界与宏观世界是两个相对的概念，具有相对性。我们可以先了解宏观世界弦振动的规律。

我们听到的乐器等发出来的乐音，都是由振动产生的。虽然我们能明确地感受到音高，但是它却是由一串音构成的，这些音的频率是按照等差数列排列的，比如听到一个 110Hz 的音，其实伴随着的还有 220Hz，330Hz，440Hz，550Hz，660Hz 等一系列的音，这些伴随着的音又称为泛音列，它是如何产生的？

根据驻波形成的原理，同频波经过反射形成叠加。所以，能形成驻波，必须是物体长度是 1/2 波长的整数倍。这样才能形成叠加。因此，当一根弦全弦振动时，弦的 1/2、1/3、1/4、1/5……等各分段都在振动。也就是说，整根弦以 1/2 点为中心振动，同一时刻一侧向上、一侧向下；同时，这根弦也在以 1/3 点为中心振动；再同时，这根弦也在以 1/4 点为中心振动………只是振动幅度依次减弱，这就是泛音列中的第一泛音、第二泛音、第三泛音………的由来。这也是物体振动总是有固定频率和固定音色的原因：只有一些频率的波才能在物体中形成驻波，从而持续下去。其他频率的波很快就会因能量耗散而消失。

同一根弦，其有效弦长与发音频率成反比。比如一个弦发音是 110Hz，那么把它切一半，就会是 220Hz；如果只剩最初的三分之一，那么就是 330Hz；如果只剩最初的三分之二，那么就是 165Hz。发音为 110Hz 的弦在振动的时候，不仅仅整根弦在振动使其发出了我们感觉到的 110Hz 的音，以其各等分点为界的弦也在各自振动，分别产生了 220Hz、330Hz、440Hz、550Hz、660Hz 这一系列的音，这些音分别称作第一泛音、第二泛音、第三泛音……。但是由于这些泛音实在是太弱了，我们很少能感觉到它们的音高。

以整弦的 1/2 点为中心产生的第一泛音，与基音听起来极其相似（例如基音 110Hz，第一泛音 220Hz），以至于有时候都无法判断哪个高哪个低，甚至认为它们是同一个音都是有可能的。这两个音之间的关系现代乐理里面称作为“极完全协和音程”，音程为“纯八度”。也就是说纯八度关系其实是冠音和根音的频率比是 1∶2，那么弦长之比就是 2∶1。各种纷繁复杂的乐律都是以纯八度这个音程为基础的。

以整弦的 1/3 点为中心振动，会产生两个音，一个是较长一段的，一个是较短一段的，如果整弦频率是 110Hz，那么这两个音分别是 330Hz 和 165Hz，与基音的比例为 3∶1 和 2∶3，与第一泛音 220Hz 的比例为 3∶2 和 3∶4。220Hz 的音和 330Hz 的音衔接起来也很悦耳，这个音程关系现在称作为“完全协和音程”，音程为“纯五度”，根音、冠音频率之比为 2∶3，弦长之比为 3∶2。

以整弦的 1/4 点为中心振动，会产生两个音，一个是较长一段的，一个是较短一段的，如果整弦频率是110Hz，那么这两个音分别是440Hz和146.67Hz，与基音的比例为4∶1和4∶3，与第一泛音220Hz的比例为2∶1和2∶3。440Hz的音由于和220Hz的音听起来很相似，所以它和330Hz的音衔接起来也很悦耳，它们之间也是“完全协和音程”，音程为“纯四度”，根音冠音频率之比为3∶4，弦长之比为4∶3。可以发现，这些纯音程的频率之比是最简单的自然整数比。

再往下，1/5点、1/6点的振动已经很弱了，产生的频率与基音相比也不和谐。其实，分段后的弦，还可以继续分成整数段来振动。1/4的弦振动，可以看作是1/3弦振动演化而来，其中的频率比例2∶3和3∶4也是相通的，这就是我国古代三分损益法的生律方法的由来。而1/5弦振动，可以看作由1/4弦振动演化而来。因此说，由弦的三分振动，可以推演出其他所有泛音，这些泛音与基音的比例，都是有理数。这与《道德经》所讲“道生一，一生二，二生三，三生万物”的论述极其类似。

古代衍生律法所用的长度比例，都是一些简单整数比，也就是因为这个原因：当两音的音程关系符合泛音列中占优势的音程关系时，才使人感到和谐，古代选作生律法依据的就是这样一些协和音程。这一原理迟至17世纪才由法国音乐理论家梅尔塞讷所发现。

五、八度、音阶的产生与音分的概念

人耳对于声波的频率变化，是呈指数关系敏感的。打比方说，110Hz、220Hz、330Hz、440Hz、550Hz……这一系列声音，人耳听起来并不觉得它们是“等距离”的，而是觉得越到后面，各个音之间的“距离”越近。而110Hz、220Hz、440Hz、880Hz、1760Hz……这一系列声音，人耳听起来才觉得是“等距离”的。换句话说，某一组声音，如果它们的频率是严格地按照$n\times m^0$、$n\times m^1$、$n\times m^2$、$n\times m^3$……的规律排列的话，它们听起来才是一个“等差音高序列”，这里的n是基音频率，m代表两个音之间的距离比。110Hz、220Hz、440Hz、880Hz、1760Hz……这一系列声音，n=110Hz，m=2。根据上面的论述，频率为2倍关系的两个音，听起来最和谐，它们的波能够产生共振，音程为“纯八度”。

在一个纯八度内，例如从110Hz到220Hz范围内，有几个音会比较和谐呢？首先是以弦的1/3点为中心振动产生的165Hz，与基音的频率比为3/2。其次是以弦的1/4点为中心振动产生的146.67Hz，与基音的频率比为4/3。其实146.67Hz与基音110Hz的倍频，也就是220Hz的比为3/2，倍频与基音是极完全协和音程，所以按照3/2和4/3比例产生的两个音与基音的关系是类似的，都比较和谐。将按照3/2比例产生的165Hz再乘以3/2，得出的音应该与165Hz也是和谐的，数值是247.5Hz。这个音超出了220Hz，所以将它除以2，降低一个纯八度，还是和谐音，数值是123.75Hz，与基音的比为9/8。依照这种方法，不断地找下去，循环5次，$(3/2)^5 \approx 7.59$，和$2^3=8$很接近，也就是回归到了基音的倍频，再往后就进入下一个循环了。这5次计算产生的音，加上基音、基音的4/3音，一共是7个音，这就是音阶的由来。

计算出的7个音与基音的频率比分别为：1、9/8、81/64、4/3、3/2、27/16、243/128。但是这个算法有些粗糙，因为$(3/2)^5 \approx 7.59$，和$2^3=8$很接近，可这毕竟是近似值，而不是完全相等。在一个八度之内，这么小的差距也许没什么，但是如果乐器的音域跨越了好几个八度，那么这种近似就显得非常粗糙，而且这7个音之间的频率比是不同的，也就是距离不等。

于是人们开始寻找更好的近似值。通过计算，古人发现$(3/2)^{12} \approx 129.7$，和$2^7=128$很接近，于是他们把“按3/2比例寻找最和谐音”的循环过程重复12次，便认为已经到达了主音的第7个八度。这样的算法就有了12个音符，与基音的频率比分别为：1、2187/2046、9/8、19683/16384、81/64、4/3、729/512、3/2、6561/4096、27/16、59049/32768、243/128。把相邻两个音符的频率互相除一下，就会发现它们之间的比例只有两种：256∶243（就是原来的“半音”，也叫作“自然半音”），2187∶2048（这被叫作“变化半音”）。也就是说，这12个音符几乎可以说又构成了一个“等差音高序列”。它们之间的“距离”几乎是相等的（当然，如果相邻两个音符之间的比例只有一种的话，就是严格的“距离”相等了）。

中国是世界上最早发现一个八度包含十二个半音的国家。中国古代的十二律名最早见载于战国时期成书的《国语·周语》。前522年，伶州鸠在回答周景王的问话时曾提到十二律名及“律所以立均出度也”、“纪之以三，平之以六，成于十二，天之道也”等有关律与数的关系。前239年成书的《吕氏春秋·音律篇》则详细记载了三分损益十二律的产生方法。可以说，自《吕氏春秋·音律篇》起，拥有了获得十二律的方法。而五度相生律在当时并未生全十二律，五度相生律在当时只产生了七律，其音名即CDEFGAB七音。此后，随着音乐实践的发展，发现音乐中并非只此七音，于是又发明了升降记号，将其记在音名前来表示音的升高与降低，而此时约十一世纪。就是在今天也是如此，十二律在中国有其各自独立的名称，而西方的十二音中却只有七个音具有独立名称。

12声音阶中的主要问题是，相邻音符的频率比例有两种（自然半音和变化半音），而不是一种。而且两种半音彼此差距还不小。(2187：2048)/(256：243)≈1.014，自然半音本身就是256：243≈1.053了。如果12声音阶是真正的“等差音高序列”的话，每个半音就应该是相等的，各个音阶就应该是“等距离”的。也就是说，真正的12声音阶可以把一个八度“等分”成12份。于是有人想到了彻底的解决办法。直接就把2：1这个比例关系开12次方，也就是说，真正的半音比例应该是$2^{1/12}$。如果12声音阶中第一个音的频率是F，那么第二个音的频率就是$2^{1/12}$F，第三个音就是$2^{2/12}$F，第四个音是$2^{3/12}$F，……，第十二个是$2^{11/12}$F，第十三个就是$2^{12/12}$F，就是2F，正好是F的八度。这种新的音律就叫“十二平均律”。首先发明它的是一位中国人，叫朱载堉（yù）。西方人提出“十二平均律”，大约比朱载堉晚50年左右，不过很快就传播、流行开来了。主要原因是当时西方音乐界对于解决转调问题的迫切要求。

十二平均律半音的音程距离相差2开12次方倍，即约1.0594630943593倍。将半音音程的距离再分成100个单位，即100音分。那么每1音分之间的距离相差每半音音程开100次方，即1.0594630941开100次方，得数是1.00057779。举例来说，中央C的频率是261.626Hz，那么#C的频率是261.626Hz×1.0594630941=277.183Hz。中央C与#C之间分为100音分，第n音分（n≤100）就是261.626Hz×1.00057779^n。例如比中央C高10音分的频率是261.626×1.00057779^{10}＝263.142Hz。可以看出，每一音分之间的频率绝对差值是不同的，但它们的倍数是相同的，都是相差1.00057779倍。如果计算两个音之间的距离，有多少音分，公式如下：

$$H=1200*\log 2^{m/n}$$

其中H为音分数，m为所要测量的音频率，n为基音频率。

第二节　常见律法

一、五度相生律

同一根弦，在不同的情况下振动，可以发出很多频率的声音。在听觉上，与主音F最和谐的就是3/2F和4/3F（除了主音的各个八度之外）。这个现象也被很多民族分别发现了。比如最早从数学上研究弦的振动问题的古希腊哲学家毕达哥拉斯（Pythagoras，约前6世纪），我国先秦时期的《管子·地员篇》、《吕氏春秋·音律篇》也记载了所谓“三分损益律”。具体说来是取一段弦，“三分损一”，即均分弦为三段，舍一留二，便得到3/2F。如果“三分益一”，即弦均分三段后再加一段，便得到4/3F。

得到这两个频率之后，是否继续找1/5点、1/6点等等继续试下去呢？不行，因为听觉上这些音与主音的和谐程度远不及3/2F、4/3F。实际上4/3F已经比3/2F的和谐程度要低不少了。古人于是换了一种方法。与主音F最和谐的3/2F已经找到了，他们转而找3/2F的3/2F，即与最和谐的那个音最和谐的音，这样就得到了$(3/2)^2$F即9/4F。可是这已经超出了2F的范围，进入了下一个八度。没关系，不是有“等差音高序列”吗？下一个八度中的音，在这一个八度中当然有与它等价的一个音，于是把9/4F的频率减半，便得到了9/8F。

接着把这个过程循环一遍，找3/2的3次方，于是就有了27/8F，这也在下一个八度中，再次频率减半，得到了27/16F。

就这样一直循环找下去吗？不行，因为这样循环下去会没完没了的。我们最理想的情况是某一次循环之后，会得到主音的某一个八度，这样就算是“回到”了主音上，不用继续找下去了。可是 $(3/2)^n$，只要 n 是自然数，其结果都不会是整数，更不用说是 2 的某次方。律学所有的麻烦就此开始。

数学上不可能的事，只能从数学上想办法。古人的对策就是“取近似值”。他们注意到 $(3/2)^5 \approx 7.59$，和 $2^3 = 8$ 很接近，于是决定这个音就是他们要找的最后一个音，比这个音再高一点就是主音的第三个八度了。这样，从主音 F 开始，我们只需把“按 3/2 比例寻找最和谐音”这个过程循环 5 次，得到了 5 个音，加上主音和 4/3F，一共是 7 个音。这就是为什么音律上要取 do、re、mi 等等 7 个音符而不是 6 个音符或者 8 个音符的原因。这 7 个音符的频率，从小到大分别是 F、9/8F、81/64F、4/3F、3/2F、27/16F、243/128F。

如果这里的 F 是 do，那么 9/8F 就是 re、81/64F 就是 mi……，这 7 个频率组成了 7 声音阶。这 7 个音都有各自正式的名字，在西方音乐术语中，它们分别被叫作主音（tonic）、上主音（supertonic）、中音（mediant）、下属音（subdominant）、属音（dominant）、下中音（submediant）、导音(leading tone)。其中和主音关系最密切的是第 5 个“属音”so 和第 4 个“下属音”fa，原因前面已经说过了，因为它们和主音的和谐程度分别是第一高和第二高的。由于这个音律主要是从“属音”so 即3/2F推导出来的，而 3/2 这个比例在西方音乐术语中叫“纯五度”（音程距离是 702 音分），所以这种音律叫作“五度相生律”。西方最早提出“五度相生律”的是古希腊的毕达哥拉斯（所以西方把按 3/2 比例定音律的做法叫作 Pythagorean tuning），东方是《管子》一书的作者（不一定是管仲本人）。我国历代的各种音律，大部分也都是从“三分损益律”发展出来的，也可以认为它们都是“五度相生律”。

仔细看上面“五度相生律”7 声音阶的频率，可以发现它们彼此的关系很简单：do～re、re～mi、fa～so、so～la、la～si 之间的频率比都是 9∶8，这个比例被称为全音（tone）；mi～fa、si～do 之间的频率比都是

256∶243，这个比例被称为半音（semitone）。

二、纯律

“五度相生律”产生的7声音阶，自诞生之日起就不断被批评。原因之一就是它太复杂了。前面说过，如果按住弦的1/5点或者1/6点，得到的音已经和主音不怎么和谐了，现在居然出现了81/64和243/128这样的比例，这不会太好听吧？于是有人开始对这7个音的频率做点调整，于是就出现了“纯律”（just intonation）。

纯律的重点是让各个音尽量与主音和谐起来，也就是说让各个音和主音的频率比尽量简单。纯律的发明人是古希腊学者塔壬同（今意大利南部的塔兰托城）的亚理斯托森努斯（Aristoxenus of Tarentum）（东方似乎没有人独立提出纯律的概念。）此人是亚里士多德的学生，约生活在前3世纪。他学说的重点就是要靠耳朵，而不是靠数学来主导音乐。他的书籍现在留下来的只有残篇，不过可以证实的是他最先提出了所谓“自然音阶”。

自然音阶也有7个音，但和五度相生律的7声音阶有不小差别。7个自然音阶的频率分别是：F、9/8F、5/4F、4/3F、3/2F、5/3F、15/8F。确实简单多了吧？也确实好听多了。这么简单的比例，就是纯律。

可以看出，纯律不光用到了3/2的比例，还用到了5/4的比例。新的7个频率中和原来不同的就是5/4F、5/3(＝5/4×4/3) F、15/8(＝5/4×3/2) F。

虽然纯律的7声音阶比五度相生律的7声音阶要好听，数学上也简单，但它本身也有很大的问题。虽然各个音和主音的比例变简单了，但各音之间的关系变复杂了。原来五度相生律7声音阶之间只有“全音”和“半音”2种比例关系，现在则出现了3种，即9∶8（被叫作“大全音”，major tone，就是原来的“全音”）、10∶9（被叫作“小全音”，minor tone）、16∶15（新的“半音”）。各位把自然音阶的频率互相除一下就能得到这个结果。更进一步说，如果比较自然音阶中的re和fa，其频率比是27/32，这也不怎么简单，也不怎么好听呢！所以说纯律对五度相生律的修正是不彻底的。事实上，纯律远没有五度相生律流行。

对于五度相生律的另一种修正是从另一个方向展开的。为什么要取 7 个音符？是因为 $(3/2)^5 \approx 7.59$，和 $2^3 = 8$ 很接近。可这毕竟是近似值，而不是完全相等。在一个八度之内，这么小的差距也许没什么，但是如果乐器的音域跨越了好几个八度，那么这种近似就显得不怎么好了。于是人们开始寻找更好的近似值。

通过计算，古人发现 $(3/2)^{12} \approx 129.7$，和 $2^7 = 128$ 很接近，于是他们把五度相生律中“按 3/2 比例寻找最和谐音”的循环过程重复 12 次，便认为已经到达了主音的第 7 个八度。再加上原来的主音和 4/3F，现在就有了 12 个音符。

注意，现在的“规范”音阶不是 do、re、mi……等 7 个音符了，而是 12 个音符。这种经过修改的“五度相生律”推出的 12 声音阶，其频率分别是：F、2187/2046F、9/8F、19683/16384F、81/64F、4/3F、729/512F、3/2F、6561/4096F、27/16F、59049/32768F、243/128F。

和前面的五度相生律的 7 声音阶对比一下，可以发现原来的 7 个音都还在，只是多了 5 个，分别插在它们之间。用正式的音乐术语称呼原来的 7 个音符，分别是 C、D、E、F、G、A、B。新多出来的 5 个音符于是被叫作 #C（读做“升 C”）、#D、#F、#G、#A。12 音阶现在不能用 do、re、mi 的叫法了，应该被叫作：C、#C、D、#D、E、F、#F、G、#G、A、#A、B。把相邻两个音符的频率互相除一下，就会发现它们之间的比例只有两种：256∶243（就是原来的“半音”，也叫作“自然半音”），2187∶2048（这被叫作“变化半音”）。

也就是说，这 12 个音符几乎可以说又构成了一个“等差音高序列”。它们之间的“距离”几乎是相等的（当然，如果相邻两个音符之间的比例只有一种的话，就是严格的“距离”相等了）。原来的 7 声音阶中，C～D、D～E、F～G、G～A、A～B 之间都相隔一个全音，现在则认为它们之间相隔了两个半音。这也就是“全”、“半”这种叫法的根据。

既然 #C 被认为是从 C“升”了半音得到的，那么 #C 也可以被认为是从 D“降”了半音得到的，所以 #C 和 bD（读做“降 D”）就被认为是等价的。事实上，5 个新加入的音符也可以被写做：bD、bE、bG、bA、bB。钢琴上的所有白键对应的就是原来 7 声音阶中的 C、D……B，所有的黑键对应的就是 12 声音阶中新加入的 #C、bE……bB。

从 7 声音阶发展到 12 声音阶的做法，在西方和东方都出现得很早。《管子》中实际上已经提出了 12 声音阶，后来的中国音律也大多是以五度相生律的 12 声音阶为主。毕达哥拉斯学派也有提出这 12 声音阶的。不过西方要到中世纪晚期才重新发现它们。

其实五度相生律以一音为基音，然后将频率比为 3∶2 的纯五度音程作为生律要素，分别向基音两侧同时生音，也可以得到 12 声音阶。假如 C 为基音，按照五度相生原理向上可生出 G、D、A、E、B，向下可生出 F、降 B、降 E、降 A、降 D、降 G，将连同基音在内的十二个音写在一个八度之内。

三、十二平均律

能不能把五度相生律的 12 声音阶再往前发展一下呢？可以的。12 声音阶的依据就是 $(3/2)^{12}\approx 129.7$，和 $2^7=128$ 很接近，按照这个思路，继续找接近的值就可以了。

我国西汉的著名学者京房（前 77～前 47）。他发现 $(3/2)^{53}\approx 2.151\times 10^9$，和 $2^{31}\approx 2.147\times 10^9$ 也很接近，于是提出了一个 53 音阶的新音律。当然，京房的新律并没有流行开，原因就是 53 个音阶也太麻烦了！但是这种努力是值得肯定的，也说明 12 声音阶也不完美，也确实需要改进。

五度相生律的 12 声音阶中的主要问题是，相邻音符的频率比例有两种（自然半音和变化半音），而不是一种。而且两种半音彼此差距还不小。$(2187:2048)/(256:243)\approx 1.014$。其实自然半音本身就是 $256:243\approx 1.053$ 了。如果 12 声音阶是真正的等差音高序列的话，每个半音就应该是相等的，各个音阶就应该是“等距离”的。也就是说，真正的 12 声音阶可以把一个八度“等分”成 12 份。为什么这么强调“等分”、“等距离”呢？因为在音乐的发展过程中，人们越来越觉得有“转调”的必要了。

所谓转调，其实就是用不同的音高来唱同一个旋律。比方说，如果某一个人的音域是C～高音C（也就是以前的do～高音do），乐器为了给他伴奏，得在C～高音C之内弹奏旋律；如果另一个人的音域是D～高音D（也就是以前的re～高音re），乐器得在D～高音D之内弹奏旋律。可是五度相生律的12声音阶根本不是“等差音高序列”，人们会觉得C～高音C之内的旋律和D～高音D之内的旋律不一样。特别是如果旋律涉及到比较多的半音，这种不和谐就会很明显。可以说，如果现在的钢琴是按五度相生律来决定各键的音高，那么只要旋律中涉及到许多黑键，弹出来的效果就会一塌糊涂。

这种问题在弦乐器上比较好解决，因为弦乐器的音高是靠手指的按压来决定的。演奏者可以根据不同的音域、旋律的要求，有意地不在规定的指位上按弦，而是偏移一点按弦，就能解决问题。可是键盘乐器（比如钢琴、管风琴、羽管键琴等）的音高是固定的，无法临时调整。所以在西方中世纪的音乐理论里，就规定了有些调、有些音是不能用的，有些旋律是不能写的。而有些教堂的管风琴，为了应付可能出现的各种情况，就预先准备下许多额外的发音管，以至于有的管风琴的发音管有几百甚至上万根之多。这种音律规则上的缺陷，导致一方面作曲家觉得受到了限制，一方面演奏家也觉得演奏起来太麻烦。

问题的根源还是出在近似值上。五度相生律所依据的（$3/2)^{12}$毕竟和2^7并不完全相等。之所以会出现两种半音，就是这个近似值造成的。

对五度相生律12声音阶的进一步修改，东、西方也大致遵循了相似的路线。比如东晋的何承天（370～447），他的做法是把（$3/2)^{12}$和2^7之间的差距分成12份，累加地分散到12个音阶上，造成一个等差数列。可惜这只是一种修补工作，并没有从根本上解决问题。西方的做法也是把$(3/2)^{12}$和2^7之间的差距分散到其他音符上。但是为了保证主音C和属音G的3/2的比例关系（这个“纯五度”是一个音阶中最重要的和谐，即使在12声音阶中也是如此），这种分散注定不是平均的，最好的结果也是12音中至少有一个“不在调上”。如果把差距全部分散到12个音阶上的话，就必须破坏C和G之间的“纯五度”，以及C和F之间的4/3比例（术语是“纯四度”)。这样一来，虽然方便了转调，但代价就是音阶再也没有以前好听了。因为一个八度之内最和谐的两个关系——纯五度和纯四度——都被破坏了。

一直到文艺复兴之前，西方音乐界通行的律法叫“平均音调律”(Meantone temperament)，就是在保证纯五度和纯四度尽量不受影响的前提下，把 $(3/2)^{12}$ 和 2^7 之间的差距尽量分配到12个音上去。这种折衷只是一种无可奈何的妥协，大家其实都在等待新的音律出现。

终于还是有人想到了彻底的解决办法。直接就把2∶1这个比例关系开12次方，也就是说，真正的半音比例应该是 $2^{1/12}$。如果12音阶中第一个音的频率是F，那么第二个音的频率就是 $2^{1/12}$F，第三个音就是 $2^{2/12}$F，第四个音是 $2^{3/12}$F，……，第十二个是 $2^{11/12}$F，第十三个就是 $2^{12/12}$F，就是2F，正好是F的高八度。

这是“转调”问题的完全解决。有了这个新的音律，从任何一个音弹出的旋律可以复制到任何一个其他的音高上，而对旋律不产生影响。西方巴洛克音乐中，复调音乐对于多重声部的偏爱，有了这个新音律之后，可以说不再有任何障碍了。后来的古典主义音乐，也间接地受益匪浅。可以说没有这个新的音律的，后来古典主义者、浪漫主义者对于各种音乐调性的探索都是不可能的。

这种新的音律就叫“十二平均律”。首先发明它的是一位中国人，叫朱载堉(yù)。他是明朝的一位皇室后代，生于1536年，逝世于1611年。他用珠算开方的办法(珠算开12次方，难度可想而知)，首次计算出了十二平均律的正确半音比例，其成就见于所著的《律学新书》一书。很可惜，他的发明和中国古代其他一些伟大的发明一样，被淹没在历史的尘埃之中了，很少被后人所知。

西方人提出“十二平均律”，大约比朱载堉晚50年左右。不过很快就传播、流行开来了。主要原因是当时西方音乐界对于解决转调问题的迫切要求。当然，反对“十二平均律”的声音也不少。主要的反对依据就是“十二平均律”破坏了纯五度和纯四度。不过这种破坏程度并不十分明显。

十二平均律的 12 声音阶的频率（近似值）分别是：F(C)、1.059F(C#/Db)、1.122F(D)、1.189F(D#/Eb)、1.260F(E)、1.335F(F)、1.414F(F#/Gb)、1.498F(G)、1.587F(G#/Ab)、1.682F(A)、1.782F(A#/Bb)、1.888F(B)。注意，现在所有的半音都一样了，都是 $2^{1/12}$，即1.059。以前的自然半音和变化半音的区别没有了。

另外，原来五度相生律的 12 音阶中，C 和 G 的比例是 3/2（即纯五度），现在十二平均律的 12 音阶中，C 和 G 的比例是 1.498，和纯五度所要求的 3/2（1.5）非常接近。原来五度相生律的 12 音阶中，C 和 F 的比例是 4/3（即纯四度），现在十二平均律的 12 音阶中，C 和 F 的比例是 1.335，和纯四度所要求的 4/3（1.333）也非常接近。所以十二平均律基本上保留了五度相生律最重要的特性。又加上它完美地解决了转调问题，所以后来十二平均律基本上取代了五度相生律的统治地位。现在的钢琴就是按十二平均律来确定各键音高的。现在学生们学习的 do、re、mi 也是按十二平均律修改过的 7 声音阶。现在如果想听五度相生律或者纯律的 do、re、mi，已经很不容易了。

可以说，十二平均律是与五度相生律近似吻合度最高的“平均算法”，其他分法则不行，如图所示：

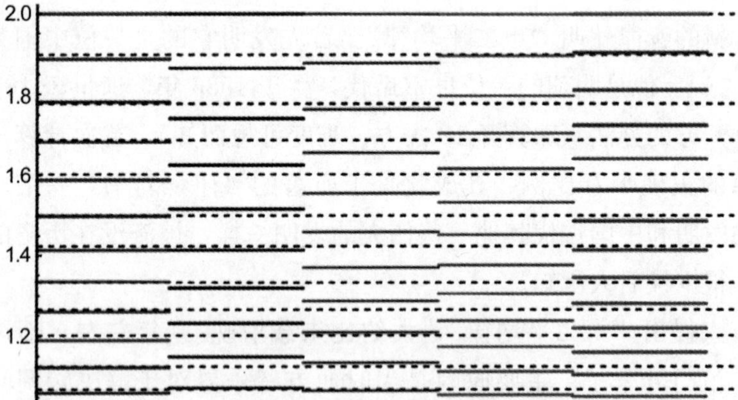

图 18　不同平均律与五度相生律的对比

图 18 中，黑色虚线是五度相生律在一个纯八度内的音高；其他分别是各种 X 平均律的音高。可以看出，十二平均律同五度相生律符合得最好。

另外，标准音的问题。现在钢琴的音高标准是按“中央 C”（即通常的 do）右边的第五个白键（按术语说是 A4）的频率来定的。这个 A 键的频率被确定为 440Hz。确定了它，钢琴上其他键的频率都可以按十二平均律类推得到。不过在某些国家（比如东欧），也有把这个键的频率定为 444Hz 的。历史上，这个 A 键的标准曾经有过很多次变化。比如在 1759 年，英国剑桥“三一学院”（Trinity College Cambridge）的管风琴的这个 A 键，就曾经被定在 309Hz。可以想象那时听到的旋律和我们现在听到的旋律该有怎样大的差别。研究古代音乐家作品的时候，对于当时音高标准的研究也是很重要的一部分。

第三节　中国古代律法与五音六律的概念

我国古代的律法以三分损益律为主。三分损益生律法的记载最早见于春秋时期《管子·地员篇》，是同关于宫、徵、商、羽、角五音的记载联系在一起的；到《吕氏春秋·音律篇》，又开始与关于黄钟、林钟等十二律长度规范的记载联系在一起。

一、三分损益律

按三分损益法生律的次序，求上方五度音之律，古代称为“下生”；求下方四度之律，古代称为“上生”。从一律出发，下生 5 次，上生 6 次，便可得出十二律。但《吕氏春秋》只有生律方法而无具体数据，《淮南子》后者延续这个方法并计算了十二音的数据。然而这些数据于生律方法不尽相符。通过分析，可以解释《淮南子》中所呈现的这个矛盾，其实更符合书中所阐释的哲学观。过去学界认为在自先秦以来浩繁的乐律学文献中，这组数据是个孤例。但 1985 年发现的天水放马滩秦简，则不仅为淮南律数提供了更早的源头，也反映了当时人们已经拥有的乐律学认识。

三分损益包含“三分损一”、“三分益一”两层含义。三分损一是指将原有长度作 3 等分而减去其 1 份，即：原有长度 ×(3－1)/3＝生得长度；而三分益一则是指将原有长度作 3 等分而增添其 1 份，即：原有长度 ×(3＋1)/3＝生得长度。两种方法可以交替运用、连续运用，各音律就得以辗转相生。这两种生律方法所形成的长度关系、音程关系及其古代称呼，三分损益法与古希腊毕达哥拉所用的定律法，以及阿拉伯人所用的量音学，在数理上是相通的、一致的，近现代统称之为“五度相生法”。但三分损益法，只包括生出高五度与低四度的律，不包括生出低五度与高四度的律，而五度相生法则兼指两个方向的相生。

三分损益法生出的变化音都带有升号，而五度相生律的变化音则带有降号，十二律之中只有六律相同。其中，由三分损益法产生的带有降号的音要比由五度相生律产生的带有升号的同名音高出 24 音分，也就是通常所说的最大音差。此外，通过对比由两种律制产生的七声音阶发现，两种音阶的四级音不同，这种差别源于生律法的不同：五度相生律的四级音 F 由基音向下纯五度所生，并将其提高一个纯八度所得，此律距始发律为 498 音分；而三分损益法中的仲吕律（F，更准确的表示应是升 E）则由十一律无射律向下生律求得，此律距始发律为 522 音分。但是由于当时审美趋向和音乐实践的限制，中国七声音阶的第四级音不取仲吕律，而选择了由第六律应钟律所生的蕤宾律（升 F），此律距始发律为 612 音分。这种不同的七声音阶正好反映了中西两方在音乐审美方面的不同：三分损益法与中国的正声音阶相联系，而五度相生律则与西洋大音阶有着不解之缘。

在五度相生律中，基音左侧的音是由基音 C 向下连续纯五度所生，这说明其发音体长度不是以“三分”为基础的，因为三分法不能生出下方五度音，要想生出下方音，必须将其弦长乘以二分之三（二分益一）。因此，在生律要素上，由基音往下纯五度所生的音属于二分法；由基音向上纯五度所生的则属于三分法。而三分损益法中，各音均按照上五下四或下四上五的方法产生。因此在生律结构方面，五度相生律属于双向生律：既包含三分法——顺生（上五下四），又包含二分法——逆生（下五上四）；而在三分损益法，则只有顺生——三分法（即上五下四或下四上五），在生律结构上属于单方向生律。五度相生律的顺生原理与三分损益法的生律原理基本相同，其区别只在于五度相生律的顺生原理是连续纯五度生律，而三分损益则是上五下四（下四上五）迂回生律。此外，三分损益法将十二律控制在一个八度之内，而五度相生律由于同时向两侧生律的原因，其十二律不可能产生在一个八度范围之内。

二、五音的生成

《管子·地员篇》："凡将起五音凡首，先主一而三之，四开以合九九，以是生黄钟小素之首，以成宫。三分而益之以一，为百有八，为征。不无有三分而去其乘，适足，以是生商。有三分，而复于其所，以是成羽。有三分，去其乘，适足，以是成角。"这段是三分损益法的基本原理。以一段圆径绝对均匀的发声管为基数——宫；然后，将宫管均分成三份，再加上一份，即宫管长度的三分之四，这就是"三分益一"，于是就产生了宫的纯四度低音——徵；徵管均分成三段，舍弃其中的一段保留二段，这就是"三分损一"，余下来的三分之二长度的发声管所发出的声音，就是徵的纯五度高音——商；商管"三分益一"，即商管的三分之四的长度，就是羽管，羽管发出商的纯四度低音——羽；羽管保留三分之二，"三分损一"，于是得出羽的纯五度高音——角。

这样，在有了基本音"宫"之后，经过两次三分损一和两次三分益一，"宫、商、角、徵、羽"五个音阶就生成了。宫生徵，徵生商，商生羽，羽生角，由于是"五五相生"，因此，乐律家们说起五个音阶来，他们不说"宫、商、角、徵、羽"，而是说成"宫、徵、商、羽、角"。根据上述理论而得出的算式，应为：徵 81×4/3＝108，羽 72×4/3＝96，宫 1×基本音（假设为 81）＝81，商 108×2/3＝72，角 96×2/3＝64。

记载中，管仲实际只相生出了宫、商、角、徵、羽五个音。继管仲之后，《吕氏春秋》的"音律篇"在管仲五音的基础上又继续相生了 11 次，也就是相生到"清黄钟"，使十二律的相生得到完成。但当相生到第 11 次（即到十二律）后的"清黄钟"时，"清黄钟"不能回到原出发律上，使十二律不能周而复始，这一问题没有得到解决。

三、十二律吕与六律

古人使用三分损益法，在生成“宫、徵、商、羽、角”五个音阶之后，并没有停止下来，而是继续损益下去。“三分损一”，“三分益一”……在连续进行了各六次之后，共得出十二个音，就是我们现在音乐上所使用的一个八度之内的十二个半音。中国古人将这十二个半音音阶称为“十二律”，它们的名称分别是：黄钟（C），林钟（G），太簇（D），南吕（A），姑冼（E），应钟（B），蕤宾（#F），大吕（#C），夷则（#G），夹钟（#D），无射（#A），仲吕（F）。

《吕氏春秋·音律篇》记载：“黄钟生林钟，林中生太簇（cù），太簇生南吕，南吕生姑冼，姑冼生应钟，应钟生蕤（ruí）宾，蕤宾生大吕，大吕生夷则，夷则生夹钟，夹钟生无射（yì），无射生仲吕。三分所生，益之一分以上生；三分所生，去其一分以下生。黄钟、大吕、太蔟、夹钟、姑冼、仲吕、蕤宾为上；林钟、夷则、南吕、无射、应钟为下。”显然，这个时候，中国古代已经出现了完整的十二律名称。围绕着《吕氏春秋·音律篇》中的这段话“三分所生，益之一分以上生；三分所生，去其一分以下生”，因为这句话的语焉不详，学术界形成了两种论点，即先损后益还是先益后损，现将这两种结果示表如下：

表4　先损后益法十二律吕

次序	1	8	3	10	5	12	7	2	9	4	11	6
名称	黄钟（C）	大吕（#C）	太簇（D）	夹钟（#D）	姑冼（E）	仲吕（F）	蕤宾（#F）	林钟（G）	夷则（#G）	南吕（A）	无射（#A）	应钟（B）

表5　先益后损法十二律吕

次序	2	9	4	11	6	1	8	3	10	5	12	7
名称	林钟（G）	夷则（#G）	南吕（A）	无射（#A）	应钟（B）	黄钟（C）	大吕（#C）	太簇（D）	夹钟（#D）	姑冼（E）	仲吕（F）	蕤宾（#F）

可以看出这两种结果，其实是一样的，因为，将表 5 中林钟、夷则、南吕、无射、应钟这几个音的频率乘以 2，即各提升八度，最后的结果就和表 4 完全一样了。先后损益顺序不同，造成的结果只是首调不一样而已。

对这十二律再加以区分，分出了六个阳律和六个阴律，六个阳律称为“律”，六个阴律称为“吕”。黄钟与三分益一产生的为阳，六阳律即“律”包括“黄钟、太簇、姑洗、蕤宾、夷则、亡射”；用三分损一法产生的六阴律为“吕”，“六吕”包括“林钟、南吕、应钟、大吕、夹钟、仲吕”。

由于音律与一年中的月份恰好都定有十二个，于是在中国上古时代，人们便把十二律和十二月联系起来。依照《礼记·月令》上的记载，它们之间的对应为：“孟春之月，律中太簇；仲春之月，律中夹钟；季春之月，律中姑洗；孟夏之月，律中仲吕；仲夏之月，律中蕤宾；季夏之月，律中林钟；孟秋之月，律中夷则；仲秋之月，律中南吕；季秋之月，律中无射；孟冬之月，律中应钟；仲冬之月，律中黄钟；季冬之月，律中大吕。”所谓“律中”，就是“音律的对应”，其徵验的方法则是凭“吹灰”。据说古人将十二根律管里塞入葭莩的灰，只要到了某个月份，相对应的那一只律管中的灰就会自动地飞扬出来，这便是“吹灰候气”、“夷则为七月之律”等词汇的典故。当然以今日的观点，吹灰候气并没有现实的根据。值得注意的一点，十二律中最基本的是“黄钟”，而中国历法最基本的则是含有冬至的月份。《月令》中所列出的，正是以黄钟对应冬至所在的仲冬月份——子月（十一月）。

十二律吕还存在“隔八相生”的法则。隔八相生是古人从律数大小次序中发现的最谐和音的方法。律数大小次序的排列是：黄钟、大吕、太簇、夹钟、姑洗、仲吕、蕤宾、林钟、夷则、南吕、无射、应钟。将黄钟从十二宫子位起排成圆图，则谐和音的位置都在第八位上。如黄钟的谐和音为林钟，从黄钟、大吕的次序数，则恰在第八位。依次，林钟生太簇，太簇生南吕，南吕生姑洗，姑洗声应钟，应钟生蕤宾，蕤宾生大吕，大吕生夷则，夷则生夹钟，夹钟生无射，无射生仲吕，仲吕又生黄钟，皆相隔八位。

这种十二律吕“隔八相生”、对应十二月的方法，可以用图来表示，如图 19：

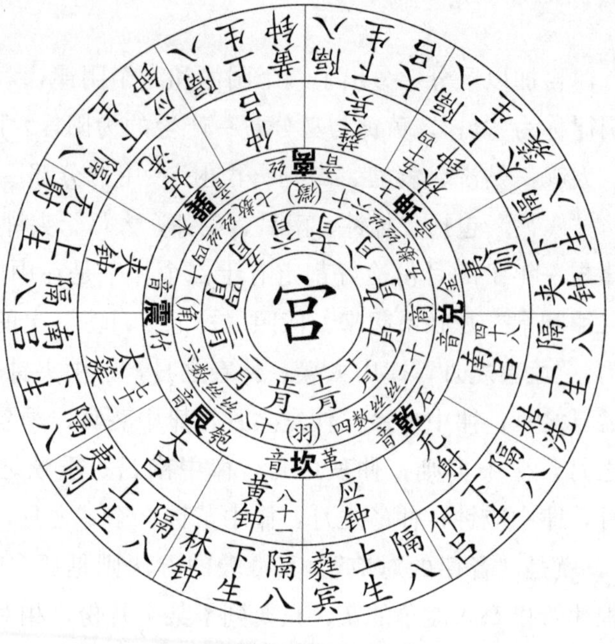

图 19　十二律吕隔八相生图

四、损、益的先后问题

三分损益法存在先损还是先益的问题。在《管子·地员篇》里用的是先益，即先乘以 4/3，形成的音阶序列是：徵、羽、宫、商、角（律数是指振动体假设的长度，长度越小，振动频率越高，音越高）。可以看出，按照这种方法得出的一组音，是以徵音为主音的徵调式五声音阶，并不是我们所熟悉的宫商角徵羽以宫为主音的宫调式五声音阶。

及至《史记·律书》中，则采取了先损后益的方法，其中记载：“律数：九九八十一以为宫。三分去一，五十四以为徵。三分益一，七十二以为商。三分去一，四十八以为羽。三分益一，六十四以为角。”即先乘以 2/3，形成的音阶序列是：宫、商、角、徵、羽，即宫调式五声音阶。

这两种算法的变化，有人认为来源于古代皇权思想的变化。春秋战国时期，封建皇权思想还没有出现，所以《管子·地员篇》中貌似“犯宫”的生律方法作为最原始的律法来讲，还没有上升到让统治阶级不爽的地步。但在这之后的律法中逐渐形成了以黄钟音出发，其他音依次向下派生，不侵犯黄钟音的主音位置，可能就是因为这个封建皇权日渐加强的社会形势下其他音不能犯宫的原因而形成的。而在古代，以黄钟为皇权的象征，所以古人应该是采用先损后益的方法生律的。这个说法有一定道理。

十二律吕存在同样的问题，《吕氏春秋·音律篇》里没有说是先损还是先益。黄钟律乘以 2/3 得林钟律，林钟律乘以 4/3 得太蔟律，太蔟律乘以 2/3 得南吕律，南吕律乘以 4/3 得姑洗律，姑洗律乘以 2/3 得应钟律，应钟律乘以 4/3 得蕤宾律。到此需暂停一下，在基本律学书籍中，对于十二律都是如上面所述方式一损一益交替进行。但是在实际计算过程中，我们会发现，由蕤宾律继续乘以 2/3 生大吕，大吕继续乘以 4/3 生夷则，这个时候大吕音的频率已经超出黄钟律的两倍，即跳到高八度之外了，用这个方法，同样的夹钟、仲吕两律也在八度之外。另外还有一种说法，就是在蕤宾生大吕时继续益一及乘以 4/3 得大吕 #c1，大吕接着乘以 2/3 得夷则，也就是说在蕤宾生大吕时开始交换损益顺序，就像月历中大小月交错，但是到了 7 月、8 月后交换的情况，古人在研究音律时是喜欢联系到天文历法的，所以用这个说法来解释也有一定道理。

其实《吕氏春秋·音律篇》中这样一段话：“黄钟、大吕、太蔟、夹钟、姑洗、仲吕、蕤宾为上；林钟、夷则、南吕、无射、应钟为下”。仔细看了一下，发现七律在上，五律在下。原来从黄钟生到蕤宾，确实是黄钟、太蔟、姑洗、蕤宾是在上方纯五度的。所以按照这段话的意思，蕤宾所生的大吕也确实是应该继续上生纯五度，也就是交换一下损益的方向，得出类似于大小月交替的结果出来。古人会把律法和天文历法联系到一起来，它们之间确实存在着某种自然界中固有的联系。

《史记·律书》则明确记载了十二律吕的律数，以及与五音的对应关系：“黄钟长八寸七分一，宫。大吕长七寸五分三分。太蔟长七寸分二，角。夹钟长六寸分三分一。姑洗长六寸分四，羽。仲吕长五寸九分三分二，徵。蕤宾长五寸六分三分。林钟长五寸分四，角。夷则长五寸三分二，商。南吕长四寸分八，徵。无射长四寸四分三分二。应钟长四寸二分三分二，羽。生钟分：子一分。丑三分二。寅九分八。卯二十七分十六。辰八十一分六十四。巳二百四十三分一百二十八。午七百二十九分五百一十二。未二千一百八十七分一千二十四。申六千五百六十一分四千九十六。酉一万九千六百八十三分八千一百九十二。戌五万九千四十九分三万二千七百六十八。亥十七万七千一百四十七分六万五千五百三十六。”

第四节　中国古代历法源流

纵观中国古代历法，所包含的内容十分丰富，大致说来包括推算朔望、二十四节气、安置闰月以及日月食和行星位置的计算等。当然，这些内容是随着天文学的发展逐步充实到历法中去的，而且经历了一个相当长的历史阶段。如果再将这个“相当长的历史阶段”细分的话，大致又可以分为四个时期，即古历时期：汉武帝太初元年以前所采用的历法；中法时期：从汉太初元年以后，到清代初期改历为止。这期间制订历法者有七十余家，均有成文载于《二十四史》的《历志》或《律历志》中。诸家历法虽多有改革，但其原则却没有大的改变。中西合法时期：从清代期苏会传教士汤若望上呈《新法历书》到辛亥革命为止；公历时期：辛亥革命之后，于 1912 年孙中山先生宣布采用格里高历（即公历，又称阳历），即进入了公历时期，中华人民共和国成立后，在采用公历的同时，考虑到人们生产、生活的实际需要，还颁发中国传统的农历。

一、上古时代

在我国，根据传说，在黄帝时代就已经有了历法，但没有流传下来。帝尧时代有粗疏历法的传说，可能还稍有根据，据成书于春秋时代的典籍《尚书·尧典》所载，帝尧曾经组织了一批天文官员到东、南、西、北四方去观测星象，用来编制历法、预报季节，但有关历法的材料至今尚未发现。

成书年代不晚于春秋时代（前8世纪至前5世纪）的《夏小正》按12个月的顺序分别记述了当月星象、气象、物候，以及应该从事的农业和其他活动。例如，书中记载道："正月，鞠则见，初昏参中，斗柄悬在下。三月，参则伏。四月，昴则见，初昏南门正。五月，参则见，初昏大火中。六月，初昏斗柄正在上。七月，汉案户，初昏织女正东乡，斗柄悬在下则旦。八月，辰则伏，参中则旦。九月，内火，辰系于日。十月，初昏南门见，织女正北乡则旦。"由《夏小正》给出的记述可以推知，夏代历法的基本轮廓是，将一年分为十二个月，除二月、十一月、十二月之外，每月均以某些显著星象的昏、旦中天，晨见、夕伏来表示节候，这虽然不能算是科学的历法，但称它为物候历和天文历的结合体可以的，或更确切地说，在观象授时方面已经有了一定的经验。《尚书·尧典》中也记载了古人利用显著星象于黄昏出现在正南天空来预报季节的方法，这就是著名的"四仲中星"，书中说："日中星鸟，以殷仲春；日永星火，以正仲夏；宵中星，以殷仲秋；日短星昴，以正仲冬。"推求可知，"四仲中星"至晚是商末周初时代的实际天象，可见，至迟在商末周初人们利用星象预报季节已经有相当把握了。

夏代已经有天干纪日法，即用甲、乙、丙、丁、戊、己、庚、辛、壬、癸十天干周而复始地记日，夏朝末代的几个帝王有胤甲、履癸等名称就是佐证。商代在夏代天干纪日的基础上，发展为干支纪日，即将甲、乙、丙、丁……十天干和子、丑、寅、卯……十二地支顺序配对，组成甲子、乙丑、丙寅、丁卯等六十干支，六十日一周循环使用。在出土的商代武乙时的一块牛胛骨上面刻着完整的六十天干地支，两个月共计60天，这也许就是当时的日历。还发现，有一组胛骨卜辞记着两个月共计59天，这证明商代已经有大、小月之分了，即大月30日，小月29日。另外，卜辞中还有分一年为13个月的多次记载，这又证明商代已经用闰月来调整节气和历法的关系了。从大量干支纪日的材料分析，学者们对商代历法较为一致的看法是：商代使用干支纪日、数字记月；月有大、小之分，大月30日，小月29日；有闰月，亦有连大月；闰月置于年终，称为十三月；

季节和月份有较为固定的关系。

“我国历法之发生，有谓始于尧，即以《书经·尧典》有‘历象日月星辰’之语为据。又同书《甘誓》之云：‘威侮五行，怠弃三正。’（即夏正、殷正、周正）《大戴礼记》中亦有《夏小正》一篇。再孔子常谓‘行夏之时’。有论者据此又谓历法始于夏。实则历法之发生，应有一个大前提，即必在农业普遍兴盛于世之后。此证诸世界古国如埃及、巴比伦之历史，斑斑可考。夏人普遍尚过着渔猎畜牧生活，焉能有历法。《书经》、《虞书》、《夏书》都是后人伪作，所言历法，自不可信……孔子托古改制，言必称三代，故以行夏之时，乘殷之辂，服周之冕并列，而不知殷周虽有辂冕，夏则无‘时’。三正之说，或许始于战国时人为改革历法而做的宣传……故历法之发生，不始于畜牧时代之夏，而始于农业兴盛之殷。”（摘自黄现璠著《中国殷代社会史》，1950 年 4 月；又载黄现璠著《古书解读初探——黄现璠学术论文选》第 286－359 页收录《殷周社会考》一文，广西师范大学出版社，2004 年 7 月）

周代在继承和发展商代观象授时成果的基础上，将制订历法的工作推进了一步。周代（大允是春秋中叶，即前 600 年左右）已经发明了用土圭测日影来确定冬至（一年中正午日影最长的日子）和夏至（一年中正午日影最短的日子）等重要节气的方法，这样再加上推算，就可以将回归年的长度定得更准确了。周代的天文学家已经掌握了推算日月全朔的方法，并能够定出朔日，这可以从反映周代乃至周代以前资料的《诗经》中得到证实，该书的《小雅·十月之交》中记载到：“十月之交，朔月辛卯，日有食之，……彼月而食，则维其常，此日而食，于何不臧?”“朔月”二字在我国典籍中这是首次出现，也是我国第一次明确地记载日期（周幽王六年，即前 776）的一次日食。周代历法的第三个进展是，到春秋末至战国时代，已经定出回归年长为 365 日，并发现了 19 年设置 7 个闰月的方法。在这些成果的基础上，诞生了具有历史意义的科学历法——四分历。在欧洲，罗马人在前 43 年采用的儒略历中，也用 365 日这个数据，但比我国晚了大约 500 年左右。19 年 7 闰法，古代希腊人默冬在前 432 年才发现，比我国也晚大约 100 年。四分历的问世，标志我国历法已经进入了相当成熟的时期。当时各诸侯国分别使用的黄帝历、颛顼历、夏历、殷历、周历、鲁历，即人们所统称的古六历，其实都是四分历。四分历问世以后，随着科学技术的发展，历代编历家屡有改革，遂使中国古代历法不断完善，内容亦日趋丰富起来。

上古六历是春秋战国和秦朝制定的黄帝、颛顼、夏、殷、周、鲁六种历法，其特点是以 365＋1/4 日（分母中有 4，故又称为四分历）为一回归年，29＋499/940 日（29.530851 日）为一朔望月，19 年 7 闰。六历的不同主要是“历元”（年的起算点）、施行地区和所用的岁首。使用时期主要为战国时期，唯颛顼历一直用到汉武帝改历止（前 104）。根据现今的研究，认为六种历法都是以 365 又 1/4 日一回归年，所以又称古六历为“四分历”。《古六历》以 29 又 499/940 日为一朔望月，在 19 年中设置 7 个闰月。古六历中各历的差异主要是历元、实行地区和所有岁首不同。各历采用的岁首是：黄帝、周、鲁三种历子为岁首，即以包含冬至的那个月份，相当今天实用的夏历十一月为岁首；殷历以丑为岁首；夏历以寅为岁首，即以冬至所在月之后的两个月，相当于夏历正月为岁首；颛顼历以亥为岁首，即冬至所在月之前的一个月，相当于夏历十月为岁首。由于古六历原本早已遗失，其中《颛顼历》也只是在考古中发掘到一些资料，其余五种历法，至今只留存一些片断资料。根据这些资料不难发现汉代初期曾流传的所谓“古六历”并不是黄帝、颛顼、夏禹等人编订的，而是周朝末期的托古伪造。

二、汉代太初历

汉代对四分历的第一次改革，当属西汉武帝时期由邓平、落下闳等人提出的八十一分律历。由于汉武帝下令造新历是在元封七年（前 104），故把元封七年改为太初元年，并规定以十二月底为太初元年终，以后每年都从孟春正月开始，到季冬十二月年终。这部历法即叫作《太初历》。这部历法朔望长为 29 又 43/81 日，故称八十一分法，或八十一分律历。

《太初历》是中国有完整资料的第一部传世历法，与四分历相比其进步之处有三点：以正月为岁首，将我国独创的二十四节气分配于十二个月中，并以没有中气的月份为闰月，从而使月份与季节配合得更合理；行星的会合周期测得较准确，如水星为115.87日，比如今测量值115.88日仅小0.01日；采用135个月的交食周期，即一食年为346.66日，比今测值只大0.04日。

东汉末年刘洪（158～167）制订的《乾象历》，首次将回归年的尾数降至1/4以下，成为365.2462日；他第一次将月球运行有快、慢变化引入历法，成为第一部载有定朔算法的历法，这部历法还给出了黄道和白道的交角数值为六度左右，并且由此推断，只有月球距黄、白道交点在十五度以内时，才有可能发生日食，这实际上提出了“食限”的概念。

表6　中气和十二个月的对应关系

月份	正月	二月	三月	四月	五月	六月
中气	雨水	春分	谷雨	小满	夏至	大暑
黄经	330°	0°	30°	60°	90°	120°
月份	**七月**	**八月**	**九月**	**十月**	**十一月**	**十二月**
中气	处暑	秋分	霜降	小雪	冬至	大寒
黄经	150°	180°	210°	240°	270°	300°

三、两晋南北朝

南北朝时期的祖冲之，首次将东晋虞喜（281～356）发现的岁差引用到他编制的《大明历》中，并且定出了四十五年十一个月差一度的岁差值，这个数值虽然偏大，但首创之业绩是伟大的。祖冲之测定的交点月长为27.21223日，与今测值仅差十万分之一。到了隋代，刘焯（544～610）在制订《皇极历》时，他采用的岁差值较为精确，是七十五年差一度。刘焯制订的《皇极历》还考虑了太阳和月亮运行的不均匀性，为推得朔的准确时刻，他创立了等间距的二次差内插法的公式。这一创造，不仅在中国制历史上有重要意义，在中国数学史上亦占重要地位。

四、隋代

隋代出现的大一统，有利于中国天文学继续发展。人才与资料集中于朝廷，国家财力雄厚，天文学家们能够利用三国两晋南北朝时期的天文新发现，推动历法的进步。他们还利用占有的大量资料，系统汇编出古代天文资料，写出许多新的天文学著作。另一方面，手工业技术的进步，有助于天文学家在总结前人经验的基础上，研制出功能空前完善的新的大型天文仪器，推动了天文观测的发展，继承和发展了中国古代朴素唯物主义的宇宙论和自然观。隋代天文学的发展进一步强化了东方天文学体系，展现了中国古代天文学走向成熟的风貌。晋代以前，我国天文学家还不知道有岁差存在。晋成帝时，虞喜第一次提出，50 年冬至点西移一度。南北朝时，祖冲之首先在历法中考虑到岁差，但他认为 45 年 11 个月岁差一度。到了隋代，刘焯在历法中使用 75 年差一度的岁差数值。这与准确的岁差数值已经非常接近。当时，西方还是沿用 100 年差一度的数值，可见刘焯的《皇极历》是当时最先进的。

五、唐代

唐代值得介绍的历法有《大衍历》和《宣明历》。唐代一行在大规模天体测量的基础上，于开元十五年（727）撰成《大衍历》的初稿；一行去世后，由张说和陈玄景等人整理成书。《大衍历》用定气编制太阳运动表，一行为完成这项计算，发明了不等间二次差内插法。《大衍历》还用了具有正弦函数性质的表格和含有三次差的近似内插法，来处理行星运动的不均性问题。《大衍历》以其革新号称“唐历之冠”，又以其条理清楚而成为后代历法的典范。

徐昂制订的《宣明历》颁发实行于长庆二年（822），是继《大衍历》之后，唐代的又一部优良历法，它给出的近点月以及交点月日数分别为 27.55455 日（今测值 27.5545503 日）和 27.2122 日（今测值 27.2122206 日）；它尤以提出日食三差，即时差、气差、刻差而著称，这就提高了推算日食的准确度。

六、宋代

宋代在三百余年内颁发过18种历法，其中以南宋杨忠辅制定的《统天历》最优。《统天历》取回归年长为365.2425日，是当时世界上最精密的数值，欧洲著名的《格里高历》，即当今世界通行的公历，其回归年长亦取365.2425日（1582年颁发），但比《统天历》晚了383年。《统天历》还指出了回归年的长度在逐渐变化，其数值是古大今小。

宋代最富有革新的历法，莫过于北宋时期沈括提出的十二气历。我国历代颁发的历法，均将十二个月分配于春、夏、秋、冬四季，每季三个月，如遇闰月，所含闰月之季即四个月；而天文学上又以立春、立夏、立秋、立冬四个节令，作为春、夏、秋、冬四季的开始。所以，这两者之间的矛盾在历法上难以统一。针对这一弊端，沈括提出了以“十二气”为一年的历法，后世称它为《十二气历》。沈括在他的名著《梦溪笔谈》中写道：“直以立春之日为孟春之一日，惊蛰为仲春之一日，大尽三十一日，小尽三十日；岁岁齐尽，永无闰月。十二气常一大一小相间，纵有两小相并，一岁不过一次。”《十二气历》实为一种阳历，它既与实际星象和季节相合，又能更简便地服务于生产活动。可惜，由于传统习惯势力太大，《十二气历》未能颁发实行。

干支历的形成有一个过程，它由纪日开始。干支纪日早在商代的时候就已经出现，春秋战国时期已采用十二辰纪月，而十二辰加时制度至迟西汉时已被采用。西汉末至今，一直用干支来纪年。唐以后，五代历书月名开始注以干支，北宋时又将十干十二辰配合以纪时，至此，年、月、日、时分别全以干支注记，干支历日趋完整。2000年来中国干支纪时与历法数序纪时既互相配合又各自成系统。实际上中历干支纪时系统是中国特有的阳历历法体系，又称为节气历。它以立春为岁首，交节日为月首。年长即回归年，一节一中为一月。在节气历中，年、月、日全由太阳视运动决定而与太阴月相无关。但它又与通常的阳历（如公历）不同，后者月长是由人为规定而与天象无涉。所以它是有中国特色的阳历。干支历依旧流行于大部分万年历、历书中，用于象数、风水和命理学中。

七、元代

元代郭守敬、王恂等人制订的《授时历》达到了高峰。郭守敬、王恂等人在制订《授时历》过程中，既总结、借鉴前人的经验，又研制大批观天仪器；在此基础上郭守敬主持并参加了全国规模的天文观测，他在全国建立了27个观测点，其分布范围是空前的，南起北纬15°，北至北纬65°；东边起东经138°，西至东经102°。这些地点的观测成果为制订优良的《授时历》奠定了基础。《授时历》博采众家之长，如朔望月、近点月、交点月等数值，采用了金代赵之微《重修大明历》的数据；回归年长则取《统天历》的数值等。《授时历》创新之处颇多，如废弃了沿用已久的上元积年；取消了用分数表示天文数据尾数的旧法；创三次差内插法求取太阳每日在黄道上的视运行速度和月球每日绕地球的运转速度；用类似于球面三角的弧矢割圆术，由太阳的黄经求其赤经、赤纬，推算白赤交角等。《授时历》于至元十七年（1280）制成，次年正式颁发实行，一直沿用到明亡（1644），长达363年，足见《授时历》的精密。

八、明代

明代末年，一批懂天文学的耶稣会传教士来华传教，中国学者向他们学习了欧洲天文学的计算方法。万历三十八年（1610）和崇祯二年五月乙酉朔（1629年6月21日）日食，钦天监预报有错，而徐光启按西法预报均得应验。于是，崇祯皇帝接受礼部建议，授权徐光启组织历局，修订历法。徐光启除选用中国制历家之外，还聘用了耶稣会士邓玉函、罗雅谷、汤若望等人来历局工作。历经五年的努力，撰成46种137卷的《崇祯历书》。该历书引进了欧洲天文学知识、计算方法和度量单位等。例如采用了第谷的宇宙体系和几何学的计算体系；引入了圆形地球、地理经度和地理纬度的明确概念；引入了球面和平面的三角学的准确公式；采用欧洲通用的度量单位，分圆周为360°，分一日为96刻，24小时，度、时以下60进位制等。徐光启的编历，不仅是中国古代制历的一次大改革，也为中国天文学由古代向现代发展，奠定了一定的理论和思想基础。

九、清代至今

《崇祯历书》撰完后，明已近灭亡，未能用来编历。清初，汤若望将《崇祯历书》删改为103卷，连同他编撰的新历本一起上呈清政府，得到颁发实行。新历本定名为《时宪书》。删改后的《崇祯历书》更名为《西洋新法历书》。1911年开辛亥革命后，规定从1912年1月1日起实行世界通用的公元纪年，同时也保留了传统纪年。1949年中华人民共和国建立，规定实行公元纪年。

第五节　节气计算

一、本世纪二十四节气的计算

二十四节气的日期规定：太阳从黄经零度起，沿黄经每运行15度所经历的时日称为“一个节气”。每年运行360度，共经历24个节气，每月2个。其中，每月第一个节气为“节气”，即：立春、惊蛰、清明、立夏、芒种、小暑、立秋、白露、寒露、立冬、大雪和小寒等12个节气；每月的第二个节气为“中气”，即：雨水、春分、谷雨、小满、夏至、大暑、处暑、秋分、霜降、小雪、冬至和大寒等12个节气。“节气”和“中气”交替出现，各历时15天，现在人们已经把“节气”和“中气”统称为“节气”。

二十四节气计算公式如下。

1. 立春日期的计算　[Y＊D＋C]－L

公式解读：年数的后2位乘0.2422加3.87取整数减闰年数。21世纪C值＝3.87，22世纪C值＝4.15。举例说明：2058年立春日期的计算步骤[58×0.2422＋3.87]－[(58－1)/4]＝17－14＝3，则2月3日立春。

2. 雨水日期的计算　[Y＊D＋C]－L

公式解读：年数的后2位乘0.2422加18.74取整数减闰年数。21世纪雨水的C值18.73。举例说明：2008年雨水日期＝[8×0.2422＋18.73]－[(8－1)/4]＝20－1＝19，2月19日雨水。例外：2026年计算得出的雨水日期应调减一天为18日。

3. 惊蛰日期的计算　[Y＊D＋C]－L

公式解读：年数的后2位乘0.2422加5.63取整数减闰年数。21世纪惊蛰的C值＝5.63。举例说明：2088年惊蛰日期＝[88×0.2422＋5.63]－[88/4]＝26－22＝4，3月4日是惊蛰。例外：无。

4. 春分日期的计算　[Y＊D＋C]－L

公式解读：年数的后2位乘0.2422加20.646取整数减闰年数。21世纪春分的C值＝20.646。举例说明：2092年春分日期＝[92×0.2422＋20.646]－[92/4]＝42－23＝19，3月19日是春分。例外：2084年的计算结果加1日。

5. 清明节日期的计算　[Y＊D＋C]－L

公式解读：Y＝年数后2位，D＝0.2422，L＝闰年数，21世纪C＝4.81，20世纪C＝5.59。举例说明：2088年清明日期＝[88×0.2422＋4.81]－[88/4]＝26－22＝4，4月4日是清明。例外：无。

6. 谷雨节日期的计算　[Y＊D＋C]－L

公式解读：Y＝年数后2位，D＝0.2422，L＝闰年数，21世纪C＝20.1，20世纪C＝20.888。举例说明：2088年谷雨日期＝[88×0.2422＋20.1]－[88/4]＝41－22＝19，4月19日是谷雨。例外：无。

7. 立夏日期的计算　[Y＊D＋C]－L

公式解读：Y－年数后2位，D＝0.2422，L＝闰年数，21世纪C＝5.52，20世纪C＝6.318。举例说明：2088年立夏日期＝[88×0.2422＋5.52]－[88/4]＝26－22＝4，5月4日是立夏。例外：1911年的计算结果加1日。

8. 小满日期的计算　[Y＊D＋C]－L

公式解读：Y＝年数后2位，D＝0.2422，L一闰年数，21世纪C＝

21.04，20世纪C=21.86。举例说明：2088年小满日期=[88×0.2422+21.04]-[88/4]=42-22=20，5月20日小满。例外：2008年的计算结果加1日。

9. 芒种日期的计算 [Y*D+C]-L

公式解读：Y=年数后2位，D=0.2422，L=闰年数，21世纪C=5.678，20世纪C=6.5。举例说明：2088年芒种日期=[88×0.2422+5.678]-[88/4]=26-22=4，6月4日芒种。例外：1902年的计算结果加1日。

10. 夏至日期的计算 [Y*D+C]-L

公式解读：Y=年数后2位，D=0.2422，L=闰年数，21世纪C=21.37，20世纪C=22.20。举例说明：2088年夏至日期=[88×0.2422+21.37]-[88/4]=42-22=20，6月20日夏至。例外：1928年的计算结果加1日。

11. 小暑日期的计算 [Y*D+C]-L

公式解读：Y=年数后2位，D=0.2422，L=闰年数，21世纪C=7.108，20世纪C=7.928。举例说明：2088年小暑日期=[88×0.2422+7.108]-[88/4]=28-22=6，7月6日是小暑。例外：1925年和2016年的计算结果加1日。

12. 大暑日期的计算 [Y*D+C]-L

公式解读：Y=年数后2位，D=0.2422，L=闰年数，21世纪C=22.83，20世纪C=23.65。举例说明：2088年大暑日期=[88×0.2422+22.83]-[88/4]=44-22=22，7月22日大暑。例外：1922年的计算结果加1日。

13. 立秋日期的计算 [Y*D+C]-L

公式解读：Y=年数后2位，D=0.2422，L=闰年数，21世纪C=7.5，20世纪C=8.35。举例说明：2088年立秋日期=[88×0.2422+7.5]-[88/4]=28-22=6，8月6日是立秋。例外：2002年的计算结果加1日。

14. 处暑日期的计算　[Y*D+C]－L

公式解读：Y＝年数后 2 位，D＝0.2422，L＝闰年数，21 世纪 C＝23.13，20 世纪 C＝23.95。举例说明：2088 年处暑日期＝[88×0.2422＋23.13]－[88/4]＝44－22＝22，8 月 22 日处暑。例外：无。

15. 白露日期的计算　[Y*D+C]－L

公式解读：Y＝年数后 2 位，D＝0.2422，L＝闰年数，21 世纪 C＝7.646，20 世纪 C＝8.44。举例说明：2088 年白露日期＝[88×0.2422＋7.646]－[88/4]＝28－22＝6，9 月 6 日是白露。例外：1927 年的计算结果加 1 日。

16. 秋分日期的计算　[Y*D+C]－L

公式解读：Y＝年数后 2 位，D＝0.2422，L＝闰年数，21 世纪 C＝23.042，20 世纪 C＝23.822。举例说明：2088 年秋分日期＝[8×0.2422＋23.042]－[88/4]＝44－22＝22，9 月 22 日是秋分。例外：1942 年的计算结果加 1 日。

17. 寒露日期的计算　[Y*D+C]－L

公式解读：Y＝年数后 2 位，D＝0.2422，L＝闰年数，21 世纪 C＝8.318，20 世纪 C＝9.098。举例说明：2088 年寒露日期＝[88×0.2422＋8.318]－[88/4]＝29－22＝7，10 月 7 日是寒露。例外：无。

18. 霜降日期的计算　[Y*D+C]－L

公式解读：Y＝年数后 2 位，D＝0.2422，L＝闰年数，21 世纪 C＝23.438，20 世纪 C＝24.218。举例说明：2088 年霜降日期＝[88×0.2422＋23.438]－[88/4]＝44－22＝22，10 月 22 日霜降。例外：2089 年的计算结果加 1 日。

19. 立冬日期的计算　[Y*D | C]－L

公式解读：Y＝年数后 2 位，D＝0.2422，L＝闰年数，21 世纪 C＝7.438，20 世纪 C＝8.218。举例说明：2088 年立冬日期＝[88×0.2422＋7.438]－[88/4]＝28－22＝6，11 月 6 日是立冬。例外：2089 年的计算结果加 1 日。

20. 小雪日期的计算　[Y*D+C]－L

公式解读：Y＝年数后 2 位，D＝0.2422，L＝闰年数，21 世纪 C＝22.36，20 世纪 C＝23.08。举例说明：2088 年小雪日期＝[88×0.2422＋22.36]－[88/4]＝43－22＝21，11 月 21 日小雪。例外：1978 年的计算结果加 1 日。

21. 大雪日期的计算　[Y*D+C]－L

公式解读：Y＝年数后 2 位，D＝0.2422，L＝闰年数，21 世纪 C＝7.18，20 世纪 C＝7.9。举例说明：2088 年大雪日期＝[88×0.2422＋7.18]－[88/4]＝28－22＝6，12 月 6 日大雪。例外：1954 年的计算结果加 1 日。

22. 冬至日期的计算　[Y*D+C]－L

公式解读：Y＝年数后 2 位，D＝0.2422，L＝闰年数，21 世纪 C＝21.94，20 世纪 C＝22.60。举例说明：2088 年冬至日期＝[88×0.2422＋21.94]－[88/4]＝43－22＝21，12 月 21 日冬至。例外：1918 年和 2021 年的计算结果减 1 日。

23. 小寒日期的计算　[Y*D+C]－L

公式解读：Y＝年数后 2 位，D＝0.2422，L＝闰年数，21 世纪 C＝5.4055，20 世纪 C＝6.11。举例说明：1988 年小寒日期＝[88×0.2422＋6.11]－[(88－1)/4]＝27－21＝6，1 月 6 日小寒。例外：1982 年计算结果加 1 日，2019 年减 1 日。

24. 大寒日期的计算　[Y*D+C]－L

公式解读：Y＝年数的后 2 位，D＝0.2422，L＝闰年数，21 世纪 C＝20.12，20 世纪 C＝20.84。举例说明：2089 年大寒日期＝[89×0.2422＋20.12]－[(89－1)/4]＝41－22＝19，1 月 19 日大寒。例外：2082 年的计算结果加 1 日，20 世纪无。

二、农历历法的基本法则

1. 严格以日月合朔发生时刻为月首，这一天定为初一，通过计算两次日月合朔的时间间隔确定每月是 29 天还是 30 天；

2. 月以中气得名，冬至节气总是出现在农历十一月，包含雨水中气的月为正月（即寅月），月无中气者为闰月，与前一个月同名；

3. 从某一年的冬至后第一天开始，到下一个冬至这段时间内，如果有十三个朔望月出现，则此期间要增加一个闰月，从二月到十月，第一个没有中气的月就是闰月，如果在此期间有超过两个朔望月没有中气，则只有第一个没有中气的朔望月是闰月；

4. 农历年以正月初一为岁首，以腊月（十二月）廿九或三十为除夕；

5. 如果节气和日月合朔在同一天，则该节气是这个新朔望月的节气。

三、月相变化

每天随着月亮在星空中自西向东地移动一大段距离，它的形状也在不断地变化着。这就是月亮位相变化，叫作月相。“人有悲欢离合，月有阴晴圆缺”，这里的圆缺就是指“月相变化”：在地球上所看到的月球被日光照亮部分的不同形象。

由于月球本身不发光也不透明，在太阳光照射下，向着太阳的半个球面是亮区，另半个球面是暗区（被自己挡住的）。随着月球相对于地球和太阳的位置变化，就使它被太阳照亮的一面有时对向地球，有时背向地球；有时对向地球的亮面部分大一些，有时小一些，这样就出现了不同的月相。月相的更替周期是29.53天，称为一个朔望月，它是历法中历月和星期的来源。这个时间比月球公转的时间（恒星月）要长，因为当月球绕地球公转时，地球也在绕太阳公转，一个朔望月月球大约要绕（$360+360*29.53/365.24)=389.11$度（公转只绕360度）。所以一恒星月大约为$29.53*360/389.11=27.32$天。

月球绕地球公转的轨道面（白道面）与地球绕太阳公转的轨道面（黄道面）之间有5度夹角，因此新月或满月时月地日之间往往并非完全是一条直线。当月地日之间完全是一条直线时就可以观察到日食（新月时）或月食（满月时）。正是由于这5度的倾斜，每月都有朔和满月，然而并非每月都有月食和日食。

月相变化的顺序是：新月——娥眉月——上弦月——凸月——满

月——凸月——下弦月——娥眉月——新月，就这样循环。月相变化是周期性的，周期大约是一个月。历月的平均长度是一年的1/12，大约是30.4天左右，而月球相位（朔望月）的循环周期平均是29.53天。因此，月球相位的每个阶段在每个月平均都会持续地提前一天。

每当月球运行到太阳与地球之间，被太阳照亮的半球背对着地球时，人们在地球上就看不到月球，这一天称为“新月”，也叫“朔”，这时是农历初一。过了新月，月球顺着地球自转方向运行，亮区逐渐转向地球，在地球上就可看到露出一丝纤细银钩似的月球，出现在西方天空，弓背朝向夕阳，这一月相叫“娥眉月”，这时是农历初三、四。随后，月球在天空里逐日远离太阳，到了农历初七、八，半个亮区对着地球，人们可以看到半个月亮（凸面向西），这一月相叫“上弦月”。上弦月过后，在农历初九左右至农历十四左右，便是“凸月”，我们能看到月球的大半部分。当月球运行到地球的背日方向，即农历十五、十六，月球的亮区全部对着地球，我们能看到一轮圆月，这一月相称为“满月”，也叫“望”。满月过后，亮区西侧开始亏缺，到农历二十二、二十三，又能看到半个月亮（凸面向东），这一月相叫作“下弦月”。在这一期间月球日渐向太阳靠拢，半夜时分才能从东方升起。再过四五天，月球又变成一个娥眉形月牙，弓背朝向旭日，这一月相叫“残月”。当月球再次运行到日地之间，月亮又回到“新月”。

第六节　五音五行的时空配属

一、河图五行与五音配属

我们平时说的“木—火—土—金—水”配“角—徵—宫—商—羽”这种对应关系是怎么来的？其实它是根据河图而来。

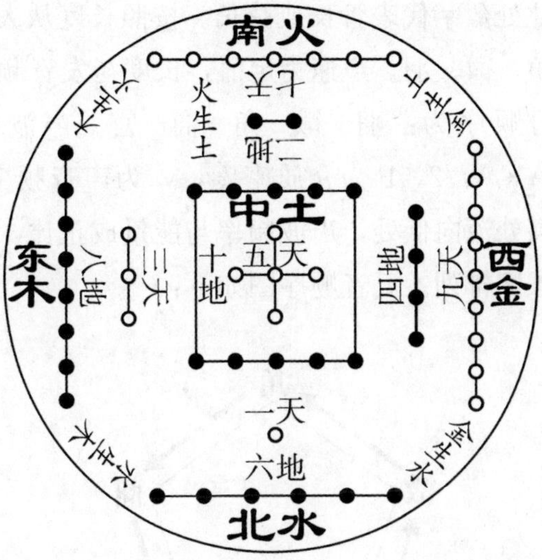

图 20　河图圆图与五方五行相配

河图五行顺序：天一生水，地二生火，天三生木，地四生金，天五生土。顺序是：水—火—木—金—土。描述的是宇宙生成顺序，初始太极寂静如水，后水中真阳浮越，上升为火，是为两极。水火激荡，阴阳交媾，而有生发之木气。木生金成，所以四为金。万物复归于土，稼穑之地。因此，河图五行顺序如图 21。

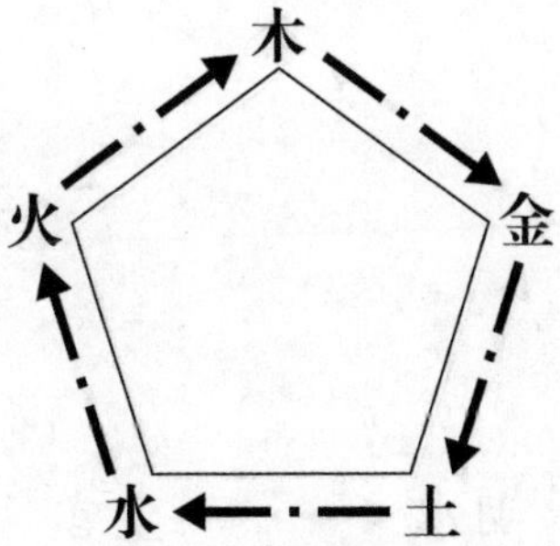

图 21　河图五行顺序

五音顺序：《史记·律书》九九八十一以为宫。三分去一，五十四以为徵。三分益一，七十二以为商。三分去一，四十八以为羽。三分益一，六十四以为角。此处数字代表管长或弦长。按照长度从大到小的顺序，依次是：宫、商、角、徵、羽。声速为定值，长度与发音频率成反比，因此频率从高到低的顺序为：羽—徵—角—商—宫。声波能量计算公式：(P＊w＊w＊u＊A＊A)/2，P 为介质密度，w 为声音频率，A 为振幅，u 为波速。能量从高处流向低处，声波频率与能量成正比，因此五音顺序按频率从高到低的顺序排列。五音顺序图如下：

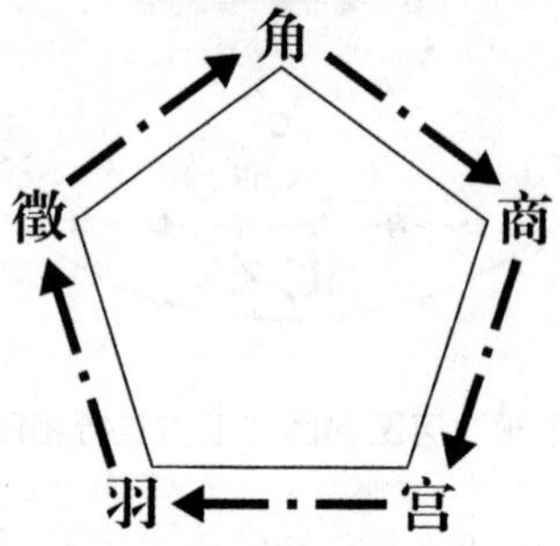

图 22　五音流转顺序

河图五行顺序图与五音顺序图两图相合，河图尚中，土居要位，以土合宫，作为主调，即是目前通用五音五行配属方法。见图：

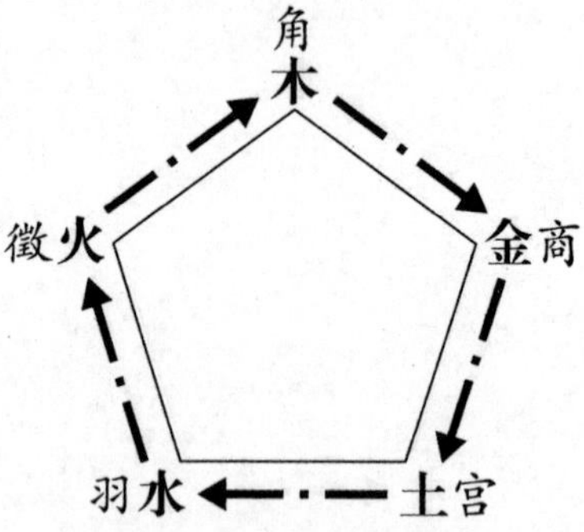

图 23　河图五音配法

河图五行顺序法，是十字排序法，即“水火木金土”；十字排序法强调四象的空间对应关系。因此，这种五音五行的配属方法，更强调空间变化。也可以称它为“先天五行五音配法”或者“空间五行五音配法”。

二、洛书五行与五音配属

五行相生顺序为木生火，火生土，土生金，金生水，水生木。此讲宇宙生成之后，五行流转变化，与四季五时相应。这种五行顺序称为后天五行顺序，由洛书而来。

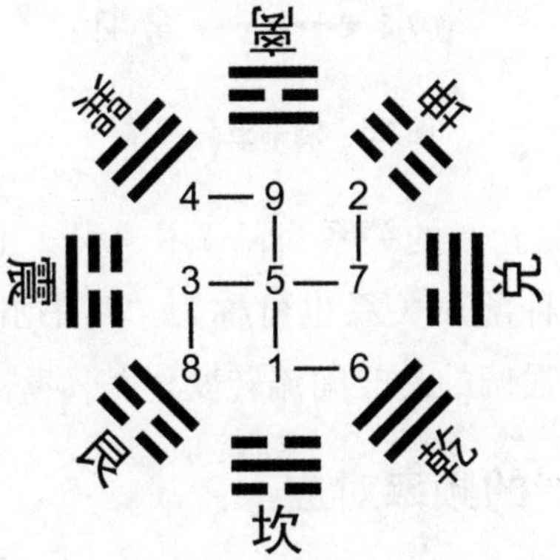

图 24　洛书与后天八卦

五行相生排序法，是循环排序法，即“木火土金水”；循环排序法强调四象的时间顺序关系。洛书五行顺序图如下：

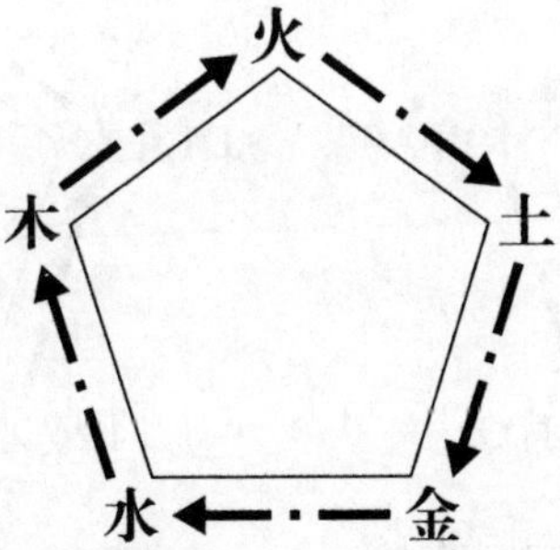

图 25　洛书五行流转顺序

洛书五行顺序图合五音顺序图，仍以土为主调，则成另外一种五音五行配属方法。见图：

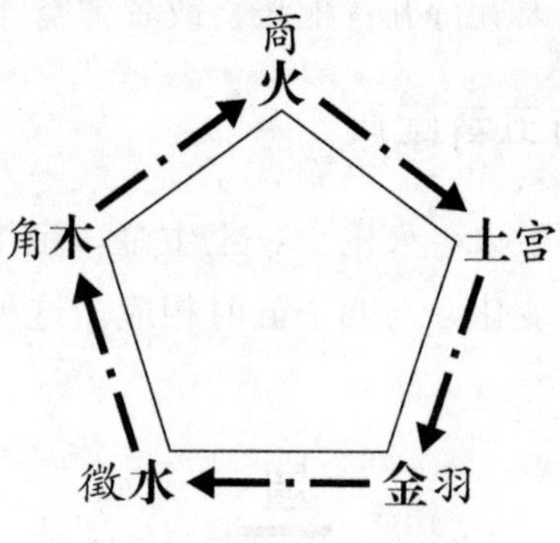

图 26　洛书五音配法

因此，洛书五行配五音的关系为：“木—火—土—金—水”配“角—商—宫—羽—徵”。这种配属关系也可称为“洛书五行五音配法”或“后天五行五音配法”。它强调的是时间流转变化。

三、先后天五音的频率对应

根据实验研究结果（见本书第二篇第一章），宫音标准为 A0#，因此，先后天五行五音的具体频率可见下面两图。

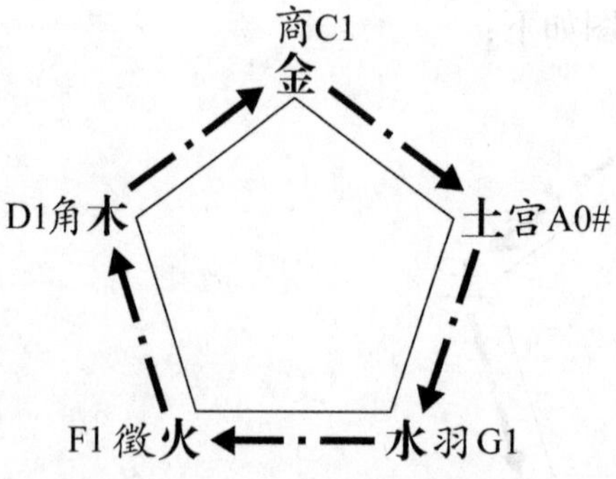

图 27　河图五行五音频率配属图

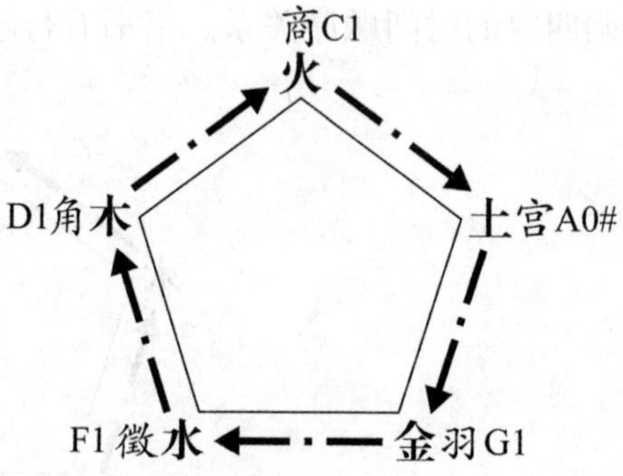

图 28　洛书五行五音频率配属图

第七节　律法推演出的子午流注和卯酉流注

子午流注，是中医针灸以“人与天地相应”的观点为理论基础，认为人体功能活动、病理变化受自然界气候变化、时日等影响而呈现一定的规律。根据这种规律，选择适当时间治疗疾病，可以获得较佳疗效，因此提出“因时施治”、“按时针灸”、“按时给药”等。子午流注就是辨证循经、按时针灸取穴的一种具体操作方法，它是依据经脉气血受自然界影响有时盛、有时衰并有一定规律而制定的。其含义就是说：人身之气血周流出入皆有定时，运用这种方法可以推算出什么疾病应当在什么时辰取什么穴位进行治疗。

子午流注是中医圣贤发现的一种规律。中医认为人体中十二条经脉对应着每日的十二个时辰，由于时辰在变，因而不同的经脉中的气血在不同的时辰也有盛有衰。中医哲学主张天人合一，认为人是大自然的组成部分，人的生活习惯应该符合自然规律。把人的脏腑在十二个时辰中的兴衰联系起来看，环环相扣，十分有序。血气应时而至为盛，血气过时而去为衰，逢时而开，过时为阖，泄则乘其盛，即经所谓“刺实者刺其来”；补者随其去，即经所谓“刺虚者刺其去”。刺其来迎而夺之，刺其去随而济之。按照这个原则取穴，以取其更好的疗效，这就叫子午流注法。子午流注注重时间条件，以自然界周期现象，与人体气血周流的情况相配合。这在《灵枢·经脉篇》、《灵枢·营气篇》，以及《难经·一难》、《难经·二十三难》都有记载。

然而日前关于流注顺序及取穴方法有很多家，很难讲清哪一家的效果最好。笔者认为，天人合一的作用机制在于天地的频率变化诱发经络微循环的共振，基本原理就是《后汉书·律历志》所载的葭灰占律实验。因此，经络气血的变化，实质为一种气血波动。针灸刺激经络，实质是干预了这种气血波动，益其弱者、抑其强者，使它们恢复到正常状态。因此，研究波动的变化规律，有利于我们更好的应用子午流注针法。

波动变化实质就是振动，物体的物理振动是符合音律律法的，也就是五度相生关系，见前文第一篇第三章论述。这种生律顺序，《史记·律书》："九九八十一以为宫。三分去一，五十四以为徵。三分益一，七十二以为商。三分去一，四十八以为羽。三分益一，六十四以为角。"此处数字代表管长或弦长。按照长度从大到小的顺序，依次是：宫、商、角、徵、羽，也是频率从低到高的顺序。但是生律的顺序却是：宫生徵，徵生商，商生羽，羽生角，角再生宫。这才是五音相生的流注顺序，是符合自然界物理振动规律的。见图：

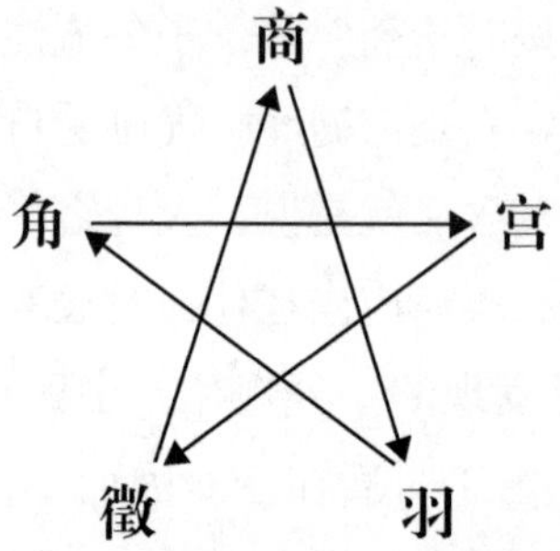

图 29　五音流注顺序（生律顺序）

此图是五音流注顺序图，若与先天五行图及后天五行图相合，则可推演出经络的流注顺序。

将上述五音流注顺序图（图 29）与河图五行五音频率配属图（图 27）相合，则得出下图：

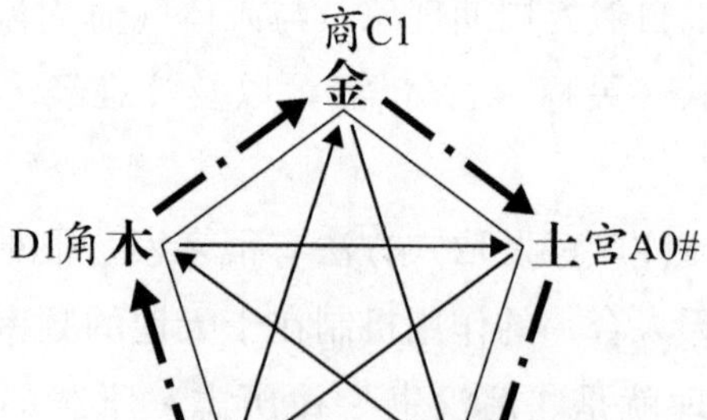

图 30　先天子午流注顺序图

由此图可以看出，内部五角星的流注顺序是“木—土—火—金—水”，对应的脏腑经络顺序是“肝（胆）—脾（胃）—心（小肠）—肺（大肠）—肾（膀胱）”。同时外部有五边形，对应的是河图五行的顺序，“水—火—木—金—土”，对应的脏腑经络顺序是“肾（膀胱）—心（小肠）—肝（胆）—肺（大肠）—脾（胃）”。

日干为阳则取腑，日干为阴则取脏；阳干重现则气纳三焦，阴干重现则血归包络。

先天五行起于水，故阴干从癸日起流注，阳干从壬日起流注。阳干按顺行顺序，阴干按逆行顺序，以阳进阴退。

阳干配六腑，阴干配五脏。故采用隔日按时取穴法，阳日流注至阳日，阴日流注至阴日。至第十一日阳干重现则气纳三焦，阴干重现则血归包络。

不同经络之间的流注属于空间跳跃，故按内部五角星的流注顺序，“木—土—火—金—水”。同一经络上的流注属于空间逐渐变化，故按外部五边形的流注顺序。

十二经络的五输穴对应的五行属性不变，即阴经井穴为木，阳经井穴为金，依次按木、火、土、金、水排列。

阳日遇阴时不开穴，阴日遇阳时不开穴。可用甲与己合的取穴法。即甲日用己日的穴，乙日用庚日的穴，丙日用辛日的穴，丁日用壬日的穴，戊日用癸日的穴，称作刚柔相配。

为避免类似于癸日无穴可开的问题，各流注时间按十二时辰计算，五穴十时，加上重现的一个时辰气纳三焦或血归包络。气纳三焦均于戌时，血归包络均于亥时，其选穴五行属性与值日天干相同。

将五音流注顺序图（图 29）与洛书五行五音频率配属图（图 28）相合，则得出下图：

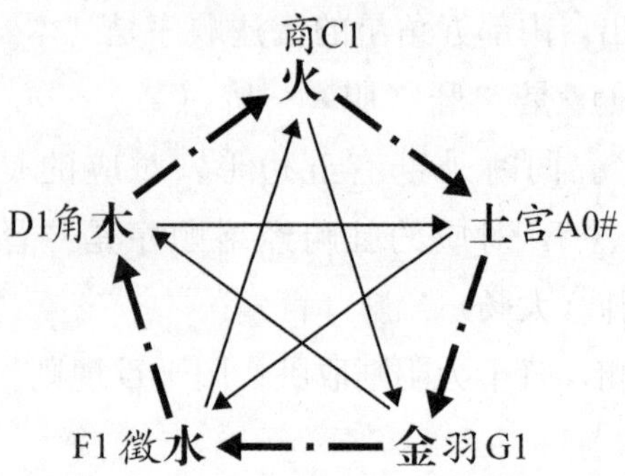

图31　后天子午流注图

由此图可以看出，内部五角星的流注顺序是“土—水—火—金—木”，对应的脏腑经络顺序是“脾（胃）—肾（膀胱）—心（小肠）—肺（大肠）—肝（胆）”，是五行相克顺序。同时外部有五边形，对应的是洛书五行相生的顺序，“土—金—水—木—火”，对应的脏腑经络顺序是“脾（胃）—肺（大肠）—肾（膀胱）—肝（胆）—心（小肠）”。

日干为阳则取腑，日干为阴则取脏；阳干重现则气纳三焦，阴干重现则血归包络。

后天五行起于木，故阴干从乙日起流注，阳干从甲日起流注。阳干按顺行顺序，阴干按逆行顺序，以阳进阴退。

阳干配六腑，阴干配五脏。故采用隔日按时取穴法，阳日流注至阳日，阴日流注至阴日。至第十一日阳干重现则气纳三焦，阴干重现则血归包络。

不同经络之间的流注属于空间跳跃，故按内部五角星的流注顺序，“土—水—火—金—木”。同一经络上的流注属于空间逐渐变化，故按外部五边形的五行相生流注顺序“土—金—水—木—火”。

十二经络的五输穴对应的五行属性不变，即阴经井穴为木，阳经井穴为金，依次按木、火、土、金、水排列。

阳日遇阴时不开穴，阴日遇阳时不开穴。可用甲与己合的取穴法。即甲日用己日的穴，乙日用庚日的穴，丙日用辛日的穴，丁日用壬日的穴，戊日用癸日的穴，称作刚柔相配。

为避免类似于癸日无穴可开的问题，各流注时间按十二时辰计算，五穴十时，加上重现的一个时辰气纳三焦或血归包络。气纳三焦均于戌时，血归包络均于亥时，其选穴五行属性于值日天干相同。

《灵枢·卫气行》篇“其始入于阴，常从足少阴注于肾，肾注于心，心注于肺，肺注于肝，肝注于脾，脾复注于肾为周”，描述了这一流注规律。

卯酉周天是不是有不同于子午周天的流注规律呢？答案是肯定的。其实根据理论对称性和运动对称性的方法，我们可以推演出卯酉周天流注的规律。因为子午周天与卯酉周天的实质是运动的纵向与横向问题，是星空引力场的纵坐标与横坐标，是矢量的分解计算。例如后天子午流注的规律是隔日（阴阳属性相同）经相克、穴相生，从大敦流注到大都，从历兑流注到足通谷。那么根据对称性原理，后天卯酉流注的顺序应该是经相生、穴相克，从大敦流注到神门，从历兑流注到三间。按照这种规则，推演出先天卯酉流注和后天卯酉流注的取穴方法。

由先天子午流注图（图 30）可以看出，内部五角星的流注顺序是“木—土—火—金—水”，对应的脏腑经络顺序是“肝（胆）—脾（胃）—心（小肠）—肺（大肠）—肾（膀胱）”。同时外部有五边形，对应的是河图五行的顺序是“水—火—木—金—土”，对应的脏腑经络顺序是“肾（膀胱）—心（小肠）—肝（胆）—肺（大肠）—脾（胃）”。

日干为阳则取腑，日干为阴则取脏；阳干重现则气纳三焦，阴干重现则血归包络。

先天五行起于水，故阴干从癸日起流注，阳干从壬日起流注。阳干按顺行顺序，阴干按逆行顺序，以阳进阴退。

阳干配六腑，阴干配五脏。故采用隔日按时取穴法，阳日流注至阳日，阴日流注至阴日。至第十一日阳干重现则气纳三焦，阴干重现则血归包络。

参照子午流注，根据对称性原则，不同经络之间的流注按外部五边星的流注顺序，同一经络上的流注按内部五角形的流注顺序。

十二经络的五输穴对应的五行属性不变，即阴经井穴为木，阳经井穴为金，依次按木、火、土、金、水排列。

阳日遇阴时不开穴，阴日遇阳时不开穴。可用甲与己合的取穴法。即甲日用己日的穴，乙日用庚日的穴，丙日用辛日的穴，丁日用壬日的穴，戊日用癸日的穴，称作刚柔相配。

为避免类似于癸日无穴可开的问题，各流注时间按十二时辰计算，五穴十时，加上重现的一个时辰气纳三焦或血归包络。气纳三焦均于戌时，血归包络均于亥时，其选穴五行属性于值日天干相同。

由后天子午流注图（图 31）可以看出，内部五角星的流注顺序是“土—水—火—金—木”，对应的脏腑经络顺序是“脾（胃）—肾（膀胱）—心（小肠）—肺（大肠）—肝（胆）”，是五行相克顺序。同时外部有五边形，对应的是洛书五行相生的顺序，“土—金—水—木—火”，对应的脏腑经络顺序是“脾（胃）—肺（大肠）—肾（膀胱）—肝（胆）—心（小肠）”。

日干为阳则取腑，日干为阴则取脏；阳干重现则气纳三焦，阴干重现则血归包络。

后天五行起于木，故阴干从乙日起流注，阳干从甲日起流注。阳干按顺行顺序，阴干按逆行顺序，以阳进阴退。

阳干配六腑，阴干配五脏。故采用隔日按时取穴法，阳日流注至阳日，阴日流注至阴日。至第十一日阳干重现则气纳三焦，阴干重现则血归包络。

参照子午流注，根据对称性原则，不同经络之间的流注按外部五边星的流注顺序，同一经络上的流注按内部五角形的流注顺序。

十二经络的五输穴对应的五行属性不变，即阴经井穴为木，阳经井穴为金，依次按木、火、土、金、水排列。

阳日遇阴时不开穴，阴日遇阳时不开穴。可用甲与己合的取穴法。即甲日用己日的穴，乙日用庚日的穴，丙日用辛日的穴，丁日用壬日的穴，戊日用癸日的穴，称作刚柔相配。

为避免类似于癸日无穴可开的问题，各流注时间按十二时辰计算，五穴十时，加上重现的一个时辰气纳三焦或血归包络。气纳三焦均于戌时，血归包络均于亥时，其选穴五行属性于值日天干相同。

第八节　大小调与五输穴、脏腑调理

我们知道，音乐歌曲分为大调和小调，大调以 1（dou）为主音，小调以 6（la）为主音。基本上以 1 结尾的歌曲为大调，以 6 结尾的歌曲为小调。可能有人会问，为什么只有大小调两种，没有以 2、3、4、5、7 为主音的其他调呢？

其实大小调代表的是阴阳分类方法，这跟 C 调、D 调、G 调等代表音高的分类方法不同。

我们从经络的阴阳来看这个问题。

阴经五输穴井穴五行属木，井、荥、输、经、合依次为木、火、土、金、水。对应五音配属为 3（角）、5（徵）、1（宫）、2（商）、6（羽），起于 3，结束于 6。

阳经五输穴井穴五行属金，井、荥、输、经、合依次为金、水、木、火、土。对应五音配属为 2（商）、6（羽）、3（角）、5（徵）、1（宫），起于 2，结束于 1。

因此，大调的歌曲属阳，可以用来调理阳经；小调的歌曲属阴，可以用来调理阴经。

第九节　先后天经络和弦

五行按河图与洛书的顺序不同，有先天、后天之分，五行与五音的配属方法因此也有了先天、后大之分。

根据汤液经法图，每个脏腑都有“体、用、化”三味，“体”为阴，“用”为阳，“化”为阴阳交感冲和之气。五味与五音相通，每个脏腑也有“体、用、化”三音，“体”为阴，“用”为阳，“化”为阴阳交感冲和之气。实际上，三个音的结构正好构成了和弦。

汤液经法图如下：

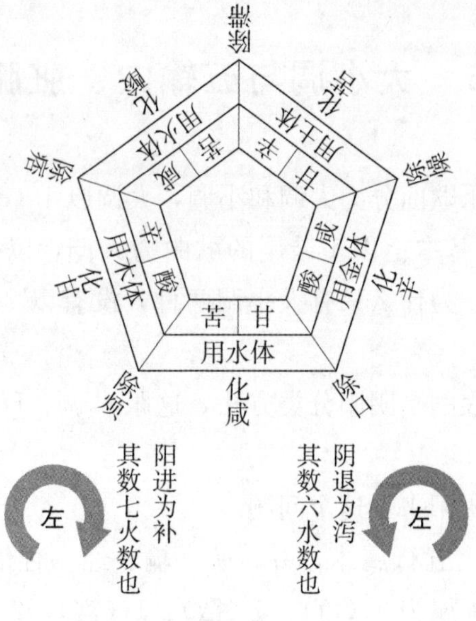

图 32　汤液经法图

将汤液经法图中的五味，按照河图五行五音配法，进行五味、五音的替换，并结合《辅行诀》二十五味药表，则得出汤液经先天五音五脏用药图如下。

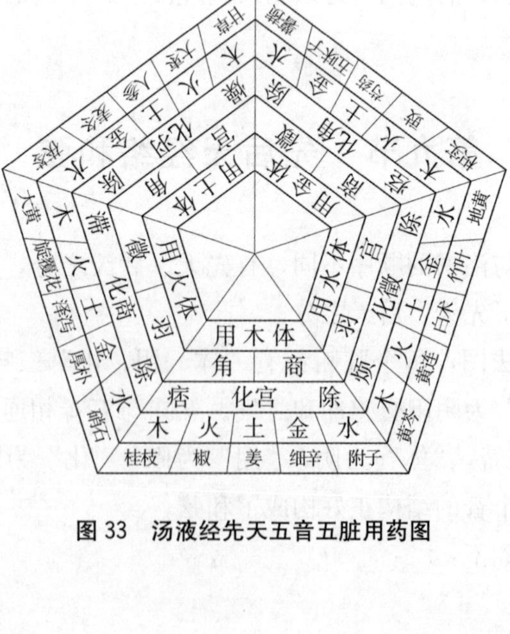

图 33　汤液经先天五音五脏用药图

根据这个图，则五脏的先天和弦分别为，肝：角(3)、商(2)、宫(1)；心：徵(5)、羽(6)、商(2)；脾：宫(1)、角(3)、羽(6)；肺：商(2)、徵(5)、角(3)；肾：羽(6)、宫(1)、徵(5)。

如果将汤液经法图中的五味，按照洛书五行五音配法，进行五味、五音的替换，则得出汤液经后天五音五脏用药图：

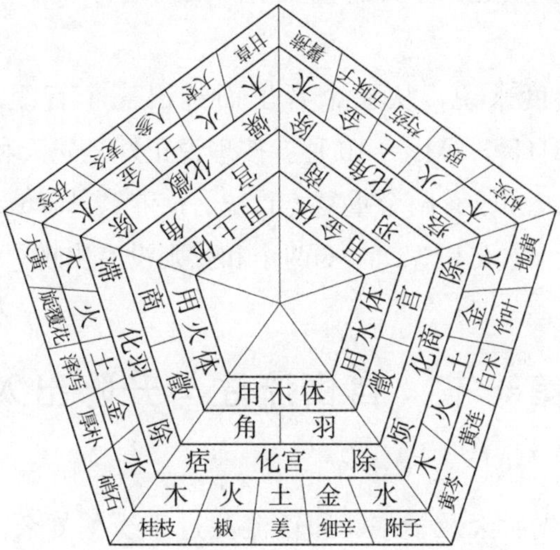

图 34　汤液经后天五音五脏用药图

根据这个图，则五脏的后天和弦分别为，肝：角(3)、羽(6)、宫(1)；心：商(2)、徵(5)、羽(6)；脾：宫(1)、角(3)、徵(5)；肺：羽(6)、商(2)、角(3)；肾：徵(5)、宫(1)、商(2)。

总结五脏的先天和弦及后天和弦，发现先天和弦并不是很规则，但是后天和弦比较有规律：肝—角(3)、羽(6)、宫(1)，是小三和弦的第二转位；心—商(2)、徵(5)、羽(6)，是挂四和弦；脾—宫(1)、角(3)、徵(5)，是大三和弦；肺—羽(6)、商(2)、角(3)，是挂四和弦；肾—徵(5)、宫(1)、商(2)，是挂四和弦。

因为我们大多数情况下，处在后天的状态，所以说，五脏后天和弦对我们影响更大。而且，很多民族歌曲中，挂四和弦应用比较广泛，也是有一定道理的。

在后天和弦里，主音都是五脏对应的音；“体”音相当于“克我”之音，也相当于下属音；“化”音相当于“我克”之音，也相当于属音。其实根据音律律法，泛音列中下属音产生主音，主音产生属音，我们可以推演出脏腑气血的流注规律。世间万物存在普遍联系，原理都是相通的。

在先天、后天五音五脏配属图中，各自有四种流注方向：顺逆五边形和顺逆五角星。其实这四个方向代表了和弦的进行顺序，是符合中国特点的五行和弦进行。

从数学的角度来说，从五个音里面选出三个音组成和弦，一共有 $C(5, 3)=5!/[3!(5-3)!]=10$ 种。按理说正好是先天和弦 5 种＋后天和弦 5 种。但先后天和弦有两个重复，1、3、6 和 2、5、6。而排列组合所得 10 个和弦中，1、2、6 和 3、5、6 两个和弦则没有出现。

第十节　自由流注与升降出入

前文论述的先后天及子午、卯酉流注过于纷繁复杂，难以很快掌握。我们需要一种简便的操作方法。

其实，除去气纳三焦、血归包络的十个穴位，五输穴尚有五十个穴位，双侧共一百个，分属于阴阳五行十条经络。

因此，当我们选定一个穴位之后，下一个穴位的选择组合有一百种。总结、分类各种不同组合的意义，以及产生的效果，我们就可以进行自由的流注，并影响经络气机的升降出入。

假定我们选择了左侧大敦，属于肝经井穴，五行属性为木中木，阴阳属性为阴中阳（阴经，左侧）。下面选择下一个流注的穴位。

第一步，确定经络五行属性。有五种选择，同为木，气机流转本经不动，逐渐增强；火，是“我生”关系，气机由卯到酉；土，是“我克”关系，气机由子到午；金，是“克我”关系，气机由酉到卯；水，是“生我”关系，气机由午到子。

第二步，确定经络上五输穴的属性。有五种选择，同为木，气机流转，本经不动，逐渐增强；火，是“我生”关系，气机由井到合；土，是“我克”关系，气机由入渐出（见我胜则出而击之）；金，是“克我”关系，气机由出渐入（见胜我则入而避之）；水，是“生我”关系，气机由合到井。

第三步，确定经络阴阳属性。可同为阴经，也可同为阳经；可由阴出阳，也可由阳入阴。

第四步，确定左右阴阳属性。左主血，右主气。可继续调气，或继续调血；也可由气入血，或由血入气。

上述四步，共计 5×5×2×2=100 种组合。

第十一节　中药的和弦配属

我们学习中药的时候，常常为背诵其性、味、归经、功效等内容苦恼，有没有辅助的记忆方法呢?

其实每一味中药都是一个或者一组和弦。因为中药入不同的经络，而经络又有各自的共振频率。如果我们把性、味一起加进去就更加完美。

性又称四气，寒、凉、温、热，加上“平”，正好是五个，分别依次对应水、金、木、火、土，对应后天五音徵(5)、羽(6)、角(3)、商(2)、宫(1)。

味又称五味，酸、苦、甘、辛、咸，分别依次对应汤液经法图五行金、水、土、木、火，对应后天五音羽(6)、徵(5)、宫(1)、角(3)、商(2)。淡味以休止符“0”来表示。

归经按照经络的五行属性，依次以汤液经法图五行金、水、土、木、火，对应后天五音羽(6)、徵(5)、宫(1)、角(3)、商(2)。

经过这样的配属之后，每味中药的性味归经都可以用音符来表示，每个属性占一拍，每小节有三拍，可以用 3/4 的拍子。

这样每个方子都可以组成一个歌曲。其实好的方子，各个中药之间的顺序很严格，它们是符合和弦进行规律的。

方剂中严格按照和弦进行、音律规律去一步一步做，就是我们古代的炼丹方法，每味药下的时间、火候都有严格规定，错乱了就会产生错乱的结果。

比如柴胡，性微寒，味辛、苦，归肝、胆、肺经，可以表示为 5 35 336。黄芩，性寒味苦，归心、肺、胆、大肠经，可以表示为 5 5 2636。同一拍内的各个音符顺序可以调整。

第十二节　难以选择的“4”

中国古代五音体系有在传承过程中出现了一些问题，这应该与古文比较简练，存在一词多义有关。

比如，“宫音”与“宫调”概念的区分，目前很多人都经常混淆，宫音是能够刺激脾胃经络的一种频率的声音，而宫调是以宫音为主音的曲式。

其次是，音名、唱名的区分，西方音乐音名（C、D、E、F、G、A、B）与唱名（1、2、3、4、5、6、7）是分开的，但是中国音乐音名和唱名是混在一起的，只有“宫、商、角、徵、羽”这一套名称。

第三，中国的音乐往往调式比较混乱，一个曲子里有几个曲调，常常是宫调起、徵调终，如：

茉莉花：

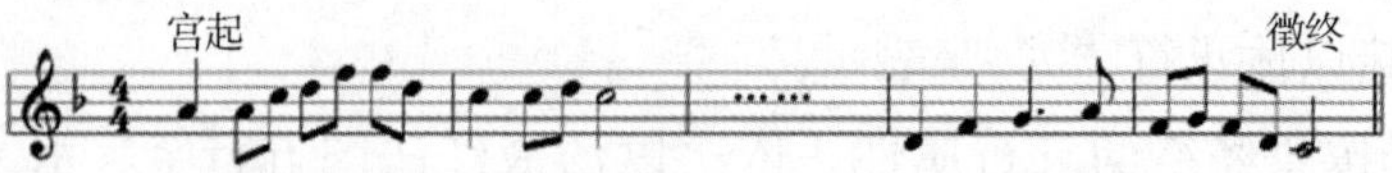

满江红：

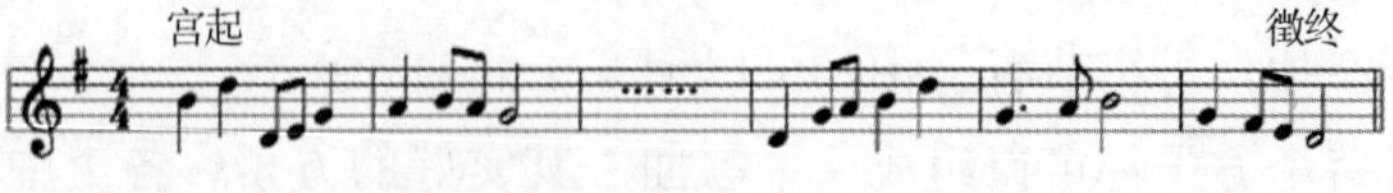

出现这种情况是因为中国音阶是宫、徵合一，即主、属合一。其本质

是因为，中国的音阶含有两个导音——变宫(7)与变徵(#4)，雅乐的音阶就是这种形式。变宫(7)拱托“宫”(1)成为主音，而变徵(#4)拱托“徵”(5)成为另外的一个主音。而就旋律来说，中国的大、小调是混在一起的，在宫(1)的和弦里，常常出现羽音(6)，而在羽(6)的和弦里，常出现徵音(5)。

东方音乐选择 #4，而西方音乐选择 4，这两种不同的音阶选择方式导致了风格的不同。从五行五脏与五音的配属来说，3（角，肝）与 5（徵，心）之间，选择 #4 是变徵，离 5（徵，心）更近。选择 4 是清角，离 3（角，肝）更近一些。按理说，3、5 中间这个音对应的应该是心包（三焦），选择 #4 是因为心包为心之宫城，代心受邪；选择 4 也说得过去，因为手厥阴心包经与足厥阴肝经一气贯通。这只能说是艰难的选择，最终形成了不同的音阶体系。

再如，不同音程、和弦的五行配属，以及它们的作用，都是进一步细化的内容。

还有，中医以心为君主之官，心对应的是红色；但古代君王尚黄色，如“黄帝”—“皇帝”，中医认为黄色是对应脾脏的。这种红黄配属的错乱导致了宫音和徵音概念的混乱，也必须明确、纠正。《管子·水地》篇五脏、五行的配属是脾主酸，属木；肝主苦，属火；心主甘，属土；肾主辛，属金；肺主咸，属水。《礼记·月令》中则是脾属木，心属土，肺属火，肝属金，肾属水。两者均将心放在中央，对应土。心脏属火、在南方则是汉代《淮南子》之后才出现的。也就是说，先秦文献中宫音、黄钟，居于中央，很可能相当于现在的徵音。

上述的诸多问题，导致了目前中国自身音乐体系的不足，是我们亟需理清、解决的，否则很难形成具有中国特色的音乐治疗体系。

第四章　数学是统一天文、人事、地理的工具

上面章节主要论述了天体星空对地球上生物的影响，即天人合一的基本概念。上古之医者，必上通天文，下知地理，中晓人事，方能达到治病救人之良效。如《素问·六节脏象论》云：“不知年之所加，气之盛衰，虚实之所起，不可以为工矣。”年之所加，是运气术语，每年主客气加临之期，也就是五运六气、天地气候的影响，可以说这句话讲了天文、天体运行对疾病的重要影响。那么地理、人事是不是也很重要呢？

第一节　地理对人的影响

“一方水土养育一方人”，北方地域辽阔，风吹草低见牛羊，人形体高大，善于骑马射箭；南方则气候湿润温和，山清水秀，“江南自古才子多”。地理不同，风水相差异，有的是地灵人杰，有的是险山恶水出蛮民。

地理，古代也称风水，顾名思义就是风和水，人生存的根本要素就是新鲜的空气和清洁的水。这里对风水的提法是广义的，泛指天、地、人三气对人的无形影响。这种影响看不见，但产生的效果和后果是能感知的，甚至是巨大的。由于风水的这种影响是无形的，难以为人认知、实证，所以它往往在世人心中就产生了神秘色彩，难以被一部分人理解、认同、接受，或是认为高深莫测，不易学习掌握。

从古到今，有很多人通过社会实践，深刻认识到风水对一个城市、一个村镇、一个企业、一个家庭、一个人的影响作用，不断丰富和发展着指导人们获得最佳生活环境态势的“风水学”理论。

在传统风水观点上，人们认为除了活人居住的环境对人有较大影响

外，过世的先辈安葬的墓穴环境也会对后人产生极大影响，能左右后人的命运和事业兴衰，从而风水学又分阳宅风水和阴宅风水两种。

上下四方谓之宇，古往今来谓之宙。“宇宙”两字即为空间和时间。要理解宇宙间所发生之不可思议现象，就要彻底了解时空理论。“天时、地利、人和”，就有融合时空力学的概念。

天时，指时机，具备有形和无形双重变化；且每个人都有命和运，命是先天性，运是后天性，出生的时间就蕴含着无穷之玄机，这就是“时”。因此，天时即时空力学的“时间”要素，也是风水学的“择时”观念。

地利，指地点、方位。大家都知道开店要选人潮多的地点，办公室也要讲究方向光线等等，俗称为风水条件。表面看起来，风水好像只是有形空间方位，可是同一地点，甲开店可能发财，换乙开店可能亏本，原因就在于还有无形空间的影响。地利就是时空力学的“空间”要素，也是风水学的“寻地”观念。

人和，则是团结与合作的问题。由于人与人之间存在着各种联系，相互影响和作用。这种力若能相合，则有益于团体和谐与事业发达；若不和谐，则会损及团队以及事业。

古人云：“天时不如地利，地利不如人和。”只要团结起来，大伙抱成团，用集体的力量去面对各种问题，就几乎没有办不成的事。古人认为，“人和”是时空力学中的“力”的要素，也是风水学之“宜”的观念。

风水的核心内容是人们对居住环境进行选择和处理的一种学问，其范围包含住宅、宫室、寺观、陵墓、村落、城市诸方面。有学者指出，风水施加于居住环境的影响主要表现在三个方面：一是对基址的选择，即追求一种能在生理上和心理上都能满足的地形条件；二是对居处布置形态的处理，包括自然环境的利用与改造，房屋的朝向、位置、高低、大小、出入口、道路、供水、排水等因素的安排；三是在上述基础上添加某种符号，以满足人们避凶就吉的心理需求。

自古以来，从帝王到庶民都极为重视立都设郡、造宅修墓的风水选址及设计安排布置，以图国富民强，帝（或事）业兴旺永固。可能有人会想：“历史上帝王、权贵、富豪极重视风水，为什么他们最后都难千秋永系，终将衰败，其风水作用何在?”风水的重要作用固然不容置疑，但另有一条决定事业成败的决定因素必须牢记，古人说：“积善之家必有余庆，积恶之家必有余殃。”另外，世人皆知：“得民心者得天下，失民心者失天下。”这就是说风水与一切事物一样并非万能，人的因素第一，风水只起着一个促成的作用。

几个基本概念：①天圆地方。《易经》卦辞曰：“天圆地方”，传统建筑学科在方位建造上，推崇古法的天圆地方理论“天为圆，地为方”。“方”与“圆”寓指事物的完美与平衡的观念。家居方位最宜八方完整、五行融合，方能起到“福地福人居”的至善境界。②明堂宽阔。《雪心赋》曰：“入山寻水口，登穴看明堂”。明堂为家宅门前的外部空间环境，明堂在风水学上代表：财富、事业。亦如古籍曰：“明堂容万马，富贵天下传。”因此，明堂最宜宽阔、明净。③藏风聚气。“藏风”与“聚气”，“风”为自然界迎面吹拂的“和风”，“气”为流动在空气之中的五行之气。气可空中凝集成水、气生化为水，水与气为相互涵养滋生之物。因此，古代先民皆选择藏风聚气的地势，建朝立家业，使其宗族源远流长、子孙康泰。④子、午、卯、酉四大方位。子为午夜寝息时分，午为正午作息时分，卯为晨起时分，酉为黄昏时分。古代先民作息时间与这四大时间有巨大关系，亦称“四大时辰”。“四大时辰”亦主四大方位，即东、南、西、北，四方最强磁场的方位之地。华夏民族自古以黄河流域的洛阳城为政治经济中心，依地势而言，北为太行山脉地势高峻，往南面地势渐渐低平，因此，坐北朝南的住宅最佳，光线好，易通风，防寒流。

第二节　人事交流对人的影响

人一出生，就不断地与其他人打交道。除了避世苦修的行者，我们每天都不断地在与人交流。因此说，人首先是一个社会的“人”，离不开群体生活。那么群体生活给了我们什么？除了给我们衣食住行所需之外，对我们个体最大的影响还是七情六欲的影响，喜怒哀乐、怨憎、恩爱别离和所欲不得等等，尤其是一些负面的情绪，常常是导致身体气血运行失常、甚至产生疾病的原因。

如，爱别离苦。语云："乐莫乐兮新相知，悲莫悲兮生别离。"生死离别，人间惨事，青春丧偶，中年丧子，固然悲痛万分，即使不是死别，或为谋求衣食，或因迫于形势，与相亲相爱的人生离，也将感到痛苦。然而，天下没有不散的筵席，亲如父子，近如夫妇，亦难得终身相守，又何况其他呢？万法无常，爱别离之苦，是谁也无可避免的。既然如此，则死之于人，也就不足为异了！但对于那些善的、无愧于心的，会感到欣慰宁静，但对那些恶的，有背天理良心的，将会感到懊悔、痛苦和恐怖。这时因痛苦恐怖而感召地狱相见，神识受业力牵引，堕入恶道，所谓"万般带不去，唯有业随身"，人之痛苦，尚有甚于此者乎？

怨憎会苦。和爱别离苦相对的，是怨憎会苦。意气相投的朋友，海誓山盟的爱人，恩爱情深的夫妻，或膝下承欢的子女，或生离，或死别，一切不能自主。但相反的，那些面目可憎，语言乏味；或利害冲突，两不相容的人，偏又聚会在一起。像这些可厌可憎的人，能够终身不见，岂不眼前清净？无奈社会上人事问题，繁杂万端，"不是冤家不聚头"，在某些形势下，愈是互相怨憎的人，愈被安排在一起，如影随形，好像再也没有分散的时间，这岂不是令人苦恼万分？

求不得苦。想获得某一件东西，经济力量达不到；想谋求某一个位置，僧多粥少谋不到；甲男爱上了乙女，乙女却属意于丙男；自己的志趣是做计算机行业精英，但为了吃饭却不得不委曲在网吧做侍应生。这些都是求不得苦。莫说求不得，即使第一个愿望求得，第二个愿望又立即生出来。山谷易满，人欲难平，谁会感觉到自己一切都满足了呢？不满足，即有所求，求而不得，岂不苦恼？

十二经络均有所主的负面情绪。事实上，每个脏腑经络都主导一种自然的正向能量，如果外界环境，尤其是人事环境打破了身心平衡，就会产生相对应的负面情绪，堵塞相应的经络。反之，通过疏通这些堵塞的经络，可以改善或消除这些不良情绪。①胆：负面情绪主焦虑。正向能量是主中正、决断；负面情绪主焦虑。胆的功能强健，决断力强，中正无私；

若胆经瘀堵，就会出现焦虑不安、优柔寡断的心境。②肝：负面情绪主愤怒。肝的正向能量是主计谋、谋虑；负面情绪主愤怒、指责。肝经瘀堵的人，容易愤怒，好攻击指责。疏通肝经，可以降肝火、平和情绪。③肺：负面情绪主悲伤。正向能量是主一身之气；负面情绪主悲伤。肺经瘀堵的人容易悲伤。疏通此经络，可以减低悲伤情绪，找回正向能量。④大肠经：负面情绪主懊悔。正向能量主传导、排毒、存污；负面情绪主懊恼（懊悔、烦恼）。大肠不通容易烦恼、无名火；大肠泻下容易对过去的事情懊悔不已。疏通大肠经、改善大肠功能，可以消除这类负面情绪。⑤胃：负面情绪主急躁。正向能量主接纳、豁达；负面情绪主急躁。胃经瘀堵的人做事容易着急，容易躁动，语言、行为均容易急躁。容易面部痤疮、粉刺，或身体容易出现痈脓。疏通胃经，可以缓和急躁的情绪，排出体内的毒素。⑥脾：负面情绪主抱怨、委屈。正向能量主思考；负面情绪主抱怨、委屈。五行当中，脾主土，属于大地坤土之性，能承载一切的好与坏。若脾的功能正常，可以接纳一切寒热温凉、酸苦甘辛。若脾的经络瘀堵，就会对它的无私接纳产生抱怨、委屈。⑦心：负面情绪主怨恨、仇恨。正向能量主欢喜、喜欢。负面情绪主怨恨、仇恨。怨恨比抱怨更强烈，有恨之入骨的势头，恨是由内心的最深处升起来的。生恨日久，耗伤心气、心血，导致心经瘀堵。心脑血管问题，多来源于心经瘀堵。⑧小肠：负面情绪主哀愁。正向能量主悲悯、怜悯；负面情绪主哀愁。怜悯之心人皆该有，若怜悯过度即成哀愁，哀愁过度即成哀伤。哀愁过度容易产生溃疡，容易堵塞小肠经。疏通小肠经，纠正偏颇，可以平和地对待一切哀伤之事。⑨膀胱：负面情绪主消沉。正向能量主积极、向上、阳光，微笑；负面情绪主消沉。膀胱经为一身阳气之所，为阳中之阳，之所以如此，是因为膀胱经的位置正好迎向太阳。若膀胱经不通，人体阳气就无法升腾、布散；人体缺少阳气，就像天上缺少太阳。而晴天的时候，我们的心情就会积极向上，阴雨天的时候我们的心情就容易郁闷、消极。⑩肾：负面情绪主恐惧。正向能量主智慧；负面情绪主恐惧。肾精充沛，智慧、勇敢。若肾精亏损、肾经瘀堵，就容易生不出智慧，遇事恐惧、恐慌、害怕、惊恐。孩子经常看恐怖电影，玩一些血腥的电子游戏，均容易损耗肾精，影响智慧。⑪心包：负面情绪主压抑。正向能量主欢乐，愉快；负面情绪主压抑。心包经为臣使之官，喜乐出焉，是帮助心传达快乐心情的。若心包经堵塞，心的快乐信号就无法传达出来。因此经常疏通心包经可以有效排解压抑，提高快乐指数。⑫三焦：负面情绪主紧张。正向能量主轻松、心乐；负面情绪主紧张。若三焦功能不够协调就会生出紧张的情绪。学生考试前的紧张、员工面试前的紧张等都有可能是三焦功能不相协调所致。通过疏通三焦经，协调三焦的功能，可以有效缓解紧张情绪。

第三节　数学是天文、人事、地理的总领

想要成为一个优秀的中医，必须通晓天文、人事、地理。然而三者之学问，繁杂深奥，每一个都需要穷毕生精力去钻研。那么有没有能够把三者贯穿在一起的工具，使我们学习这些知识能够执简驭繁，提纲挈领呢？可以说是有的，数学是所有学科的基础，中华文化的源头——河图和洛书就是十以内数字的不同排列图。

数学有不同的进制计数方法，除了我们常用的十进制，二进制、三进制和五进制在中国古代各科学问之中也非常重要。这一节我们了解一下二进制。中国古代二进制哲学下的学科典型就是描述阴阳变化的《易经》。

《易经》由本文的“经”和解说的“传”构成。“经”由六十四个用象征符号（即卦画）的卦组成，每卦的内容包括卦画、卦名、卦辞、爻题、爻辞组成。相关的基本概念如下：

爻，卦画的基本单位为“爻”，爻分奇画与偶画，奇画由一条长的横线而成“—”，俗称“阳爻”；偶画是以两条断开的横线而成“--”，俗称“阴爻”。每一卦从最底层数起，总共有六爻，六爻以不同的奇画偶画配搭，形成八八六十四种不同的组合。按《周易》天地人三才观，初、二爻代表地，奇画为刚、偶画为柔；三、四爻代表人，奇画为义、偶画为仁；五、上爻代表天，奇画为阳、偶画为阴。所以用“阳爻”、“阴爻”称谓奇画与偶画，是泛阴阳论的表现。

卦画（卦的符号），即由六条“—”“--”奇偶画爻组成。

卦名，顾名思义即卦画之名，如“坤”、“复”、“既济”等。

卦辞，在卦名后，对六爻的综合总结，如“元亨利贞”，“同人于野，亨。利涉大川，利君子贞”等。

爻题，即爻位名称，表示某一爻在六爻中的具体位置及奇偶画性质，六爻卦位自下而上数起，分别为初（即一）、二、三、四、五、上（即六）。“—”为九，“--”为六。如“初六”、“九三”、“六五”、“上九”等。

爻辞，指单条爻的说明、描述文辞。一卦有六爻，故共有六条爻辞，如“九二，见龙在田，利见大人”。同一卦六条爻辞间相对独立、相对静止但又相互关联、相互作用，表示不同时间、阶段事物的发展状态，以构成完整的发展、发生过程，即全卦六爻整体内容总结。

上卦与下卦和内卦与外卦，因六十四卦最初由三爻八经卦重之演变而成：“八卦成列，像在其中矣；因而重之，爻在其中矣。”所以六爻卦亦可以分解为上半部分和下半部分，四、五、上为（上卦）或“外卦”，初、二、三为“下卦”或“内卦”。如“复”卦为上“地”下“震”，内“震”外“地”；“谦”卦为“坤”上“艮”下，内“艮”外“坤”。

《周易》每一卦有六爻，即六个符号组成，六个符号由两部分组成，即上卦和下卦，上卦和下卦分别取八卦中的某一卦。何为八卦？八卦指乾，坤，震，巽，坎，离，艮，兑。为了记住这八卦的符号，古人总结了顺口溜：乾三连，坤三断，震仰盂，艮覆碗，离中虚，坎中满，兑上缺，巽下断。

八卦符号两两相重，构成了《周易》六十四卦卦画，8×8=64。为了区分八卦之卦和六十四卦之卦，古人称八卦为“经卦”，称六十四卦为“别卦”。因此，任意两个经卦相重叠可以得一别卦。六十四卦是由八经卦相重而成。故从卦画看，一别卦由两经卦组成：居下部分称内卦（又称下体），另一部称外卦（又称上体）。

八卦最基本的象是八种自然物：乾为天、坤为地、震为雷、巽为风、艮为山、兑为泽、坎为水、离为火。为了记住六十四卦卦象，以两个经卦卦象称呼一别卦。如天地否即看成由天地组成的卦画，称为否卦；天山遁可看成由天山组成的卦画，可称为遁卦。

《易传》是现存最早、最系统的注释《周易》的著作。它的成书对《周易》产生了很大的影响，是学习、研究《周易》的必读之书。它从抽象意义上对《周易》作了注释，即将《周易》六十四卦三百八十四爻上升到理论高度进行概括说明和解释。如《易传》从宇宙宏观角度探讨《周易》起源，它认为《周易》是古代圣人仰观俯察，对大自然进行模拟、效法的结果，因而《周易》中八卦及六十四卦体现了天地阴阳变化的规律。经过这样一解说，使《周易》理论变得博大精深。在注释《周易》卦爻辞时联系卦爻画注释，《周易》卦爻辞多是记录和叙述某一件事和某一现象。而《易传》把具体的卦爻辞上升到抽象的阴阳关系，从卦的含义及爻所处的位置进行解释，从理论水平看，远超《周易》古经。《易传》从整体上对《周易》六十四卦加以排列和说解，揭示了卦与卦之间、卦象与卦辞之间、爻象与爻辞之间、卦与爻之间的内在联系，使《周易》六十四卦由原来散乱不堪，变成了一个有机的，具有一定逻辑性的相互联系的统一体。《易传》对《易》的体例（如卦象、爻象、爻位等）作了详细说明，且保留了中国古代原始的古筮方法——大衍法，在《易传》产生之前的春秋时代，虽然用《周易》占问非常盛行，但对《周易》体例、筮法都没有说明，而《易传》在这一方面做了说明。这对研究《周易》体例、筮法的起源有很大意义。若无《易传》，今人将不知古代《周易》体例和占筮的方法。

易经其实讲的是阴阳变化之道。爱因斯坦曾说，“西方科学家做出的成绩，有不少被中国古代科学家早就做出来了。这是什么原因呢？原因之一是古代科学家自幼学习《周易》，掌握了一套古代西方科学家们不曾掌握的一把打开宇宙迷宫之门的金钥匙。”

《周易》不仅对中国哲学发展产生重大影响，而且对各个学科发展都发生了作用。《四库全书总目·经部易类小序》中说：“又《易》道广大，无所不包，旁及天文、地理、乐律、兵法、音员学、算术，以逮方外之炉火，皆可援《易》以为说，而好异者又援以入《易》，故《易》说愈繁。”正如国学大师、新儒家开山祖师熊十力所言：“中国一切学术思想，其根源都在《易》，此是智慧的大宝藏。”

《周易》的思想智慧已经渗透到中国人生活的方方面面，它的内容极其丰富，对中国几千年来的政治、经济、文化等各个领域都产生了极其深刻的影响。无论孔孟之道、老庄学说，还是《孙子兵法》，抑或是《黄帝内经》、《神龙易学》，无不和《周易》有着密切的联系。

《黄帝内经》是元素论五行文化和阴阳文化结合的典范，解决了大易"医病"的问题；思孟学派的《五行》是德性论五行文化与阴阳文化融汇的渊薮，解决了大易"医人"的问题。一言以蔽之：大易医国、医人、医病。

总之，万事万物离不开阴阳、五行的变化，而阴阳五行统一于易。只有通晓易理，才能更好地解释天文、人事、地理对人的影响，并给出一个比较合适的解决方法。只有解决了各种因素的影响，才能使疾病得以治疗痊愈。

第四节　阴阳"二"进制与音律之"三"比较

阴阳学说及《易经》是二进制体系，从 1 到 2，从 2 到 4，从 4 到 8，从 8 到 16……。但是音律学是三进制体系，用的是三分损益律（具体内容将在后文论述）。

为什么会有这种二进制和三进制的不同呢？这是因为二进制强调的是阴阳对立统一的世界观；三进制强调的是"阴、阳、阴阳交感"而化生万物的方法论。所以《道德经》云："道生一，一生二，二生三，三生万物。"

从音律学与人体生理感受来说，如果按照二进制，把一根弦分成一份、二份、四份……，弹奏出来的音依次是：$\underset{\cdot}{1}$、1、$\dot{1}$……，就是说这个序列都是同名音，听起来非常相似，缺乏变化。

因此，音律学把弦分成三份，去掉一份，弦长变成了原来的 2/3，频率变成了原来的 3/2。这个音与原来音的距离是五度，所以又叫五度相生。就是 1（dou）和 5（sou）的关系，这样听起来就有了变化，不再是同名音。这就开始了三进制的算法。

如果把这个过程反复 5 次，也就是变成了（3/2）的 5 次方（约 7.6），得出来约为基础音频率的 7.6 倍，近似为 $2^3=8$，就回到了同名音，形成一个循环，又从头开始了。所以我们古代有五音之说。

当然这个近似值取的误差较大，所以古人又继续把这个过程做下去，反复 12 次，也就是变成了（3/2）的 12 次方（约 129），得出来约为基础音频率的 129 倍，近似为 $2^7=128$，这个误差比较小了。因此有十二律之说。

这是从数学角度去理解易经之“二”与音律之“三”。从哲学角度来讲，“三”指的是阴阳交感、阴阳之间的冲和之气。这种阴阳交感是可以化生万物的。例如，《辅行诀脏腑用药法要》汤液经法五行图，每个角代表一行，都由“体—用—化”三味组成。以木为例：体为酸味，用为辛味，化为甘味。就是说，辛味、酸味一起会产生甘味。以前读《伤寒论》，“若酒客病，不可与桂枝汤，得之则呕，以酒客不喜甘故也”，对这话不是很明白：桂枝汤中，只有大枣、甘草为甘，且不是主要药物，为何说桂枝汤整体是甘味呢？见了这个图才明白，桂枝汤中桂枝、芍药正是辛酸化甘。体味，就像是仓库、源泉，功用偏阴，“阴者藏精起亟者也”；用味，象是外在变化，功用偏阳，“阳在外，阴之使也”。化味，为冲和之气，阴阳相交也。如此，则三才之势备矣，方能“三生万物”。

第五节　五音、五行之数学依据

如果说无极生太极是宇宙起源论，太极生两仪（阴阳）是对立统一的世界观，那么五行生克制化则是系统论和方法论。中医里五行、五味、五音、五脏、五体……，很多概念都与五有关。

那么，“五”这个数字为什么这么重要？

假设一个系统内，有 n 个元素，根据事物普遍联系的规律，n 个元素中的任意一个元素都与其他元素有联系。因此，每个点（元素）会引出 n－1 条联系线。

若 n 为偶数（阴），从其中一个元素引出 n－1（奇数，阳）条线，这个点（元素）是奇点。若 n 为奇数（阳），从其中一个元素引出 n－1（偶数，阴）条线，这个点（元素）是偶点。这里体现了阴阳互化，对立统一。

若一个系统能够实现相对的稳定、平衡，那么系统内各个元素之间的地位应该是均等的。如果要达到这个条件，要求系统结构数图能够实现遍历。就是从结构数图中的一个点，遍历所有点和联系线，但不能够有重复线路。

能够实现遍历，要求数图中奇点的数目为0或2。但是根据上面的论述，系统结构数图内要么都是奇点，要么都是偶点，2个奇点的系统只存在于阴阳两元系统中，这是一维的世界。

但是我们生存在三维世界，还要继续寻找三维世界的稳定系统。因此，系统结构数图的奇点个数必须为0。也就是说，系统里要有奇数个元素。首先是3个元素，稳定吗？确实稳定，三角形具有稳定性。但这是二维世界的稳定系统。还要继续找。5个元素，5个偶点，也是稳定的，是三维世界的稳定系统。至于7个元素，也是稳定的，但不属于我们这个世界。

5个元素的系统，就是我们说的五行系统，其结构数图就是这样，见第302页图76。

这里面，任意元素均与4个其他元素有联系，形成了外部两个五边形，内部两个五角星的元素联系线。这个图从任意一点都可以实现遍历。

因此说，中医的五脏，是系统论，并不依赖于解剖。是先做好筐，然后把苹果往筐里放。比如，中医的肾脏，包络泌尿系那个肾，还包络调节生长发育的垂体，以及一部分内分泌功能、骨的新陈代谢等。就是把解剖上的、功能上的事物，当作不同种类的苹果，放到五行这个筐里面。

第二篇 实验验证篇

第一章　十二经络共振频率的测定

第一节　研究背景及项目简介

一、缘起

日月如梭，光阴易逝，一蓦韶华度。常叹学医十载，每遇病患，多生乏力无奈之感。慨叹回天之乏术，不能救众生于水火。正所谓学艺不精，无诸仙之灵术；麻木不仁，少诸佛之慈悲。此二者，当常省之、勉之。

然观今之中医，以中药与针灸治疗为主。其中之隐患，常令人忧，不可不知。

当今之中药，从种植到使用各个环节，均有很多不确定因素。种植之时，常有为追求产量、缩短生长周期，而改变种植环境之事。本应生于山阴，却种于向阳之地；本应自然生长，以采天地之气，却用化肥催熟。至此，药性已变。

采收以后，不按古法炮制，偷减工序，以求降低成本。如附子，古法用胆巴定形之后，当于长流水中冲洗，而今非但常常不冲洗，甚至加重胆巴比例，使比重增加，固降低了成本，但药性亦变。收购之后，也常有作假之事。如用“增重粉”增加重量；加入外形相似、成本低的其他药物等等。贵重药物固不必言，即使是便宜如生姜之物，亦有人将生姜榨汁，取生姜汁入药，又将榨过汁的渣滓，用滑石粉煮过，晾干，名为“干姜”（正常的干姜是将生姜阴干）。更有为了追求外观的美感，今约七成中药，均用硫磺之类熏过，显得白净。如此药性如何不变？及应用之时，我们又有几位中医师能熟悉药物之鉴别，并常常去药房观察每批药的质量，来决定应开多大剂量才能达到治疗效果？如法煮药、服药的患者，又有几人？

即使我们辨证准确，在以上诸多不确定因素的影响下，疗效还剩几何？无怪乎有人感叹中医疗效“不确定”了。其实理论情况下，中药的效果比西药要快，可以用“效如桴鼓”形容。

今者之针灸按摩，亦不容乐观。人心不古，外驰神衰，加之化肥、农药、重金属、辐射等诸多毒素沉积经络脏腑，百窍不通，神气不足，又如何能有显著疗效？至若取穴之先后，补泄之轻重，气血运行之枢机微妙，又有几人能明？

当今之世，科技昌明，交通发达，远胜古代之闭塞。然人亦来去匆匆，忙忙碌碌。有几人能从采药、制药开始，至辨证、开方、煮药、服药为止，均掌握于自己手中，从而达到最佳的治疗效果？庶无几矣。在如此多不确定下，何以疗君亲之疾？

是以，另辟蹊径，遵《灵枢·五音》五脏相音之理，依《辅行诀》五行生克制化之法，以音为药，以曲为方，妄度圣意，建此五音疗法，以期调经络之虚实，处五脏之盛衰；藉希声之大音，以身、耳二根为门，动荡气血，疏通百脉而疗疾。非敢冀有回天之奇效，唯与同仁探讨，期有所启，各有所获。然此实为辅助之法，非壮士断腕之举，故中药五味及针灸补泻之法亦不可偏废。

二、研究背景

《黄帝内经》中提出了五音、五色与五脏的对应关系。根据现代物理学研究，光之所以表现为赤橙黄绿青蓝紫等不同的颜色，是因为光的波长不同。根据公式“光速 C＝光波长 λ * 光频率 f”，光速为定值，则五色的本质为可见光波段内波长不同、频率不同的电磁波。同样的原理，五音表现为不同的曲调，是因为声波的波长不同。根据公式“声速 C＝声波长 λ * 声频率 f”，声速为定值，五音的本质可以理解为听觉频率范围内，波长不同、频率不同的声波。可见光各个颜色的波长物理学已精确测量，比如黄光代表波长 580nm，频率 f＝517241379310344.83Hz。然而五音的每个音的波长和频率为多少？《内经》中没有明确记载。古代以固定长度、内径的玉管记录五音的音高频率，但随着历代度量衡的变迁，尤其是春秋战国各国动乱，自制度量衡，导致礼崩乐坏，五音的标准也就失传了，即便考证出各个朝代的度量衡，也不能确定哪个是最准确的。课题组近年致力于解决这一问题，从体感音乐疗法受到启发，从声波与经络共振角度设计实验，确定了五音的标准。体感音乐疗法创立于挪威的 Olav Skille 博士，他指出低频（16～160Hz）声波能够被耳部以外的机体感受到，引起生理机能变化，课题组命名这段声波波段为“可感声”。本研究首次探索了这段“可感声”对经络气血的影响，总结十二经络的共振频率；并结合五行生克制化规律指导补泻，以电脑软件加工声波承载治疗信息，尝试复原挖掘了《内经》五音治疗体系，应用于临床治疗多种疾病，疗效显著。

三、项目简介

本项目探索了体感音乐低频声波对不同腧穴局部气血变化的影响，并结合五行生克制化规律加以创新应用。

（一）首次发现了低频声波与经络腧穴共振的现象。观察不同频率低频声波对十二经络五输穴局部微循环的影响，发现特定频率的声波能够显著改善某一腧穴局部的微循环，诱发共振。不同经络上的腧穴共振频率不同；不同频率的声波对同一腧穴的影响也不同，具有显著的差异；同一经络上的五输穴共振频率相同。在播放共振频率声波时，部分样本有明显的经络传感现象；有部分样本有腿部发热的感觉。之后课题组总结了十二经络腧穴的共振频率数值，并分析了其中的规律。这一现象的原理与天人合一整体观有关，有古代天文历法、音律律法的经典依据。

（二）根据实验结果尝试复原《黄帝内经》五音治疗体系，发展“理法方音（药）”完备的中医治疗学分支学科。“理”，依据《黄帝内经》的五音、五脏相应理论；“法”，依据总结的《辅行诀脏腑用药法要》“汤液经法图”中的五行生克制化规律；“音（药）”，应用电脑软件生成、修饰、调节乐音；“方随法立”，参照五行生克制化规律以及不同乐音、旋律的阴阳虚实属性进行辨证组方。

（三）将物理学亥姆霍兹声学共振原理引入到治疗中，用声学共振原件开发出声波经络共振治疗仪，并获得 7 项国家专利。

（四）应用情况。在9个单位1152个病例中进行了临床推广应用。病种涉及脑梗死恢复期、糖尿病末梢神经病变、腰椎病下肢感觉障碍、帕金森病、下肢神经损伤、单纯性面瘫、功能性腹泻等，疗效显著。发表统计源核心期刊论著40篇，引用次数122次。举办学习班1次。在国际研讨会汇报2次。创收99.07万元，为患者节约开支115.20万元。

本项目开发的声波经络共振疗法具有绿色无污染、无痛苦、低成本、疗效显著的特点，是对传统中医治疗方法的重要补充。本项目的理论研究及应用成果处于领先地位，在国内外尚无相关研究。

第二节　基本原理

一、声波与经络穴位共振的自然现象

《史记·乐书》云："故音乐者，所以动荡血脉……故宫动脾……羽动肾。"明确了音乐的功能是引起脏腑经络共振，即"动荡血脉"。同气相求，比如宫音必定能动荡脾胃经络的气血。如果我们从众多不同频率的声波中找到了使脾胃经络气血动荡最显著的那个音，那么这个音就是宫音。无形之气不可见，有形之血方可测量。本研究通过现代化观察工具激光多普勒血流仪，以腧穴局部微循环量测定局部气血量，监测了不同频率的低频声波（上述"可感声"波段）对腧穴局部气血的影响，发现了声波与经络共振的自然现象。即特定的经络腧穴只对特定频率的声波有吸收现象，这一频率能够引起该经络腧穴局部微循环的显著增加。见第60页图12及图13。

从图中可以看出，在穴位附近播放低频声波，多数声波对穴位微循环的影响不大，大致波动在基线附近；当接近、达到特定频率（即该穴位的谐频共振频率）时，穴位的微循环量会有质的飞跃。这说明，不同经络穴位对体感音乐低频声波具有选择性吸收的特性，只有特定的频率，才能把能量传递给特定的穴位。这种共振现象，具有如下特征：①特异性：不同

的经络穴位，共振频率不同。共振时患者多有经络循行和周身发热的感觉。②微循环显著增强：根据实验结果，经络穴位对低频声波有非常明显的特异性选择吸收，如果应用经络穴位的最佳共振频率进行治疗，穴位附近的微循环可以显著增强，微循环增加量可以达到 100%以上，个别样本可以达到 500%以上。③经络感传和类针灸作用：在播放共振频率声波时，部分样本有明显的经络传感感觉，循行路线与经络线相同；有部分样本有腿部发热的感觉，并向远端传导。这说明本疗法有类似于针灸经络感传的作用，可以起到类似于针灸的作用。

本部分共发表学术论文 5 篇：《23 例健康人委中穴对体感音乐低频声波选择性吸收相关研究》（辽宁中医药大学学报，2013，1）、《不同频率的低频声波对 23 例健康人解溪穴的影响》（陕西中医，2013，2）、《健康人足三里穴对体感音乐低频声波选择性吸收的相关研究》（现代中西医结合杂志，2012，12）、《从脏腑经络共振角度确定中国古代音乐标准音》[黄钟（中国·武汉音乐学院学报），2010，12]、《低频声波对 30 例健康人阳陵泉穴微循环、温度及经皮氧分压的影响研究》（环球中医药，2014，9）。感兴趣的读者可以下载研究。

二、低频声波的基本生成方法

笔者没有选择乐器，而是用电脑软件 Cool Edit，可以生成任意频率的声音，包括不是整数频率的声音；也能生成基频相同、泛音比例不同的声音。虽然没有乐器好听，但比较客观，不像乐器受温度、湿度、演奏力度等多种因素的影响。笔者将乐器音的波形图放大，数某个时间段内的波形数，计算频率，总是略有偏差。

下面介绍基本声波的方法。

打开 Cool Edit，这里用的是 Cool Edit Pro 2.1 版，虽然现在有升级后的 Adobe Audition 3.0，但还是觉得原来的版本简洁明了。

点击菜单“生成—音调”，如图 35：

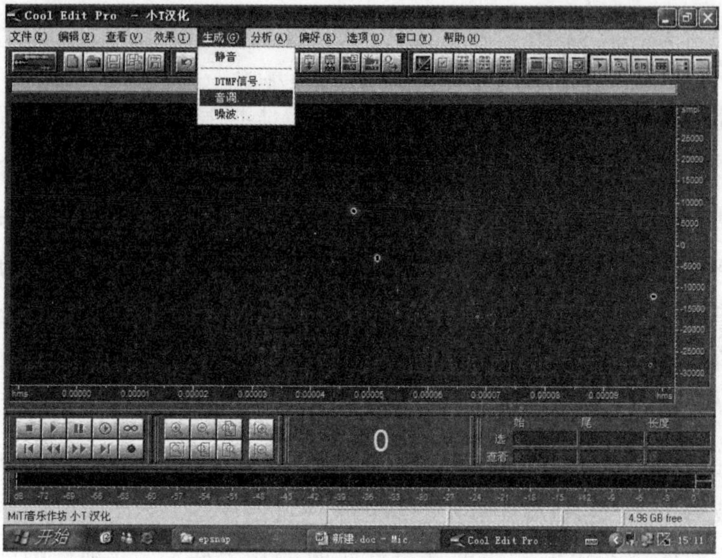

图 35　生成音调

弹出的窗口选择采样频率、单声还是立体声。我们按默认的数值点“确定”，如图 36：

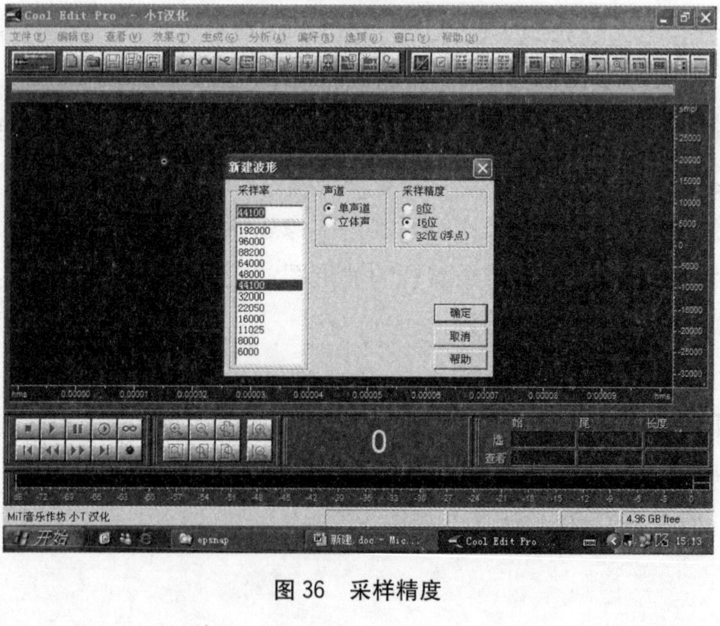

图 36　采样精度

弹出频率生成选项，如图 37：

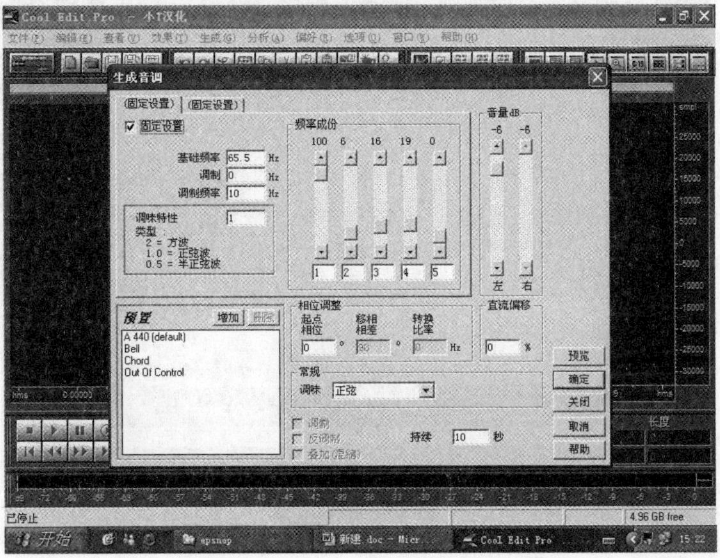

图 37　频率生成

我们先选择简单的情况，不用变化音。选中左上角的“固定值”复选框。“基础频率”中输入经络的共振频率，可以是整数，也可以是任意小数。我们输入大肠经的共振频率 65.5Hz。调制与调制频率暂时不用设置。

右侧“频率成分”的设置框中，设置基频与泛音的比例。其中“1、2、3、4、5”，分别代表基频、2 倍频率泛音、3 倍频率泛音、4 倍频率泛音、5 倍频率泛音。上面滑动按钮代表各泛音的比例，从 0%到 100%。当然，泛音频率也可以改为和弦。比如比基频 C1（65.5Hz）高 3 度的音，与基频的频率比为 1.2598990797248127197676196300З，高 5 度的音与基频的频率比为 1.4982418590429597920807216022015，分别输入到里面，并调整泛音比例，同时可点“预览”试听，如图 38：

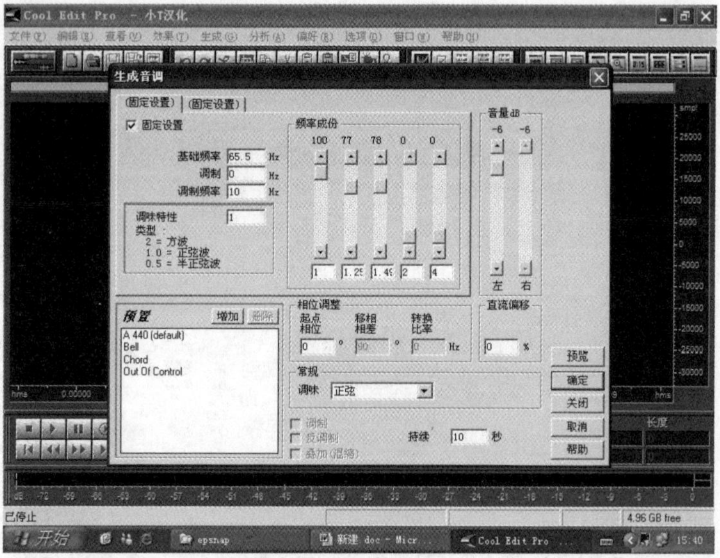

图 38　频率成分

最后在右下角“持续时间”中输入声音长度，点击“确定”，生成波形图，如图 39：

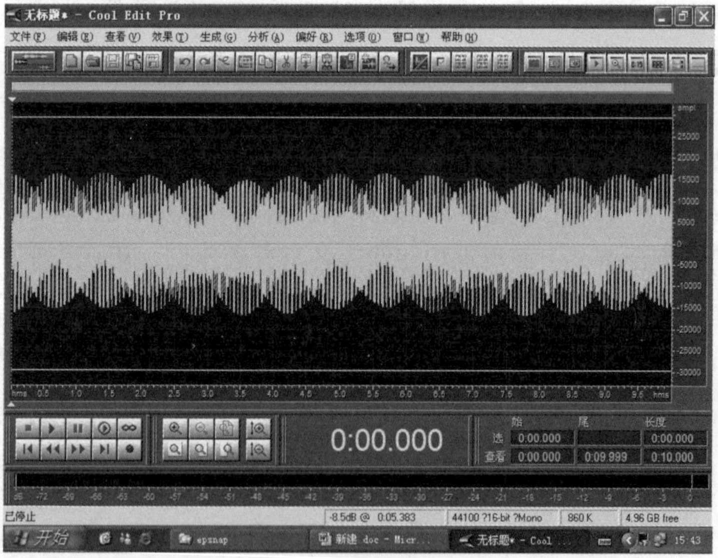

图 39　低频声波波形图

以上是低频声波的基本生成制作方法。在音乐治疗中，以音为药，对声波上有不同的修饰加工方法，类似于中药的炮制，方法将在后文详细介绍。

第三节　各个经络穴位共振频率的测定

明确机理之后，我们通过实验测量了十二经络五输穴的共振频率，发现同一经络上的腧穴共振频率相同，不同经络的腧穴共振频率不同。共发表学术论文 13 篇：《体感音乐低频声波对 30 例健康人十二经络五输穴经穴微循环的影响》（云南中医学院学报，2014，1）、《体感音乐低频声波对 30 例健康人十二经络合穴微循环的影响》（针灸临床杂志，2014，6）、《体感音乐低频声波对 30 例健康人肺经及大肠经循经微循环影响研究》（辽宁中医药大学学报，2014，7）、《体感音乐低频声波对健康人肾经及膀胱经五输穴微循环的影响》（中国中医药信息杂志，2014，8）、《体感音乐低频声波对健康人十二经络腧穴微循环的影响》（辽宁中医药大学学报，2014，9）、《体感音乐低频声波对 30 例健康人心包经及三焦经循经微循环的影响》（中医学报，2014，8）、《体感音乐低频声波对 30 例健康人十二经络荥穴的微循环的影响》（四川中医，2014，9）、《体感音乐低频声波对 30 例健康人心经及小肠经循经微循环的影响研究》（世界中医药，2014，9）、《体感音乐低频声波对 30 名健康人脾胃经循经微循环的影响》（中华中医药杂志，2014，10）、《低频声波对肝经五输穴微循环及温度的影响研究》（西部中医药，2014，10）、《体感音乐低频声波对 30 例健康人肝胆经循经微循环的影响研究》（成都中医药大学学报，2014，4）、《体感音乐低频声波对 30 名健康人十二经络井穴微循环的影响》（中华中医药杂志，2015，2）、《不同低频声波对胃经五输穴的微循环及温度的影响研究》（世界中医药，2015，3）。实验过程介绍如下。

一、基本实验方法

（一）研究对象

为了排除疾病状态对经络的影响，本研究的研究对象为健康人的十二经络，年龄20～60岁，经近期体检身体健康。随机收录健康人30例。其中，男性17例，女性13例；年龄21～54岁，平均23.18±6.27岁。经近期体检（3月内），无重要疾病。

（二）实验方法

在每条经络上选取几个重点穴位（本研究选取了各经络的五输穴），制定数据统计表格，观察播放体感音乐不同频率低频声波时，穴位微循环的变化，然后对实验数据进行统计学分析，寻找规律。

（三）实验条件准备

主要目的是排除影响因素。①排除室温对实验数据的影响：监测室内温度，必要时应用空调调控，控制在20±2℃以内。②排除空气对流散热对人体的影响：检查门窗，避免明显的空气对流。③排除光线干扰：避免日光及强光直射。④排除电磁干扰，以免影响声波稳定：关闭手机等电子设备，检查室内无明显电磁波辐射。⑤排除穿着对人体循环的影响：被测试者更换宽松衣服，并静卧休息20分钟，使情绪稳定。⑥排除药物食物影响：被测试者24小时内不得吸烟饮酒，进食刺激性食物；避免服用有扩张血管作用的药物。

（四）实验工具及观察工具

实验工具为5寸有源低音炮，于穴位附近播放声波。观察工具为帕瑞公司的PF5001激光多普勒血流仪，探头贴于穴位处，监测声波播放过程中，该穴位的微循环变化，并经该仪器的配套软件记录、分析。

（五）实验过程

①选定频率：参照国际标准十二平均律频率表（见表7），选择其中体感音乐低频波段（16～160Hz之间）的音波，如C0（16.35Hz），……，D0（18.35Hz），……，D#3（155.56Hz），共计40个音波。②用电脑软件生成音波序列：应用Cool Edit 2.1软件，将选定的40个音波生成正弦乐音，每个音符长度为60秒，相邻两个音符之间，用静音间隔20秒，然后存储为声音文件。静音的作用是排除之前声波对经络微循环的影响，使之回归基线。③经电脑播放软件media player播放乐音序列，用5寸有源低音炮进行信号放大。低音炮置于观察穴位外5cm，周围以纸板进行音波聚拢。④测试并记录实验数据：将帕瑞公司PF5001激光多普勒血流仪探头

贴于测试穴位处，观察并记录乐音播放过程中，该穴位的微循环变化曲线及数据变化。实验操作图见图 40。

表 7　国际标准十二平均律频率表　(Hz)

频率	0	1	2	3	4	5	6	7	8	9
C	16.352	32.703	65.406	130.81	261.63 (0)	523.25	1046.5	2093.0	4186.0	8372.0
C#/Db	17.324	34.648	69.296	138.59	277.18 (+1)	554.37	1108.7	2217.5	4434.9	8869.8
D	18.354	36.708	73.416	146.83	293.66 (+2)	587.33	1174.7	2349.3	4698.6	9397.3
D#/Eb	19.445	38.891	77.782	155.56 (−9)	311.13 (+3)	622.25	1244.5	2489.0	4978.0	9956.1
E	20.602	41.203	82.407	164.81 (−8)	329.63 (+4)	659.26	1318.5	2637.0	5274.0	10548
F	21.827	43.654	87.307	174.61 (−7)	349.23 (+5)	698.46	1396.9	2793.8	5587.7	11175
F#/Gb	23.125	46.249	92.499	185.00 (−6)	369.99 (+6)	739.99	1480.0	2960.0	5919.9	11840
G	24.500	48.999	97.999	196.00 (−5)	392.00 (+7)	783.99	1568.0	3136.0	6271.9	12544
G#/Ab	25.957	51.913	103.83	207.65 (−4)	415.30 (+8)	830.61	1661.2	3322.4	6644.9	13290
A	27.500	55.000	110.00	220.00 (−3)	440.00 (+9)	880.00	1760.0	3520.0	7040.0	14080
A#/Bb	29.135	58.270	116.54	233.08 (−2)	466.16	932.33	1864.7	3729.3	7458.6	14917
B	30.868	61.735	123.47	246.94 (−1)	493.88	987.77	1975.5	3951.1	7902.1	15804

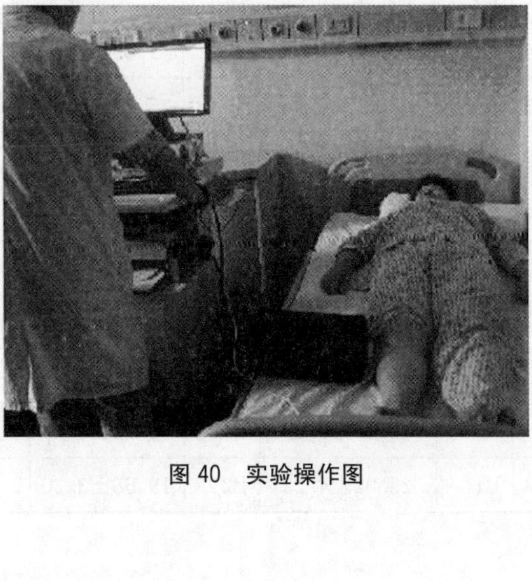

图 40　实验操作图

（六）观察指标

观察测试穴位在播放乐音序列时，微循环量相对于基线的改变，以微循环量增加的百分比表示。该数值由 PF5001 激光多普勒血流仪的配套软件完成计算和分析。

（七）统计学方法

实验数据的统计学处理分析应用 SPSS 19.0 软件。本次实验数据均为计量资料，将 30 例观察对象同一穴位、相同声波影响下的微循环改变量组成 1 组，采用（$\bar{x} \pm s$）描述，以配对 t 检验分析差异性，以 $P<0.05$ 为有统计学意义。

二、肺经及大肠经的实验数据

不同频率低频声波对肺经及大肠经五输穴局部微循环的影响，见表 8～表 17。

表 8　不同频率低频声波对少商穴微循环的影响　（%）

频率	微循环改变	频率	微循环改变	频率	微循环改变	频率	微循环改变
C0	60.15±5.62	C1	131.27±11.26	C2	70.35±6.69	C3	98.24±8.09
C0#	20.13±4.21	C1#	22.17±4.19	C2#	19.85±3.19	C3#	17.84±3.18
D0	1.24±0.52	D1	1.62±0.22	D2	2.38±0.44	D3	1.85±0.22
D0#	3.54±0.54	D1#	2.35±0.23	D2#	1.69±0.32	D3#	2.03±0.42
E0	1.37±0.33	E1	3.62±0.44	E2	3.13±0.37		
F0	2.19±0.42	F1	4.03±0.45	F2	4.06±0.54		
F0#	3.16±0.54	F1#	1.78±0.21	F2#	1.85±0.32		
G0	4.03±0.44	G1	2.82±0.33	G2	2.92±0.23		
G0#	2.88±0.27	G1#	3.07±0.53	G2#	3.61±0.44		
A0	1.94±0.53	A1	1.85±0.32	A2	4.13±0.45		
A0#	2.33±0.63	A1#	2.96±0.24	A2#	5.03±0.49		
B0	22.41±4.19	B1	23.02±4.22	B2	19.68±3.20		

表9　不同频率低频声波对鱼际穴微循环的影响　（%）

频率	微循环改变	频率	微循环改变	频率	微循环改变	频率	微循环改变
C0	52.37±5.52	C1	118.42±10.20	C2	62.3±5.59	C3	89.41±7.89
C0#	17.40±3.18	C1#	20.03±4.21	C2#	17.22±3.19	C3#	19.40±3.19
D0	2.03±0.32	D1	1.85±0.22	D2	1.83±0.32	D3	3.62±0.43
D0#	1.85±0.22	D1#	2.94±0.43	D2#	2.12±0.33	D3#	1.85±0.22
E0	1.94±0.37	E1	3.07±0.32	E2	1.28±0.21		
F0	1.82±0.28	F1	4.28±0.44	F2	1.96±0.20		
F0#	2.03±0.42	F1#	5.06±0.54	F2#	2.37±0.24		
G0	1.89±0.28	G1	1.85±0.22	G2	3.02±0.42		
G0#	1.42±0.35	G1#	2.07±0.32	G2#	4.15±0.43		
A0	3.96±0.44	A1	3.17±0.33	A2	5.10±0.67		
A0#	2.08±0.32	A1#	4.2±0.50	A2#	5.04±0.59		
B0	15.09±3.15	B1	19.46±3.21	B2	17.32±3.17		

表10　不同频率低频声波对太渊穴微循环的影响　（%）

频率	微循环改变	频率	微循环改变	频率	微循环改变	频率	微循环改变
C0	59.31±5.61	C1	129.36±11.32	C2	62.11±5.59	C3	102.03±10.98
C0#	13.98±3.14	C1#	21.20±4.22	C2#	13.45±2.13	C3#	19.22±3.20
D0	1.83±0.21	D1	2.16±0.32	D2	3.05±0.25	D3	4.27±0.54
D0#	2.33±0.24	D1#	1.13±0.21	D2#	1.68±0.22	D3#	1.83±0.32
E0	3.94±0.34	E1	2.65±0.33	E2	1.49±0.41		
F0	3.68±0.43	F1	3.19±0.33	F2	2.37±0.32		
F0#	3.83±0.32	F1#	4.03±0.43	F2#	3.62±0.53		
G0	4.17±0.34	G1	2.16±0.22	G2	3.53±0.27		
G0#	4.56±0.35	G1#	3.83±0.33	G2#	2.61±0.32		
A0	1.68±0.24	A1	4.17±0.54	A2	2.85±0.25		
A0#	1.94±0.20	A1#	1.84±0.21	A2#	3.27±0.40		
B0	12.64±2.12	B1	17.31±3.17	B2	14.62±2.15		

表 11 不同频率低频声波对经渠穴微循环的影响 (%)

频率	微循环改变	频率	微循环改变	频率	微循环改变	频率	微循环改变
C0	61.37±5.66	C1	128.05±10.22	C2	68.39±5.70	C3	100.36±10.02
C0#	14.39±2.15	C1#	18.33±2.19	C2#	19.28±2.20	C3#	16.37±2.16
D0	1.83±0.32	D1	2.63±0.23	D2	1.83±0.32	D3	3.27±0.43
D0#	2.62±0.33	D1#	2.85±0.33	D2#	1.67±0.26	D3#	4.05±0.54
E0	3.63±0.44	E1	3.03±0.35	E2	2.85±0.25		
F0	1.74±0.21	F1	2.63±0.29	F2	3.62±0.24		
F0#	1.85±0.20	F1#	3.17±0.37	F2#	4.64±0.35		
G0	3.63±0.41	G1	4.26±0.45	G2	3.83±0.34		
G0#	2.65±0.22	G1#	5.09±0.54	G2#	2.94±0.23		
A0	1.94±0.24	A1	1.83±0.20	A2	3.62±0.54		
A0#	2.63±0.32	A1#	2.64±0.23	A2#	4.18±0.55		
B0	15.28±2.16	B1	17.36±2.19	B2	15.66±2.16		

表 12 不同频率低频声波对尺泽穴微循环的影响 (%)

频率	微循环改变	频率	微循环改变	频率	微循环改变	频率	微循环改变
C0	72.33±6.70	C1	132.67±11.33	C2	66.48±5.70	C3	109.69±10.12
C0#	15.73±2.16	C1#	20.62±2.22	C2#	19.46±2.21	C3#	23.47±2.24
D0	1.23±0.22	D1	1.42±0.32	D2	1.39±0.21	D3	1.68±0.32
D0#	1.94±0.25	D1#	2.98±0.23	D2#	1.46±0.25	D3#	2.54±0.33
E0	2.87±0.28	E1	3.03±0.31	E2	2.85±0.23		
F0	3.03±0.33	F1	2.19±0.25	F2	3.62±0.44		
F0#	4.19±0.34	F1#	3.94±0.28	F2#	1.69±0.32		
G0	2.67±0.31	G1	3.15±0.29	G2	2.85±0.43		
G0#	3.05±0.34	G1#	2.07±0.22	G2#	3.67±0.44		
A0	2.83±0.23	A1	1.94±0.32	A2	1.88±0.32		
A0#	1.64±0.25	A1#	1.85±0.27	A2#	2.01±0.27		
B0	16.41±2.18	B1	21.07±2.22	B2	17.43±2.18		

表 13　不同频率低频声波对商阳穴微循环的影响　（%）

频率	微循环改变	频率	微循环改变	频率	微循环改变	频率	微循环改变
C0	99.23±20.48	C1	69.23±14.18	C2	139.49±26.67	C3	69.12±8.74
C0#	17.23±4.78	C1#	18.27±4.67	C2#	16.58±5.49	C3#	16.23±4.21
D0	1.37±0.09	D1	1.78±0.24	D2	1.12±0.07	D3	1.02±0.07
D0#	3.56±0.21	D1#	2.87±0.26	D2#	2.65±0.23	D3#	3.28±0.27
E0	5.12±0.35	E1	3.56±0.31	E2	3.86±.063		
F0	4.67±0.38	F1	3.78±0.32	F2	1.98±0.27		
F0#	1.16±0.08	F1#	5.65±0.43	F2#	5.12±0.65		
G0	1.56±0.14	G1	3.10±0.29	G2	1.34±0.11		
G0#	2.12±0.16	G1#	1.65±0.16	G2#	2.12±0.24		
A0	2.32±0.27	A1	2.98±0.38	A2	3.56±0.32		
A0#	1.56±0.13	A1#	1.75±0.12	A2#	2.46±0.09		
B0	19.23±5.87	B1	19.12±4.38	B2	31.22±6.87		

表 14　不同频率低频声波对二间穴微循环的影响　（%）

频率	微循环改变	频率	微循环改变	频率	微循环改变	频率	微循环改变
C0	108.67±19.63	C1	52.23±7.38	C2	128.5±16.49	C3	57.19±7.25
C0#	15.12±4.28	C1#	15.12±2.76	C2#	18.16±4.38	C3#	11.59±2.64
D0	2.12±0.27	D1	1.08±0.16	D2	3.37±0.59	D3	2.18±0.27
D0#	3.76±0.25	D1#	2.56±0.24	D2#	1.76±0.17	D3#	1.68±0.31
E0	5.12±0.56	E1	3.98±0.23	E2	2.12±0.09		
F0	3.12±0.43	F1	2.95±0.33	F2	1.67±0.16		
F0#	1.03±0.08	F1#	3.26±0.37	F2#	3.12±0.33		
G0	2.56±0.26	G1	3.01±0.29	G2	2.06±0.12		
G0#	3.58±0.48	G1#	3.98±0.19	G2#	2.68±0.32		
A0	3.67±0.34	A1	5.8±0.34	A2	1.76±0.19		
A0#	5.19±0.15	A1#	6.14±0.73	A2#	2.19±0.25		
B0	18.23±4.32	B1	16.49±3.59	B2	27.16±3.69		

表 15　不同频率低频声波对三间穴微循环的影响　（%）

频率	微循环改变	频率	微循环改变	频率	微循环改变	频率	微循环改变
C0	89.12±15.74	C1	59.82±6.45	C2	106.39±16.47	C3	73.23±11.47
C0#	18.12±3.21	C1#	12.39±3.12	C2#	16.23±4.69	C3#	13.16±2.76
D0	1.03±0.06	D1	2.21±0.26	D2	3.28±0.36	D3	3.76±0.63
D0#	2.24±0.15	D1#	1.20±0.22	D2#	1.17±0.12	D3#	3.54±0.21
E0	1.12±0.08	E1	1.73±0.12	E2	2.67±0.23		
F0	1.14±0.12	F1	3.65±0.36	F2	3.08±0.29		
F0#	3.78±0.43	F1#	2.98±0.25	F2#	1.98±0.17		
G0	2.56±0.35	G1	3.87±0.37	G2	1.08±0.08		
G0#	2.12±0.18	G1#	4.29±0.45	G2#	2.87±0.38		
A0	1.45±0.14	A1	1.29±0.16	A2	3.64±0.36		
A0#	1.68±0.09	A1#	1.07±0.08	A2#	4.98±0.37		
B0	17.48±3.52	B1	10.17±2.84	B2	17.38±3.62		

表 16　不同频率低频声波对阳溪穴微循环的影响　（%）

频率	微循环改变	频率	微循环改变	频率	微循环改变	频率	微循环改变
C0	92.27±21.87	C1	55.98±6.49	C2	107.34±18.37	C3	77.56±9.26
C0#	18.37±5.24	C1#	18.76±2.69	C2#	22.38±3.76	C3#	14.78±3.64
D0	1.98±0.17	D1	3.79±0.48	D2	1.67±0.11	D3	1.98±0.29
D0#	3.91±0.38	D1#	3.28±0.15	D2#	1.98±0.09	D3#	2.29±0.12
E0	3.17±0.25	E1	3.03±0.27	E2	2.76±0.34		
F0	1.64±0.12	F1	2.67±0.26	F2	2.76±0.32		
F0#	2.45±0.24	F1#	2.54±0.19	F2#	1.19±0.03		
G0	3.56±0.34	G1	2.87±0.26	G2	2.07±0.26		
G0#	1.76±0.17	G1#	3.10±0.25	G2#	2.18±0.29		
A0	2.68±0.38	A1	2.67±0.27	A2	3.98±0.58		
A0#	1.87±0.05	A1#	2.08±0.09	A2#	4.18±0.39		
B0	17.98±3.27	B1	16.32±4.21	B2	19.27±1.87		

表 17　不同频率低频声波对曲池穴微循环的影响　（%）

频率	微循环改变	频率	微循环改变	频率	微循环改变	频率	微循环改变
C0	89.12±10.28	C1	48.86±4.38	C2	128.48±19.68	C3	66.47±4.37
C0#	18.39±5.98	C1#	20.17±5.98	C2#	19.23±3.28	C3#	15.38±3.28
D0	2.68±0.38	D1	1.67±0.28	D2	1.38±0.38	D3	1.76±0.27
D0#	2.69±0.17	D1#	2.87±0.38	D2#	4.98±0.36	D3#	2.28±0.31
E0	3.98±0.75	E1	2.17±0.27	E2	3.67±0.57		
F0	4.87±0.39	F1	2.97±0.38	F2	3.28±0.18		
F0#	3.18±0.64	F1#	4.28±0.27	F2#	2.97±0.38		
G0	2.87±0.37	G1	4.66±0.31	G2	2.29±0.31		
G0#	1.08±0.07	G1#	5.03±0.43	G2#	1.07±0.39		
A0	1.96±0.27	A1	3.76±0.34	A2	2.18±0.26		
A0#	2.08±0.10	A1#	2.19±0.02	A2#	3.68±0.18		
B0	18.19±1.37	B1	19.56±4.83	B2	17.89±2.70		

数据分析：

（一）不同频率声波对同一穴位的影响。由表 8～表 17 可以看出，不同频率的低频声波对同一穴位微循环的影响不同，差别十分显著。通过观察、分析、总结各表，可以得出如下结论：①C1 音（32.70Hz）对肺经穴位（少商、鱼际、太渊、经渠、尺泽）的微循环改变最显著，最高可达 132.67±11.33%，与其他各组相比，$P<0.01$，具有统计学意义。而且与该音为倍频关系的同名音 C0（16.35Hz）、C2（65.41Hz）、C3（130.81Hz），影响也比较显著，即能很好地提高这些穴位的微循环量。②C0、C1、C2、C3 音上下的几个半音，即 C0#、B0、C1#、B1、C2#、B2、C3#，对肺经穴位的微循环也有一定的提高作用，但比较微弱，循环增加量约 11%～19%。③其他乐音对肺经各穴位微循环的影响不大，在 5%以内，基本在基线附近波动。④C2 音（65.41Hz）对大肠经穴位（商阳、二间、三间、阳溪、曲池）的微循环改变最显著，最高可达 139.49±26.67%，与其他各组相比，$P<0.01$，具有统计学意义。而且与该音为倍频关系的同名音

C0（16.35Hz）、C1（32.70Hz）、C3（130.81Hz），影响也比较显著，能很好地提高这些穴位的微循环量。⑤C0、C1、C2、C3音上下的几个半音，即C0#、B0#、C1#、B1#、C2#、B2#、C3#，对大肠经穴位的微循环也有一定的提高作用，但比较微弱，循环增加量约11%～19%。⑥其他乐音对大肠经各穴位微循环的影响不大，在5%以内，基本在基线附近波段。⑦同样为同名音，相隔2个八度的音影响作用类似。即C1、C3对肺经及大肠经穴位影响程度相近；C0、C2对肺经及大肠经穴位的影响程度相似，这与笔者之前的理论推断（4倍倍频关系的音对脏腑共振影响相似）相符。

（二）同一频率声波对同一经络不同穴位的影响。由表8～表17可以看出，同一频率的声波对同一经络（心经或小肠经）不同穴位的影响大致相似。即能引起肺经（或大肠经）上某个穴位产生共振的频率也能引起该经其他穴位共振，反之亦然。体现了同一经络经气属性相同，一气贯通的特性。

（三）循经感传现象。30例观察对象在实验过程中，有10例在播放C0、C1、C2、C3时，有明显的经络传感现象，循行路线与《内经》描述的肺经、大肠经走向大致相同，最远可到胸部及大椎穴附近；有9例观察对象在播放C0、C1、C2、C3时，有上肢前部发热的感觉，并向头胸部传导。1例经络敏感者，感觉肺经经气在肩前部分成多支，分别到达大椎穴、肺腧穴、风池穴和天突穴附近，走到风池穴的经气继续进入了脑部；大肠经的经气，在肩髃穴分支，经肩上方至大椎穴，或至肺俞穴进入了后胸部，验证了肺与大肠相表里的密切联系。

本实验验证了肺经及大肠经腧穴对低频声波的选择性吸收，证明不同经络、不同腧穴具有各自的“共振频率”。该频率的声波能使该经络腧穴的气血循环发生显著的变化。其中肺经的共振频率为C1音（32.70Hz），大肠经的共振频率为C2音（65.41Hz）。

三、脾经与胃经的实验数据

不同频率低频声波对脾经及胃经五输穴局部微循环的影响，见表18～表27。

表 18　不同频率低频声波对隐白穴微循环的影响

频率	微循环改变	频率	微循环改变	频率	微循环改变	频率	微循环改变
C0	1.35±0.21	C1	1.33±0.82	C2	1.83±0.22	C3	1.85±0.22
C0#	1.58±0.32	C1#	1.44±0.18	C2#	1.44±0.24	C3#	1.94±0.32
D0	2.94±0.23	D1	2.19±0.47	D2	1.39±0.32	D3	3.62±0.53
D0#	3.29±0.43	D1#	3.06±0.52	D2#	2.65±0.33	D3#	2.67±0.53
E0	3.36±0.13	E1	3.07±0.27	E2	3.07±0.51		
F0	2.47±0.22	F1	1.85±0.30	F2	3.22±0.34		
F0#	3.42±0.20	F1#	1.94±0.31	F2#	1.87±0.22		
G0	1.88±0.09	G1	2.11±0.44	G2	1.62±0.14		
G0#	1.56±0.11	G1#	2.57±0.62	G2#	2.36±0.33		
A0	20.30±5.20	A1	12.31±3.12	A2	13.92±0.31		
A0#	111.37±11.10	A1#	55.20±5.54	A2#	89.42±5.12		
B0	21.13±5.21	B1	10.85±3.41	B2	12.41±0.42		

表 19　不同频率低频声波对大都穴微循环的影响　(%)

频率	微循环改变	频率	微循环改变	频率	微循环改变	频率	微循环改变
C0	1.48±0.01	C1	1.28±0.24	C2	1.83±0.41	C3	1.85±0.62
C0#	1.97±0.12	C1#	1.85±0.13	C2#	1.62±0.22	C3#	1.62±0.24
D0	2.30±0.03	D1	2.83±0.33	D2	1.89±0.41	D3	3.63±0.11
D0#	3.15±0.23	D1#	3.94±0.14	D2#	2.94±0.31	D3#	4.02±0.53
E0	2.62±0.23	E1	4.21±0.32	E2	3.02±0.40		
F0	1.83±0.52	F1	3.56±0.61	F2	4.11±0.22		
F0#	3.62±0.43	F1#	4.61±0.27	F2#	5.66±0.34		
G0	1.83±0.21	G1	2.66±0.31	G2	1.28±0.61		
G0#	3.64±0.25	G1#	3.07±0.36	G2#	3.02±0.53		
A0	19.24±4.21	A1	13.24±3.32	A2	16.13±3.25		
A0#	121.06±10.12	A1#	60.13±8.59	A2#	92.05±9.92		
B0	18.10±4.22	B1	12.96±4.10	B2	15.17±3.14		

表20　不同频率低频声波对太白穴微循环的影响　（%）

频率	微循环改变	频率	微循环改变	频率	微循环改变	频率	微循环改变
C0	2.85±0.23	C1	2.63±0.22	C2	3.62±0.14	C3	1.28±0.33
C0#	4.97±0.44	C1#	3.04±0.81	C2#	1.64±0.24	C3#	1.40±0.26
D0	3.02±0.32	D1	1.89±0.19	D2	2.61±0.31	D3	3.21±0.53
D0#	3.29±0.53	D1#	1.68±0.16	D2#	1.46±0.15	D3#	2.37±0.13
E0	3.62±0.24	E1	1.94±0.21	E2	1.67±0.42		
F0	3.88±0.39	F1	2.63±0.22	F2	2.31±0.30		
F0#	1.69±0.18	F1#	3.26±0.34	F2#	3.39±0.28		
G0	2.73±0.25	G1	3.94±0.30	G2	4.02±0.54		
G0#	2.62±0.17	G1#	3.85±0.24	G2#	5.11±0.35		
A0	19.21±3.22	A1	12.85±3.12	A2	15.94±4.45		
A0#	128.44±10.38	A1#	59.15±6.58	A2#	96.23±8.95		
B0	18.41±4.17	B1	13.62±3.15	B2	16.25±4.16		

表21　不同频率低频声波对商丘穴微循环的影响　（%）

频率	微循环改变	频率	微循环改变	频率	微循环改变	频率	微循环改变
C0	3.13±0.32	C1	1.88±0.02	C2	3.62±0.04	C3	1.88±0.02
C0#	3.02±0.43	C1#	1.96±0.03	C2#	3.27±0.02	C3#	1.79±0.02
D0	1.61±0.31	D1	2.02±0.03	D2	1.92±0.02	D3	2.13±0.03
D0#	1.81±0.40	D1#	4.09±0.03	D2#	1.88±0.01	D3#	2.14±0.03
E0	2.83±0.28	E1	3.11±0.03	E2	2.92±0.02		
F0	3.92±0.	F1	4.12±0.04	F2	3.67±0.04		
F0#	2.15±0.02	F1#	2.66±0.02	F2#	3.75±0.04		
G0	3.12±0.02	G1	3.41±0.03	G2	3.73±0.04		
G0#	4.03±0.03	G1#	3.77±0.02	G2#	2.92±0.03		
A0	19.24±0.20	A1	12.83±0.12	A2	12.85±0.15		
A0#	116.77±1.10	A1#	60.25±0.59	A2#	87.34±0.12		
B0	18.71±0.17	B1	11.62±0.11	B2	13.46±0.12		

表 22　不同频率低频声波对阴陵泉穴微循环的影响　（%）

频率	微循环改变	频率	微循环改变	频率	微循环改变	频率	微循环改变
C0	3.14±0.02	C1	1.89±0.02	C2	1.29±0.01	C3	1.63±0.02
C0#	1.45±0.02	C1#	1.77±0.03	C2#	1.83±0.02	C3#	1.42±0.02
D0	1.92±0.03	D1	2.19±0.03	D2	1.42±0.02	D3	1.29±0.03
D0#	1.62±0.03	D1#	2.03±0.02	D2#	2.97±0.01	D3#	3.26±0.03
E0	1.85±0.03	E1	2.09±0.03	E2	3.02±0.03		
F0	1.37±0.02	F1	1.92±0.02	F2	4.11±0.04		
F0#	2.42±0.02	F1#	1.85±0.02	F2#	2.30±0.03		
G0	3.02±0.02	G1	2.67±0.03	G2	2.51±0.03		
G0#	1.77±0.02	G1#	3.16±0.02	G2#	3.25±0.03		
A0	17.32±0.20	A1	13.04±0.12	A2	13.01±0.15		
A0#	120.60±1.10	A1#	55.35±0.58	A2#	89.26±0.90		
B0	16.88±0.17	B1	12.15±0.13	B2	12.63±0.14		

表 23　不同频率低频声波对厉兑穴微循环的影响　（%）

频率	微循环改变	频率	微循环改变	频率	微循环改变	频率	微循环改变
C0	1.34±0.13	C1	1.53±0.18	C2	1.17±0.08	C3	1.10±0.21
C0#	3.24±0.32	C1#	2.67±0.21	C2#	2.79±0.18	C3#	3.76±0.45
D0	3.56±0.27	D1	3.01±0.32	D2	3.54±0.43	D3	3.45±0.32
D0#	1.87±0.23	D1#	3.98±0.37	D2#	3.12±0.39	D3#	2.69±0.19
E0	4.32±0.47	E1	1.42±0.12	E2	6.14±1.24		
F0	1.84±0.21	F1	2.73±0.22	F2	2.76±0.43		
F0#	2.65±0.38	F1#	2.87±0.11	F2#	3.87±0.42		
G0	4.56±0.32	G1	4.87±0.41	G2	4.87±0.61		
G0#	4.37±0.36	G1#	4.12±0.29	G2#	4.67±0.58		
A0	11.25±1.03	A1	18.34±1.12	A2	21.67±4.17		
A0#	69.98±10.35	A1#	104.64±20.32	A2#	79.98±11.23		
B0	8.97±3.12	B1	18.56±5.21	B2	9.35±2.26		

表 24　不同频率低频声波对内庭穴微循环的影响　（%）

频率	微循环改变	频率	微循环改变	频率	微循环改变	频率	微循环改变
C0	1.03±0.15	C1	2.01±0.31	C2	1.08±0.09	C3	2.39±0.21
C0#	4.12±0.23	C1#	3.54±0.28	C2#	1.78±0.12	C3#	2.41±0.19
D0	1.98±0.12	D1	4.46±0.41	D2	2.45±0.32	D3	3.56±0.31
D0#	2.54±0.32	D1#	1.78±0.23	D2#	3.12±0.27	D3#	3.93±0.38
E0	1.70±0.09	E1	4.23±0.47	E2	3.26±0.38		
F0	3.12±0.23	F1	2.07±0.09	F2	1.65±0.17		
F0#	3.98±0.36	F1#	5.12±0.33	F2#	3.12±0.33		
G0	3.56±0.12	G1	3.12±0.43	G2	6.12±0.77		
G0#	6.54±0.76	G1#	3.12±0.21	G2#	2.01±0.23		
A0	19.34±3.56	A1	19.14±2.68	A2	18.13±3.58		
A0#	87.59±11.07	A1#	146.34±15.56	A2#	79.23±11.34		
B0	18.34±3.12	B1	15.78±3.67	B2	15.18±0.28		

表 25　不同频率低频声波对陷谷穴微循环的影响　（%）

频率	微循环改变	频率	微循环改变	频率	微循环改变	频率	微循环改变
C0	4.68±0.12	C1	1.82±0.06	C2	1.54±0.12	C3	1.67±0.12
C0#	6.23±0.32	C1#	3.12±0.23	C2#	2.56±0.32	C3#	3.19±0.23
D0	1.54±0.08	D1	3.69±0.32	D2	3.38±0.18	D3	2.78±0.19
D0#	1.45±0.12	D1#	3.02±0.32	D2#	3.31±0.76	D3#	1.56±0.06
E0	1.98±0.23	E1	4.67±0.25	E2	2.65±0.46		
F0	1.45±0.15	F1	5.23±0.23	F2	5.18±0.23		
F0#	2.67±0.23	F1#	1.98±0.08	F2#	6.29±0.87		
G0	2.16±0.12	G1	2.98±0.18	G2	1.32±0.12		
G0#	3.12±0.12	G1#	3.43±0.43	G2#	4.23±0.48		
A0	15.13±2.34	A1	11.49±3.27	A2	17.34±4.27		
A0#	79.62±8.74	A1#	142.35±26.5	A2#	87.23±18.46		
B0	19.48±4.12	B1	11.34±2.28	B2	16.36±5.14		

表 26　不同频率低频声波对解溪穴微循环的影响　（%）

频率	微循环改变	频率	微循环改变	频率	微循环改变	频率	微循环改变
C0	1.23±0.45	C1	1.22±0.51	C2	1.87±0.39	C3	2.44±0.59
C0#	2.02±0.29	C1#	2.94±0.88	C2#	1.49±0.22	C3#	2.48±0.66
D0	3.27±0.23	D1	4.30±0.92	D2	2.86±0.62	D3	3.86±0.47
D0#	1.44±0.33	D1#	2.15±0.27	D2#	3.59±0.57	D3#	3.64±0.55
E0	3.60±0.41	E1	3.56±0.59	E2	3.77±0.48		
F0	2.90±0.52	F1	2.57±0.42	F2	1.74±0.37		
F0#	3.15±0.61	F1#	5.00±0.38	F2#	3.77±1.06		
G0	4.02±0.52	G1	3.47±0.49	G2	4.18±0.79		
G0#	3.77±0.71	G1#	3.19±0.54	G2#	2.86±0.28		
A0	12.74±3.46	A1	15.85±2.80	A2	17.53±2.98		
A0#	78.21±10.06	A1#	133.04±20.62	A2#	67.39±10.54		
B0	14.77±3.55	B1	17.98±3.03	B2	12.39±4.64		

表 27　不同频率低频声波对足三里穴微循环的影响　（%）

频率	微循环改变	频率	微循环改变	频率	微循环改变	频率	微循环改变
C0	4.12±0.32	C1	5.12±0.45	C2	1.08±0.07	C3	1.01±0.12
C0#	5.23±0.42	C1#	1.03±0.07	C2#	1.24±0.12	C3#	2.04±0.09
D0	3.12±0.08	D1	4.12±0.37	D2	2.56±0.23	D3	2.83±0.13
D0#	3.98±0.36	D1#	4.23±0.28	D2#	1.67±0.13	D3#	3.39±0.32
E0	1.98±0.17	E1	1.76±0.23	E2	3.45±0.26		
F0	3.87±0.34	F1	4.67±0.36	F2	1.34±0.09		
F0#	3.12±0.28	F1#	5.39±0.62	F2#	2.01±0.11		
G0	4.23±0.23	G1	2.65±0.33	G2	4.12±0.37		
G0#	5.58±0.34	G1#	3.31±0.28	G2#	3.37±0.23		
A0	18.17±3.47	A1	18.48±3.29	A2	19.15±4.39		
A0#	87.34±17.67	A1#	104.56±20.23	A2#	75.18±12.56		
B0	15.12±3.15	B1	16.12±3.43	B2	21.17±4.59		

数据分析：

（一）不同频率声波对同一穴位的影响。由表18～表27可以看出，不同频率的低频声波对同一穴位微循环的影响不同，差别十分显著。通过观察、分析、总结各表，可以得出如下结论：①A0#音（29.14Hz）对脾经穴位（隐白、大都、太白、商丘、阴陵泉）的微循环改变最显著，最高可达128.44±10.38%，与其他各组相比，$P<0.01$，具有统计学意义。而且与该音为倍频关系的同名音A1#（58.27Hz）、A2#（116.54Hz），影响也比较显著，即能很好地提高这些穴位的微循环量。②A0#、A1#、A2#音上下的几个半音，即A0、B0、A1、B1、A2、B2，对脾经穴位的微循环也有一定的提高作用，但比较微弱，循环增加量约12%～22%。③其他乐音对脾经各穴位微循环的影响不大，在5%以内，基本在基线附近波动。④A1#音（58.27Hz）对胃经穴位（历兑、内庭、陷谷、解溪、足三里）的微循环改变最显著，最高可达146.34±15.56%，与其他各组相比，$P<0.01$，具有统计学意义。而且与该音为倍频关系的同名音A0#（29.14Hz）、A2#（116.54Hz），影响也比较显著，能很好地提高这些穴位的微循环量。⑤A0#、A1#、A2#音上下的几个半音，即A0、B0、A1、B1、A2、B2，对胃经穴位的微循环也有一定的提高作用，但比较微弱，循环增加量约11%～20%。⑥其他乐音对脾经各穴位微循环的影响不大，在5%以内，基本在基线附近波段。⑦同样为同名音，相隔2个八度的音影响作用类似。即A0#、A2#对脾胃经穴位影响程度相近，这与笔者之前的理论推断（4倍倍频关系的音对脏腑共振影响相似）相符。

（二）同一频率声波对同一经络不同穴位的影响。由表18～表27可以看出，同一频率的声波对同一经络（脾经或胃经）不同穴位的影响大致相似。即能引起脾经（或胃经）上某个穴位产生共振的频率也能引起该经其他穴位共振，反之亦然。体现了同一经络经气属性相同，一气贯通的特性。

（三）循经感传现象。30例观察对象在实验过程中，有13例在播放A0#、A1#、A2#时，有明显的经络感传现象，循行路线与《内经》描述的脾经、胃经走向大致相同，最远可到达腹部和面部；有10例观察对象在播放 A0#、A1#、A2# 时，有腿部发热的感觉，并向胸腹部和面部传导。1 例经络敏感者，感觉胃经经气由腹股沟分支入股骨颈，在肋骨下（脐上六寸）的不容穴入腹，由四白穴从内眼眶入脑；脾经的经气上行至喉咙后，又至对侧颅底，入脑。

本实验验证了脾胃经络腧穴对低频声波的选择性吸收，证明不同经络、不同腧穴具有各自的“共振频率”，该频率的声波能使该经络腧穴的气血循环发生显著的变化。其中脾经的共振频率为 A0# 音（29.14Hz），胃经的共振频率为 A1# 音（58.27Hz）。

四、心经与小肠经的实验数据

不同频率低频声波对心经及小肠经五输穴局部微循环的影响，见表 28～表 37。

表 28　不同频率低频声波对少冲穴微循环的影响

频率	微循环改变	频率	微循环改变	频率	微循环改变	频率	微循环改变
C0	1.26±0.31	C1	2.62±0.30	C2	1.28±0.21	C3	1.28±0.22
C0#	1.72±0.22	C1#	3.71±0.43	C2#	1.42±0.25	C3#	2.64±0.29
D0	2.85±0.33	D1	3.62±0.28	D2	1.85±0.28	D3	3.02±0.32
D0#	3.62±0.44	D1#	4.21±0.36	D2#	2.67±0.30	D3#	1.64±0.23
E0	13.46±2.14	E1	17.30±2.17	E2	12.85±2.13		
F0	67.41±5.66	F1	132.62±9.33	F2	68.02±6.70		
F0#	12.98±2.16	F1#	19.32±2.20	F2#	13.26±2.18		
G0	1.68±0.32	G1	2. 33±0.32	G2	3.63±0.40		
G0#	1.44±0.21	G1#	4.09±0.41	G2#	4.24±0.54		
A0	3.20±0.43	A1	1.52±0.31	A2	1.69±0.32		
A0#	1.62±0.21	A1#	1.67±0.24	A2#	2.85±0.33		
B0	1.97±0.20	B1	3.62±0.33	B2	3.63±0.41		

表 29　不同频率低频声波对少府穴微循环的影响　（%）

频率	微循环改变	频率	微循环改变	频率	微循环改变	频率	微循环改变
C0	2.63±0.42	C1	2.46±0.35	C2	1.85±0.32	C3	3.62±0.35
C0#	1.83±0.24	C1#	3.62±0.36	C2#	1.94±0.25	C3#	3.11±0.31
D0	1.42±0.21	D1	1.67±0.21	D2	2.03±0.28	D3	4.08±0.40
D0#	3.05±0.34	D1#	1.83±0.32	D2#	1.83±0.21	D3#	1.67±0.22
E0	23.41±3.24	E1	22.16±3.23	E2	13.98±2.13		
F0	65.19±5.67	F1	139.28±10.33	F2	70.30±6.70		
F0#	15.69±2.16	F1#	18.21±2.20	F2#	14.62±2.14		
G0	1.96±0.22	G1	1.45±0.32	G2	1.86±0.32		
G0#	2.33±0.24	G1#	2.66±0.33	G2#	1.62±0.21		
A0	2.41±0.23	A1	3.62±0.44	A2	1.77±0.32		
A0#	2.02±0.27	A1#	3.60±0.42	A2#	2.68±0.30		
B0	3.11±0.32	B1	2.32±0.35	B2	1.32±0.29		

表 30　不同频率低频声波对神门穴微循环的影响　（%）

频率	微循环改变	频率	微循环改变	频率	微循环改变	频率	微循环改变
C0	1.85±0.22	C1	3.07±0.33	C2	1.94±0.22	C3	3.63±0.44
C0#	1.68±0.32	C1#	3.15±0.43	C2#	1.62±0.25	C3#	2.61±0.25
D0	1.42±0.31	D1	2.83±0.25	D2	1.83±0.26	D3	3.29±0.34
D0#	1.83±0.21	D1#	2.11±0.24	D2#	3.74±0.27	D3#	1.65±0.22
E0	14.37±2.24	E1	18.62±2.18	E2	14.25±2.64		
F0	59.42±5.61	F1	123.40±11.33	F2	63.07±5.63		
F0#	13.62±2.17	F1#	20.18±3.10	F2#	13.76±2.43		
G0	1.43±0.32	G1	3.02±0.33	G2	1.83±0.42		
G0#	1.29±0.21	G1#	2.49±0.28	G2#	1.62±0.32		
A0	1.39±0.25	A1	3.67±0.44	A2	2.30±0.22		
A0#	2.06±0.29	A1#	2.17±0.32	A2#	3.11±0.43		
B0	2.18±0.28	B1	2.62±0.33	B2	3.74±0.34		

表 31　不同频率低频声波对灵道穴微循环的影响　（%）

频率	微循环改变	频率	微循环改变	频率	微循环改变	频率	微循环改变
C0	1.42±0.31	C1	1.63±0.27	C2	3.81±0.53	C3	1.83±0.20
C0#	1.67±0.20	C1#	1.42±0.23	C2#	4.20±0.59	C3#	1.69±0.22
D0	1.39±0.23	D1	1.69±0.28	D2	1.42±0.32	D3	2.49±0.33
D0#	2.63±0.28	D1#	1.37±0.31	D2#	1.82±0.35	D3#	3.10±0.43
E0	12.98±2.44	E1	14.63±2.35	E2	12.96±2.43		
F0	61.30±5.61	F1	109.73±11.54	F2	58.11±5.59		
F0#	11.26±2.32	F1#	15.29±2.46	F2#	13.25±2.18		
G0	3.62±0.44	G1	1.35±0.32	G2	3.62±0.44		
G0#	1.83±0.24	G1#	2.17±0.38	G2#	3.17±0.45		
A0	2.94±0.43	A1	2.43±0.40	A2	1.68±0.22		
A0#	3.62±0.54	A1#	3.09±0.42	A2#	2.94±0.33		
B0	1.89±0.32	B1	3.42±0.43	B2	1.68±0.32		

表 32　不同频率低频声波对少海穴微循环的影响　（%）

频率	微循环改变	频率	微循环改变	频率	微循环改变	频率	微循环改变
C0	1.85±0.24	C1	1.83±0.25	C2	1.83±0.21	C3	1.82±0.32
C0#	1.94±0.25	C1#	2.42±0.26	C2#	2.07±0.30	C3#	1.64±0.22
D0	1.64±0.21	D1	3.09±0.33	D2	3.12±0.31	D3	2.43±0.43
D0#	2.11±0.20	D1#	4.11±0.44	D2#	3.03±0.45	D3#	3.06±0.48
E0	13.42±2.34	E1	15.69±2.19	E2	11.49±2.17		
F0	55.13±4.55	F1	114.29±10.24	F2	57.80±5.57		
F0#	15.15±2.18	F1#	16.14±2.26	F2#	12.68±2.33		
G0	3.66±0.44	G1	1.83±0.22	G2	1.43±0.20		
G0#	3.77±0.41	G1#	1.44±0.20	G2#	1.29±0.29		
A0	3.15±0.30	A1	2.96±0.33	A2	1.68±0.27		
A0#	1.56±0.22	A1#	3.01±0.43	A2#	2.94±0.23		
B0	1.79±0.23	B1	3.85±0.46	B2	1.68±0.24		

表 33　不同频率低频声波对少泽穴微循环的影响　（%）

频率	微循环改变	频率	微循环改变	频率	微循环改变	频率	微循环改变
C0	1.08±0.08	C1	2.38±0.24	C2	2.87±0.19	C3	1.76±0.03
C0#	1.54±0.12	C1#	1.32±0.09	C2#	3.12±0.25	C3#	1.97±0.16
D0	1.12±0.07	D1	1.56±0.25	D2	3.37±0.42	D3	1.77±0.12
D0#	2.21±0.17	D1#	2.34±0.11	D2#	1.56±0.16	D3#	3.22±0.32
E0	18.56±3.45	E1	15.12±3.26	E2	19.23±3.89		
F0	103.86±10.14	F1	64.18±8.23	F2	136.23±24.38		
F0#	16.17±3.21	F1#	16.59±3.38	F2#	19.38±5.47		
G0	3.98±0.64	G1	4.12±0.64	G2	1.46±0.33		
G0#	3.32±0.23	G1#	3.38±0.34	G2#	1.07±0.09		
A0	2.19±0.12	A1	2.56±0.25	A2	3.42±0.37		
A0#	2.80±0.03	A1#	2.01±0.18	A2#	3.32±0.26		
B0	3.11±0.38	B1	1.07±0.08	B2	1.03±0.11		

表 34　不同频率低频声波对前谷穴微循环的影响　（%）

频率	微循环改变	频率	微循环改变	频率	微循环改变	频率	微循环改变
C0	1.21±0.13	C1	1.55±0.12	C2	2.12±0.21	C3	1.76±0.18
C0#	2.32±0.17	C1#	1.79±0.21	C2#	1.12±0.08	C3#	2.29±0.22
D0	4.32±0.35	D1	2.56±0.26	D2	2.68±0.12	D3	1.23±0.07
D0#	3.45±0.42	D1#	4.12±0.43	D2#	1.56±0.15	D3#	3.54±0.38
E0	18.34±4.57	E1	15.68±3.12	E2	17.23±4.56		
F0	98.12±15.57	F1	62.18±12.43	F2	132.56±24.75		
F0#	15.12±3.56	F1#	16.15±4.27	F2#	17.13±5.28		
G0	1.23±0.23	G1	3.26±0.57	G2	1.43±0.09		
G0#	1.34±0.17	G1#	3.21±0.39	G2#	1.23±0.08		
A0	1.45±0.14	A1	4.18±0.52	A2	2.65±0.18		
A0#	2.34±0.27	A1#	2.54±0.32	A2#	4.23±0.23		
B0	2.12±0.16	B1	2.36±0.17	B2	3.56±0.33		

表 35　不同频率低频声波对后溪穴微循环的影响　(%)

频率	微循环改变	频率	微循环改变	频率	微循环改变	频率	微循环改变
C0	1.99±0.09	C1	2.32±0.21	C2	1.87±0.12	C3	1.67±0.12
C0#	1.87±0.11	C1#	3.12±0.25	C2#	3.36±0.32	C3#	3.19±0.23
D0	1.34±0.14	D1	3.38±0.28	D2	3.45±0.17	D3	2.78±0.19
D0#	1.35±0.08	D1#	1.38±0.15	D2#	2.48±0.12	D3#	1.56±0.06
E0	15.23±2.47	E1	19.15±2.98	E2	18.29±3.62		
F0	108.12±23.69	F1	41.39±8.23	F2	129.89±18.47		
F0#	18.65±7.42	F1#	18.27±4.98	F2#	18.23±6.29		
G0	1.34±0.12	G1	3.67±0.35	G2	1.76±0.25		
G0#	2.76±0.23	G1#	3.12±0.28	G2#	1.87±0.07		
A0	4.12±0.37	A1	1.27±0.23	A2	1.45±0.11		
A0#	3.27±0.27	A1#	2.06±0.17	A2#	1.56±0.12		
B0	3.65±0.39	B1	2.84±0.23	B2	3.12±0.22		

表 36　不同频率低频声波对阳谷穴微循环的影响　(%)

频率	微循环改变	频率	微循环改变	频率	微循环改变	频率	微循环改变
C0	4.53±0.78	C1	1.56±0.12	C2	1.43±0.14	C3	1.56±0.09
C0#	2.87±0.23	C1#	1.99±0.11	C2#	1.98±0.26	C3#	1.87±0.24
D0	1.67±0.15	D1	3.23±0.36	D2	1.45±0.23	D3	3.83±0.31
D0#	1.67±0.08	D1#	3.78±0.32	D2#	1.98±0.27	D3#	1.15±0.26
E0	17.37±3.23	E1	18.16±4.25	E2	17.34±4.26		
F0	107.34±18.67	F1	69.37±15.38	F2	123.7±26.27		
F0#	13.17±2.69	F1#	17.23±5.10	F2#	12.36±3.76		
G0	1.54±0.12	G1	1.35±0.06	G2	1.89±0.34		
G0#	1.76±0.23	G1#	5.12±0.27	G2#	2.27±0.21		
A0	3.87±0.38	A1	3.18±0.17	A2	3.56±0.36		
A0#	3.97±0.35	A1#	3.12±0.31	A2#	5.12±0.33		
B0	5.23±3.52	B1	1.23±0.07	B2	5.01±0.27		

表 37　不同频率低频声波对小海穴微循环的影响　（%）

频率	微循环改变	频率	微循环改变	频率	微循环改变	频率	微循环改变
C0	2.54±0.36	C1	1.07±0.08	C2	3.29±0.32	C3	3.36±0.34
C0#	3.57±0.27	C1#	2.45±0.23	C2#	2.67±0.27	C3#	3.27±0.23
D0	1.56±0.12	D1	2.65±0.32	D2	5.12±0.34	D3	2.56±0.39
D0#	2.56±0.44	D1#	3.67±0.38	D2#	6.12±0.56	D3#	2.98±0.17
E0	16.12±3.65	E1	19.23±4.69	E2	18.17±8.39		
F0	107.58±19.58	F1	47.18±8.17	F2	133.20±16.48		
F0#	15.12±4.23	F1#	18.23±7.29	F2#	11.28±3.28		
G0	1.05±0.08	G1	1.57±0.17	G2	1.37±0.26		
G0#	1.59±0.15	G1#	2.56±0.21	G2#	2.54±0.23		
A0	2.48±0.25	A1	3.98±0.35	A2	3.16±0.33		
A0#	3.89±0.46	A1#	1.07±0.12	A2#	4.87±0.41		
B0	3.98±0.65	B1	3.43±0.26	B2	3.21±0.29		

数据分析：

（一）不同频率声波对同一穴位的影响。由表 28～表 37 可以看出，不同频率的低频声波对同一穴位微循环的影响不同，差别十分显著。通过观察、分析、总结各表，可以得出如下结论：①F1 音（43.65Hz）对心经穴位（少冲、少府、神门、灵道、少海）的微循环改变最显著，最高可达 139.28±10.33%，与其他各组相比，$P<0.01$，具有统计学意义。而且与该音为倍频关系的同名音 F0（21.83Hz）、F2（87.31Hz），影响也比较显著，即能很好地提高这些穴位的微循环量。②F0、F1、F2 音上下的几个半音，即 E0、F0#、E1、F1#、E2、F2#，对心经穴位的微循环也有一定的提高作用，但比较微弱，循环增加量约 11%～19%。③其他乐音对心经各穴位微循环的影响不大，在 5%以内，基本在基线附近波动。④F2 音(87.31Hz）对小肠经穴位（少泽、前谷、后溪、阳谷、小海）的微循环改变最显著，最高可达 136.23±24.38%，与其他各组相比，$P<0.01$，具有统计学意义。而且与该音为倍频关系的同名音 F0（21.83Hz）、F1 音

(43.65Hz)，影响也比较显著，能很好地提高这些穴位的微循环量。⑤F0、F1、F2 音上下的几个半音，即 E0、F0#、E1、F1#、E2、F2#，对小肠经穴位的微循环也有一定的提高作用，但比较微弱，循环增加量约 11%～19%。⑥其他乐音对小肠经各穴位微循环的影响不大，在 5%以内，基本在基线附近波段。⑦同样为同名音，相隔 2 个八度的音影响作用类似。即 F0、F2 对心经及小肠经穴位的影响程度相似，这与笔者之前的理论推断（4 倍倍频关系的音对脏腑共振影响相似）相符。

（二）同一频率声波对同一经络不同穴位的影响。由表 28～表 37 可以看出，同一频率的声波对同一经络（心经或小肠经）不同穴位的影响大致相似。即能引起心经（或小肠经）上某个穴位产生共振的频率也能引起该经其他穴位共振，反之亦然。体现了同一经络经气属性相同，一气贯通的特性。

（三）循经感传现象。30 例观察对象在实验过程中，有 11 例在播放 F0、F1、F2 时，有明显的经络感传现象，循行路线与《内经》描述的心经、小肠经走向大致相同，最远可到胸部及大椎穴附近；有 7 例观察对象在播放 F0、F1、F2 时，有上肢后部发热的感觉，并向头胸部传导。1 例经络敏感者，感觉心经经气在极泉穴分支，分别到达心腧穴、大椎穴、膈部，或上行至喉咙，到舌尖，经目后入脑；小肠经经气上行至臑俞穴分支，一支到达心腧穴，一部分入胸，一部分继续沿膀胱经下行至小肠俞入腹，另一分支到大椎穴。

本实验验证了心经及小肠经腧穴对低频声波的选择性吸收，证明不同经络、不同腧穴具有各自的“共振频率”，该频率的声波能使该经络腧穴的气血循环发生显著的变化。其中心经的共振频率为 F1 音（43.65Hz），小肠经的共振频率为 F2 音（43.65Hz）。

五、肾经与膀胱经的实验数据

不同频率低频声波对肾经及膀胱经五输穴局部微循环的影响，见表 38～表 47。

表 38 不同频率低频声波对涌泉穴微循环的影响

频率	微循环改变	频率	微循环改变	频率	微循环改变	频率	微循环改变
C0	3.14±0.22	C1	1.28±0.25	C2	3.80±0.52	C3	1.22±0.22
C0#	3.50±0.24	C1#	2.94±0.21	C2#	3.92±0.26	C3#	3.08±0.32
D0	2.92±0.30	D1	3.00±0.33	D2	3.11±0.43	D3	1.89±0.33
D0#	1.87±0.23	D1#	4.25±0.44	D2#	4.20±0.41	D3#	2.81±0.40
E0	2.13±0.53	E1	3.80±0.53	E2	1.94±0.20		
F0	3.29±0.52	F1	3.74±0.50	F2	2.39±0.24		
F0#	13.79±1.43	F1#	17.76±2.18	F2#	13.68±2.12		
G0	67.39±5.68	G1	122.85±11.23	G2	72.64±6.73		
G0#	12.36±1.22	G1#	19.88±2.26	G2#	14.92±2.15		
A0	1.89±0.22	A1	4.27±0.34	A2	4.21±0.41		
A0#	1.94±0.34	A1#	3.24±0.54	A2#	4.92±0.34		
B0	2.07±0.25	B1	3.92±0.44	B2	3.75±0.24		

表 39 不同频率低频声波对然谷穴微循环的影响 (%)

频率	微循环改变	频率	微循环改变	频率	微循环改变	频率	微循环改变
C0	3.07±0.54	C1	1.85±0.32	C2	3.02±0.22	C3	1.83±0.24
C0#	2.82±0.24	C1#	1.42±0.21	C2#	3.07±0.36	C3#	1.92±0.27
D0	1.79±0.23	D1	1.29±0.33	D2	1.76±0.43	D3	1.68±0.38
D0#	2.90±0.25	D1#	4.85±0.24	D2#	2.09±0.52	D3#	2.91±0.23
E0	3.14±0.53	E1	3.90±0.35	E2	2.11±0.26		
F0	3.25±0.42	F1	2.14±0.36	F2	3.12±0.40		
F0#	14.36±2.13	F1#	18.02±2.18	F2#	14.03±2.25		
G0	55.28±5.58	G1	119.42±10.23	G2	64.17±5.63		
G0#	15.03±2.15	G1#	17.84±2.31	G2#	13.92±2.15		
A0	2.85±0.42	A1	3.13±0.24	A2	3.17±0.44		
A0#	2.92±0.25	A1#	1.92±0.24	A2#	3.94±0.34		
B0	3.03±0.28	B1	1.78±0.32	B2	1.85±0.22		

表 40　不同频率低频声波对太溪穴微循环的影响　（%）

频率	微循环改变	频率	微循环改变	频率	微循环改变	频率	微循环改变
C0	3.70±0.32	C1	1.22±0.32	C2	3.22±0.32	C3	2.19±0.32
C0#	2.92±0.24	C1#	1.88±0.41	C2#	2.77±0.25	C3#	3.06±0.28
D0	1.98±0.33	D1	2.14±0.53	D2	3.90±0.28	D3	3.17±0.30
D0#	1.81±0.24	D1#	2.60±0.24	D2#	3.02±0.43	D3#	1.87±0.23
E0	2.33±0.45	E1	3.92±0.43	E2	2.70±0.33		
F0	3.92±0.33	F1	4.87±0.42	F2	2.19±0.54		
F0#	14.25±2.41	F1#	19.26±2.18	F2#	13.47±2.32		
G0	63.17±5.68	G1	105.84±10.21	G2	70.30±6.73		
G0#	13.16±2.12	G1#	18.42±2.30	G2#	12.85±2.13		
A0	1.29±0.22	A1	4.85±0.44	A2	3.18±0.24		
A0#	2.36±0.23	A1#	4.56±0.46	A2#	2.95±0.38		
B0	3.07±0.42	B1	2.99±0.23	B2	3.03±0.37		

表 41　不同频率低频声波对复溜穴微循环的影响　（%）

频率	微循环改变	频率	微循环改变	频率	微循环改变	频率	微循环改变
C0	1.82±0.30	C1	1.88±0.25	C2	2.83±0.24	C3	1.22±0.32
C0#	1.63±0.21	C1#	3.628±0.23	C2#	2.31±0.26	C3#	3.03±0.42
D0	1.69±0.32	D1	3.24±0.37	D2	2.59±0.33	D3	2.15±0.23
D0#	2.08±0.41	D1#	3.59±0.40	D2#	3.07±0.26	D3#	2.54±0.28
E0	3.69±0.33	E1	2.80±0.35	E2	3.69±0.36		
F0	2.88±0.22	F1	3.02±0.28	F2	3.16±0.47		
F0#	13.95±2.24	F1#	19.15±2.18	F2#	14.96±2.15		
G0	52.39±4.55	G1	109.37±10.25	G2	60.42±5.60		
G0#	12.35±2.22	G1#	18.27±3.21	G2#	13.15±2.42		
A0	1.43±0.30	A1	1.81±0.42	A2	1.83±0.52		
A0#	2.55±0.25	A1#	1.79±0.27	A2#	2.92±0.44		
B0	3.01±0.31	B1	3.07±0.30	B2	3.09±0.54		

表 42　不同频率低频声波对阴谷穴微循环的影响　（%）

频率	微循环改变	频率	微循环改变	频率	微循环改变	频率	微循环改变
C0	4.00±0.43	C1	3.49±0.23	C2	4.15±0.24	C3	1.66±0.28
C0#	1.99±0.33	C1#	3.93±0.53	C2#	2.19±0.37	C3#	2.73±0.22
D0	3.20±0.42	D1	3.85±0.46	D2	3.92±0.48	D3	3.19±0.43
D0#	1.98±0.31	D1#	2.99±0.41	D2#	4.02±0.56	D3#	4.03±0.33
E0	2.17±0.20	E1	3.17±0.38	E2	3.88±0.33		
F0	3.02±0.22	F1	3.89±0.35	F2	4.13±0.28		
F0#	12.19±2.40	F1#	18.44±2.18	F2#	12.94±2.17		
G0	58.44±4.58	G1	113.29±10.28	G2	67.40±5.70		
G0#	13.20±2.62	G1#	19.28±3.15	G2#	13.29±2.19		
A0	4.05±0.38	A1	2.14±0.34	A2	5.00±0.54		
A0#	1.81±0.37	A1#	3.23±0.38	A2#	1.69±0.35		
B0	2.67±0.42	B1	4.13±0.51	B2	2.33±0.26		

表 43　不同频率低频声波对至阴穴微循环的影响　（%）

频率	微循环改变	频率	微循环改变	频率	微循环改变	频率	微循环改变
C0	1.76±0.43	C1	2.12±0.12	C2	2.96±0.32	C3	2.12±0.34
C0#	3.26±0.52	C1#	1.32±0.07	C2#	3.32±0.37	C3#	3.15±0.48
D0	2.38±0.23	D1	3.67±0.35	D2	3.57±0.21	D3	3.65±0.45
D0#	4.38±0.65	D1#	3.46±0.43	D2#	4.87±0.54	D3#	1.34±0.21
E0	1.98±0.34	E1	3.12±0.33	E2	3.11±0.25		
F0	3.98±0.65	F1	2.32±0.21	F2	1.34±0.42		
F0#	19.34±6.32	F1#	10.16±2.02	F2#	17.68±5.23		
G0	89.57±8.79	G1	50.12±7.85	G2	99.46±20.32		
G0#	12.87±2.67	G1#	10.26±3.27	G2#	17.87±4.32		
A0	1.03±0.23	A1	3.18±0.43	A2	1.45±0.19		
A0#	1.68±0.34	A1#	3.39±0.53	A2#	3.36±0.52		
B0	1.32±0.31	B1	3.32±0.42	B2	5.12±0.78		

表 44　不同频率低频声波对足通谷穴微循环的影响　(%)

频率	微循环改变	频率	微循环改变	频率	微循环改变	频率	微循环改变
C0	1.02±0.21	C1	3.45±0.32	C2	1.32±0.21	C3	1.06±0.32
C0#	1.56±0.33	C1#	2.89±0.26	C2#	2.21±0.32	C3#	4.12±0.87
D0	2.32±0.25	D1	3.67±0.53	D2	4.24±0.37	D3	3.78±0.95
D0#	2.65±0.43	D1#	3.10±0.28	D2#	2.52±0.38	D3#	3.29±0.47
E0	2.45±0.39	E1	2.32±0.27	E2	1.56±0.32		
F0	3.45±0.42	F1	2.98±0.42	F2	2.65±0.36		
F0#	10.15±2.12	F1#	8.63±2.56	F2#	10.54±3.46		
G0	88.98±12.56	G1	51.32±8.32	G2	130.34±20.65		
G0#	9.67±2.36	G1#	13.88±3.29	G2#	10.28±3.28		
A0	1.02±0.14	A1	2.18±0.46	A2	1.87±0.34		
A0#	1.46±0.32	A1#	3.67±0.43	A2#	2.67±0.42		
B0	1.98±0.28	B1	4.65±0.38	B2	2.78±0.39		

表 45　不同频率低频声波对束骨穴微循环的影响　(%)

频率	微循环改变	频率	微循环改变	频率	微循环改变	频率	微循环改变
C0	3.01±0.25	C1	1.03±0.12	C2	3.02±0.32	C3	4.32±0.47
C0#	1.56±0.11	C1#	1.45±0.13	C2#	2.96±0.28	C3#	2.43±0.23
D0	1.22±0.082	D1	3.15±0.23	D2	2.06±0.52	D3	1.98±0.22
D0#	1.36±0.11	D1#	1.25±0.17	D2#	3.94±0.67	D3#	1.03±0.21
E0	2.13±0.29	E1	1.23±0.22	E2	1.37±0.21		
F0	1.46±0.12	F1	2.26±0.34	F2	3.67±0.46		
F0#	19.98±2.63	F1#	10.24±1.26	F2#	18.93±3.26		
G0	99.5±23.5	G1	52.36±7.65	G2	104.6±20.3		
G0#	12.34±2.34	G1#	10.15±1.48	G2#	12.37±2.98		
A0	3.45±0.16	A1	1.68±0.33	A2	2.87±0.67		
A0#	2.12±0.11	A1#	2.67±0.67	A2#	3.69±0.38		
B0	4.35±0.23	B1	3.23±0.23	B2	2.67±0.29		

表 46　不同频率低频声波对昆仑穴微循环的影响　（%）

频率	微循环改变	频率	微循环改变	频率	微循环改变	频率	微循环改变
C0	2.32±0.23	C1	1.85±0.22	C2	1.04±0.13	C3	1.02±0.15
C0#	3.28±0.35	C1#	1.57±0.31	C2#	2.15±0.42	C3#	1.98±0.23
D0	1.78±0.12	D1	1.35±0.15	D2	3.53±0.23	D3	1.32±0.28
D0#	3.12±0.35	D1#	3.45±0.35	D2#	5.24±0.35	D3#	2.15±0.23
E0	2.45±0.27	E1	2.98±0.52	E2	2.56±0.32		
F0	3.87±0.56	F1	2.65±0.31	F2	2.13±0.22		
F0#	14.9±1.85	F1#	10.5±1.02	F2#	32.3±3.56		
G0	89.45±21.7	G1	54.95±8.87	G2	102.45±27.4		
G0#	10.26±1.56	G1#	12.56±1.37	G2#	15.65±2. 25		
A0	2.07±0.25	A1	3.53±0.46	A2	2.03±0.12		
A0#	1.27±0.12	A1#	2.98±0.35	A2#	1.98±0.32		
B0	3.25±0.35	B1	2.56±0.23	B2	3.05±0.22		

表 47　不同频率低频声波对委中穴微循环的影响　（%）

频率	微循环改变	频率	微循环改变	频率	微循环改变	频率	微循环改变
C0	1.25±0.08	C1	3.15±0.33	C2	2.38±0.38	C3	1.56±018
C0#	1.91±0.11	C1#	2.86±0.41	C2#	2.97±0.29	C3#	2.92±0.26
D0	2.13±0.13	D1	3.12±0.27	D2	4.7±0.63	D3	3.16±0.52
D0#	2.15±0.11	D1#	1.68±0.08	D2#	1.98±0.12	D3#	3.15±0.32
E0	1.98±0.087	E1	2.05±0.11	E2	1.08±0.07		
F0	4.2±0.34	F1	3.08±0.67	F2	3.53±0.23		
F0#	15.08±1.13	F1#	3.90±0.42	F2#	20.54±3.28		
G0	88.94±11.4	G1	58.9±7.23	G2	99.57±19.8		
G0#	16.67±1.32	G1#	13.8±1.97	G2#	24.96±2.4		
A0	3.56±0.41	A1	2.02±0.17	A2	1.56±0.32		
A0#	5.12±064	A1#	2.15±0.27	A2#	3.19±0.41		
B0	3.15±0.46	B1	1.35±0.035	B2	3.82±0.47		

数据分析：

（一）不同频率声波对同一穴位的影响。由表38～表47可以看出，不同频率的低频声波对同一穴位微循环的影响不同，差别十分显著。通过观察、分析、总结各表，可以得出如下结论：①G1音（49.00Hz）对肾经穴位（涌泉、然谷、太溪、复溜、阴谷）的微循环改变最显著，最高可达122.85±11.23%，与其他各组相比，$P<0.01$，具有统计学意义。而且与该音为倍频关系的同名音G0（24.50Hz）、G2（98.00Hz）影响也比较显著，即能很好地提高这些穴位的微循环量。②G0、G1、G2音上下的几个半音，即F0#、G0#、F1#、G1#、F2#、G2#，对肾经穴位的微循环也有一定的提高作用，但比较微弱，循环增加量约11%～19%。③其他乐音对肾经各穴位微循环的影响不大，在5%以内，基本在基线附近波动。④G2音（98.00Hz）对膀胱经穴位（至阴、足通谷、束骨、昆仑、委中）的微循环改变最显著，最高可达130.34±20.65%，与其他各组相比，$P<0.01$，具有统计学意义。而且与该音为倍频关系的同名音G0（24.50Hz）、G1（49.00Hz）影响也比较显著，能很好地提高这些穴位的微循环量。⑤G0、G1、G2音上下的几个半音，即F0#、G0#、F1#、G1#、F2#、G2#，对膀胱经穴位的微循环也有一定的提高作用，但比较微弱，循环增加量约11%～19%。⑥其他乐音对膀胱经各穴位微循环的影响不大，在5%以内，基本在基线附近波段。⑦同样为同名音，相隔2个八度的音影响作用类似。即G0、G1对肾经及膀胱经穴位影响程度相近，这与笔者之前的理论推断（4倍倍频关系的音对脏腑共振影响相似）相符。

（二）同一频率声波对同一经络不同穴位的影响。由表38～表47可以看出，同一频率的声波对同一经络（肾经或膀胱经）不同穴位的影响大致相似。即能引起肾经（或膀胱经）上某个穴位产生共振的频率也能引起该经其他穴位共振，反之亦然。体现了同一经络经气属性相同，一气贯通的特性。

（三）循经感传现象。30例观察对象在实验过程中，有9例在播放G0、G1、G2时，有明显的经络感传现象，循行路线与《内经》描述的肾经、膀胱经走向大致相同，最远可到后头部或胸部；有7例观察对象在播放G0、G1、G2时，有腿部后侧发热或麻木的感觉，并向躯干传导。1例经络敏感者，感觉肾经的经气，在肾区附近内部分支，向右到了肝区，向上到了肺部，继续上行至喉咙，最终入脑干附近；膀胱经的经气，在膀胱俞附近分支，一支入小腹到同侧膀胱附近，二支沿体表绕行至肾经的胞肓穴入腹，再下行至膀胱附近。

本实验验证了肾经及膀胱经腧穴对低频声波的选择性吸收，证明不同经络、不同腧穴具有各自的“共振频率”，该频率的声波能使该经络腧穴的气血循环发生显著的变化。其中肾经的共振频率为G1音（49.00Hz），膀胱经的共振频率为G2音（98.00Hz）。

六、心包经与三焦经的实验数据

不同频率低频声波对心包经及三焦经五输穴局部微循环的影响，见表48～表57。

表48　不同频率低频声波对中冲穴微循环的影响

频率	微循环改变	频率	微循环改变	频率	微循环改变	频率	微循环改变
C0	3.62±0.34	C1	3.83±0.35	C2	1.12±0.21	C3	1.89±0.21
C0#	3.43±0.35	C1#	3.62±0.41	C2#	2.30±0.26	C3#	2.31±0.22
D0	1.68±0.22	D1	1.64±0.22	D2	3.05±0.33	D3	1.67±0.28
D0#	2.05±0.25	D1#	2.83±0.28	D2#	2.18±0.34	D3#	2.89±0.33
E0	2.17±0.24	E1	1.68±0.29	E2	2.70±0.35		
F0	2.43±0.28	F1	2.85±0.32	F2	3.12±0.42		
F0#	2.52±0.29	F1#	1.64±0.33	F2#	3.64±0.44		
G0	1.63±0.22	G1	1.82±0.21	G2	3.18±0.43		
G0#	15.21±2.15	G1#	19.21±2.20	G2#	15.02±2.27		
A0	61.30±5.59	A1	117.62±10.25	A2	62.67±6.71		
A0#	17.31±2.18	A1#	16.31±2.47	A2#	13.42±2.14		
B0	3.20±0.34	B1	1.68±0.32	B2	2.54±0.53		

表 49 不同频率低频声波对劳宫穴微循环的影响 (%)

频率	微循环改变	频率	微循环改变	频率	微循环改变	频率	微循环改变
C0	2.31±0.24	C1	2.13±0.24	C2	1.23±0.25	C3	2.21±0.34
C0#	1.64±0.22	C1#	2.62±0.26	C2#	1.46±0.34	C3#	3.06±0.43
D0	2.85±0.33	D1	1.83±0.32	D2	2.92±0.39	D3	2.92±0.23
D0#	3.92±0.35	D1#	1.46±0.21	D2#	3.07±0.45	D3#	1.49±0.20
E0	2.71±0.25	E1	2.35±0.22	E2	4.05±0.54		
F0	1.85±0.29	F1	3.17±0.33	F2	2.93±0.23		
F0#	3.26±0.43	F1#	3.29±0.43	F2#	1.42±0.22		
G0	3.17±0.44	G1	1.92±0.22	G2	1.63±0.28		
G0#	15.02±2.62	G1#	18.69±2.40	G2#	14.36±2.15		
A0	58.27±5.60	A1	109.27±9.11	A2	50.68±3.21		
A0#	13.45±2.65	A1#	17.89±2.51	A2#	15.28±2.19		
B0	3.15±0.53	B1	3.22±0.43	B2	1.98±0.22		

表 50 不同频率低频声波对大陵穴微循环的影响 (%)

频率	微循环改变	频率	微循环改变	频率	微循环改变	频率	微循环改变
C0	3.22±0.33	C1	2.94±0.32	C2	2.15±0.42	C3	3.02±0.53
C0#	1.35±0.21	C1#	1.68±0.22	C2#	3.06±0.33	C3#	3.17±0.51
D0	2.56±0.23	D1	3.15±0.33	D2	2.92±0.29	D3	2.86±0.33
D0#	3.23±0.34	D1#	3.20±0.35	D2#	1.25±0.20	D3#	2.37±0.35
E0	1.28±0.22	E1	1.64±0.22	E2	1.33±0.24		
F0	1.29±0.26	F1	1.85±0.25	F2	1.29±0.21		
F0#	3.02±0.43	F1#	3.27±0.34	F2#	2.61±0.28		
G0	4.15±0.54	G1	3.28±0.31	G2	3.02±0.40		
G0#	13.62±2.17	G1#	18.37±2.27	G2#	13.29±2.15		
A0	59.26±5.61	A1	122.43±10.29	A2	64.13±5.61		
A0#	12.62±2.55	A1#	19.88±2.59	A2#	14.30±2.45		
B0	2.61±0.23	B1	3.19±0.43	B2	4.02±0.54		

表 51　不同频率低频声波对间使穴微循环的影响　（%）

频率	微循环改变	频率	微循环改变	频率	微循环改变	频率	微循环改变
C0	1.88±0.22	C1	3.62±0.43	C2	3.62±0.31	C3	3.20±0.42
C0#	1.42±0.21	C1#	3.71±0.51	C2#	3.72±0.43	C3#	3.42±0.43
D0	1.29±0.20	D1	3.02±0.41	D2	2.94±0.33	D3	1.69±0.20
D0#	1.88±0.23	D1#	1.62±0.22	D2#	3.05±0.35	D3#	2.35±0.28
E0	3.20±0.35	E1	1.85±0.25	E2	2.11±0.26		
F0	2.41±0.36	F1	2.13±0.33	F2	1.88±0.22		
F0#	2.06±0.30	F1#	3.02±0.42	F2#	2.94±0.32		
G0	3.02±0.33	G1	1.80±0.32	G2	3.02±0.41		
G0#	14.37±2.35	G1#	18.01±2.28	G2#	13.21±2.43		
A0	57.21±5.61	A1	128.46±10.31	A2	60.26±5.65		
A0#	15.21±2.13	A1#	17.28±2.34	A2#	14.02±2.34		
B0	1.94±0.21	B1	2.73±0.33	B2	4.26±0.45		

表 52　不同频率低频声波对曲泽穴微循环的影响　（%）

频率	微循环改变	频率	微循环改变	频率	微循环改变	频率	微循环改变
C0	1.28±0.21	C1	1.22±0.20	C2	1.85±0.21	C3	1.85±0.32
C0#	1.66±0.25	C1#	1.85±0.21	C2#	2.62±0.32	C3#	1.63±0.29
D0	2.15±0.24	D1	3.19±0.33	D2	3.63±0.43	D3	2.41±0.23
D0#	3.03±0.30	D1#	3.62±0.44	D2#	4.21±0.45	D3#	3.09±0.43
E0	4.29±0.34	E1	1.84±0.22	E2	3.97±0.40		
F0	5.10±0.44	F1	2.39±0.23	F2	2.10±0.23		
F0#	3.61±0.40	F1#	1.68±0.25	F2#	3.05±0.33		
G0	2.17±0.22	G1	2.39±0.28	G2	4.11±0.47		
G0#	13.02±2.43	G1#	17.48±2.26	G2#	13.29±2.55		
A0	55.06±4.60	A1	102.61±9.18	A2	62.30±2.69		
A0#	15.02±2.15	A1#	18.02±2.28	A2#	14.30±2.34		
B0	3.28±0.33	B1	3.29±0.43	B2	4.17±0.44		

表 53　不同频率低频声波对关冲穴微循环的影响　（%）

频率	微循环改变	频率	微循环改变	频率	微循环改变	频率	微循环改变
C0	1.65±0.23	C1	1.97±0.05	C2	1.76±0.28	C3	1.67±0.39
C0#	3.87±0.36	C1#	1.26±0.11	C2#	3.23±0.91	C3#	1.39±0.23
D0	3.25±0.25	D1	1.78±0.21	D2	2.98±0.32	D3	2.47±0.32
D0#	1.98±0.23	D1#	3.18±0.24	D2#	3.32±0.28	D3#	2.68±0.31
E0	3.49±0.32	E1	2.89±0.17	E2	4.98±0.38		
F0	2.98±0.27	F1	3.56±0.27	F2	4.87±0.49		
F0#	2.12±0.14	F1#	3.27±0.37	F2#	1.23±0.18		
G0	1.78±0.27	G1	3.19±0.28	G2	2.38±0.29		
G0#	17.27±3.27	G1#	17.38±5.34	G2#	19.27±4.29		
A0	97.56±17.56	A1	60.17±8.38	A2	107.39±14.68		
A0#	12.18±2.68	A1#	18.28±7.29	A2#	10.38±3.29		
B0	2.11±0.17	B1	3.18±0.76	B2	3.21±0.45		

表 54　不同频率低频声波对液门穴微循环的影响　（%）

频率	微循环改变	频率	微循环改变	频率	微循环改变	频率	微循环改变
C0	1.56±0.12	C1	2.18±0.23	C2	2.19±0.32	C3	1.32±0.21
C0#	1.67±0.32	C1#	3.19±0.18	C2#	1.83±0.15	C3#	3.90±0.29
D0	2.87±0.21	D1	4.58±0.44	D2	2.01±0.21	D3	3.39±0.38
D0#	3.19±0.19	D1#	4.23±0.27	D2#	3.78±0.27	D3#	4.12±0.12
E0	3.23±0.38	E1	7.23±1.58	E2	3.10±0.19		
F0	3.28±0.29	F1	4.18±0.87	F2	4.52±0.38		
F0#	6.12±0.72	F1#	3.02±0.45	F2#	4.32±0.49		
G0	3.27±0.26	G1	1.04±0.28	G2	1.27±0.28		
G0#	10.23±2.56	G1#	10.28±2.45	G2#	18.39±3.27		
A0	93.17±17.48	A1	67.28±12.45	A2	106.19±12.63		
A0#	14.17±4.18	A1#	17.39±4.76	A2#	17.28±3.76		
B0	2.43±0.36	B1	2.48±0.26	B2	1.08±0.28		

表 55 不同频率低频声波对中渚穴微循环的影响 (%)

频率	微循环改变	频率	微循环改变	频率	微循环改变	频率	微循环改变
C0	1.19±0.21	C1	4.27±0.48	C2	1.45±0.10	C3	1.30±0.29
C0#	2.38±0.29	C1#	4.28±0.39	C2#	2.10±0.18	C3#	3.18±0.26
D0	1.67±0.09	D1	1.09±0.32	D2	3.18±0.21	D3	2.78±0.23
D0#	1.48±0.02	D1#	1.87±0.32	D2#	1.98±0.21	D3#	3.29±0.27
E0	3.87±0.36	E1	1.38±0.21	E2	2.56±0.38		
F0	1.38±0.21	F1	2.87±0.27	F2	3.29±0.18		
F0#	1.87±0.28	F1#	3.19±0.23	F2#	2.98±0.37		
G0	1.90±0.28	G1	4.38±0.37	G2	3.09±0.36		
G0#	18.68±4.78	G1#	19.28±4.38	G2#	18.48±2.27		
A0	88.37±18.47	A1	50.38±8.28	A2	115.37±18.21		
A0#	19.23±3.28	A1#	16.38±3.20	A2#	18.46±3.28		
B0	4.57±0.46	B1	4.83±0.37	B2	3.27±0.38		

表 56 不同频率低频声波对支沟穴微循环的影响 (%)

频率	微循环改变	频率	微循环改变	频率	微循环改变	频率	微循环改变
C0	4.48±0.38	C1	2.27±0.28	C2	1.74±0.08	C3	3.18±0.28
C0#	3.27±0.28	C1#	2.98±0.37	C2#	3.23±0.32	C3#	2.38±0.23
D0	3.29±0.36	D1	2.57±0.24	D2	1.83±0.12	D3	3.29±0.38
D0#	2.98±0.27	D1#	3.28±0.38	D2#	2.38±0.38	D3#	2.38±0.29
E0	1.98±0.17	E1	4.36±0.26	E2	3.38±0.47		
F0	2.87±0.38	F1	3.28±0.29	F2	3.28±0.37		
F0#	3.37±0.37	F1#	2.38±0.37	F2#	1.20±0.02		
G0	1.28±0.27	G1	3.27±0.32	G2	3.48±0.38		
G0#	19.38±3.84	G1#	18.38±2.48	G2#	18.38±5.32		
A0	95.78±17.28	A1	58.28±4.83	A2	125.39±7.34		
A0#	18.38±4.27	A1#	12.39±2.83	A2#	16.73±3.21		
B0	3.18±0.34	B1	2.04±0.23	B2	1.09±0.38		

表 57 不同频率低频声波对天井穴微循环的影响 (%)

频率	微循环改变	频率	微循环改变	频率	微循环改变	频率	微循环改变
C0	1.26±0.20	C1	1.27±0.28	C2	1.89±0.21	C3	1.38±0.28
C0#	2.98±0.37	C1#	1.92±0.11	C2#	2.38±0.19	C3#	2.98±0.34
D0	2.78±0.18	D1	2.98±0.38	D2	3.29±0.31	D3	3.19±0.11
D0#	4.58±0.38	D1#	3.98±0.26	D2#	3.28±0.28	D3#	5.29±0.36
E0	1.02±0.08	E1	5.12±0.37	E2	4.87±0.37		
F0	1.98±0.28	F1	3.87±0.48	F2	4.28±0.28		
F0#	2.19±0.27	F1#	3.29±0.29	F2#	1.09±0.08		
G0	2.98±0.35	G1	4.28±0.38	G2	3.98±0.28		
G0#	18.37±4.83	G1#	17.38±3.98	G2#	19.38±3.72		
A0	93.28±8.28	A1	62.15±8.49	A2	119.38±17.29		
A0#	18.8±4.29	A1#	13.18±3.29	A2#	18.38±3.28		
B0	2.27±0.37	B1	1.09±0.08	B2	3.78±0.48		

数据分析：

（一）不同频率声波对同一穴位的影响。由表 48～表 57 可以看出，不同频率的低频声波对同一穴位微循环的影响不同，差别十分显著。通过观察、分析、总结各表，可以得出如下结论：①A1 音（55.00Hz）对心包经穴位（中冲、劳宫、大陵、间使、曲泽）的微循环改变最显著，最高可达 128.46±10.31%，与其他各组相比，$P<0.01$，具有统计学意义。而且与该音为倍频关系的同名音 A0（27.50Hz）、A2（110.00Hz），影响也比较显著，即能很好地提高这些穴位的微循环量。②A0、A1、A2 音上下的几个半音，即 G0#、A0#、G1#、A1#、G2#、Λ2#，对心包经穴位的微循环也有一定的提高作用，但比较微弱，循环增加量约 11%～19%。③其他乐音对心包经各穴位微循环的影响不大，在 5%以内，基本在基线附近波动。④A2 音（110.00Hz）对三焦经穴位（关冲、液门、中渚、支沟、天井）的微循环改变最显著，最高可达 125.39±7.34%，与其他各组相比，$P<0.01$，具有统计学意义。而且与该音为倍频关系的同名音 A0（27.50Hz）、

A1 音（55.00Hz），影响也比较显著，能很好地提高这些穴位的微循环量。⑤A0、A1、A2 音上下的几个半音，即 G0#、A0#、G1#、A1#、G2#、A2#，对三焦经穴位的微循环也有一定的提高作用，但比较微弱，循环增加量约 11%～19%。⑥其他乐音对三焦经各穴位微循环的影响不大，在 5%以内，基本在基线附近波段。⑦同样为同名音，相隔 2 个八度的音影响作用类似。即 A0、A2 对心包经及三焦经穴位的影响程度相似，这与笔者之前的理论推断（4 倍倍频关系的音对脏腑共振影响相似）相符。

（二）同一频率声波对同一经络不同穴位的影响。由表 48～表 57 可以看出，同一频率的声波对同一经络（心包经或三焦经）不同穴位的影响大致相似。即能引起心包经（或三焦经）上某个穴位产生共振的频率也能引起该经其他穴位共振，反之亦然。体现了同一经络经气属性相同，一气贯通的特性。

（三）循经感传现象。30 例观察对象在实验过程中，有 8 例在播放 A0、A1、A2 时，有明显的经络感传现象，循行路线与《内经》描述的心包经、三焦经走向大致相同，最远可到胸部及头部；有 8 例观察对象在播放 A0、A1、A2 时，有上肢中部发热的感觉，并向头胸部传导。1 例经络敏感者，感觉心包经的经气，到达腋下分支，绕至背部至厥阴俞附近入胸，其二斜向乳头，其三从腋前经前胸向内斜上行走至天突穴，上行入脑；三焦经的经气，上行到肩髎穴分支，至大椎穴、厥阴俞穴、天突穴、下颌角附近。

本实验验证了心包经及三焦经腧穴对低频声波的选择性吸收，证明不同经络、不同腧穴具有各自的“共振频率”，该频率的声波能使该经络腧穴的气血循环发生显著的变化。其中心包经的共振频率为 A1 音（55.00Hz），三焦经的共振频率为 A2 音（110.00Hz）。

七、肝经与胆经的实验数据

不同频率低频声波对肝经及胆经五输穴局部微循环的影响，见表 58～表 67。

表 58　不同频率低频声波对大墩穴微循环的影响

频率	微循环改变	频率	微循环改变	频率	微循环改变	频率	微循环改变
C0	2.05±0.24	C1	1.66±0.18	C2	1.85±0.51	C3	2.37±0.42
C0#	13.24±2.54	C1#	20.13±4.23	C2#	15.24±3.13	C3#	14.38±3.21
D0	60.21±4.59	D1	148.29±14.45	D2	58.26±4.31	D3	120.03±10.27
D0#	12.61±3.13	D1#	19.34±5.21	D2#	16.17±3.26	D3#	15.26±3.14
E0	1.42±0.11	E1	1.28±0.33	E2	1.29±0.23		
F0	1.89±0.22	F1	3.37±0.42	F2	2.94±0.70		
F0#	2.63±0.32	F1#	3.24±0.64	F2#	3.08±0.48		
G0	2.39±0.55	G1	3.13±0.43	G2	3.82±0.53		
G0#	3.18±0.60	G1#	2.97±0.51	G2#	1.99±0.51		
A0	4.26±0.44	A1	1.68±0.28	A2	2.17±0.37		
A0#	1.29±0.51	A1#	3.19±0.39	A2#	3.06±0.38		
B0	3.62±0.41	B1	4.24±0.54	B2	1.95±0.27		

表 59　不同频率低频声波对行间穴微循环的影响　（%）

频率	微循环改变	频率	微循环改变	频率	微循环改变	频率	微循环改变
C0	1.92±0.33	C1	2.37±0.62	C2	3.41±0.53	C3	4.25±0.21
C0#	14.26±2.90	C1#	20.12±3.27	C2#	13.06±3.53	C3#	13.49±2.12
D0	55.18±5.86	D1	142.30±11.43	D2	62.37±5.62	D3	105.39±10.23
D0#	15.13±4.14	D1#	19.43±5.18	D2#	12.81±4.13	D3#	15.62±4.14
E0	1.85±0.23	E1	2.92±0.31	E2	3.61±0.23		
F0	1.96±0.27	F1	3.18±0.22	F2	3.62±0.32		
F0#	2.31±0.20	F1#	1.83±0.14	F2#	1.94±0.12		
G0	3.19±0.31	G1	1.94±0.25	G2	2.85±0.24		
G0#	4.06±0.56	G1#	2.62±0.26	G2#	2.17±0.33		
A0	2.37±0.25	A1	3.06±0.40	A2	2.73±0.42		
A0#	2.49±0.47	A1#	3.94±0.44	A2#	2.56±0.53		
B0	3.12±0.63	B1	3.18±0.43	B2	1.98±0.32		

表 60　不同频率低频声波对太冲穴微循环的影响　（%）

频率	微循环改变	频率	微循环改变	频率	微循环改变	频率	微循环改变
C0	3.16±0.22	C1	2.31±0.32	C2	1.44±0.53	C3	1.85±0.52
C0#	15.6±3.20	C1#	18.21±2.24	C2#	12.91±3.43	C3#	14.30±3.12
D0	57.48±5.56	D1	138.66±10.41	D2	63.25±5.32	D3	108.07±8.97
D0#	17.30±3.17	D1#	19.48±3.18	D2#	12.66±3.13	D3#	13.94±4.14
E0	2.85±0.33	E1	1.85±0.17	E2	3.17±0.53		
F0	2.37±0.34	F1	1.92±0.26	F2	3.92±0.42		
F0#	2.43±0.26	F1#	1.87±0.30	F2#	3.42±0.34		
G0	3.92±0.28	G1	2.92±0.19	G2	1.85±0.33		
G0#	4.01±0.18	G1#	3.09±0.28	G2#	2.92±0.27		
A0	1.95±0.12	A1	3.85±0.31	A2	3.03±0.26		
A0#	2.87±0.24	A1#	3.92±0.27	A2#	2.19±0.34		
B0	3.11±0.40	B1	2.98±0.44	B2	3.62±0.48		

表 61　不同频率低频声波对中封穴微循环的影响　（%）

频率	微循环改变	频率	微循环改变	频率	微循环改变	频率	微循环改变
C0	1.33±0.30	C1	1.92±0.42	C2	2.63±0.43	C3	2.84±0.54
C0#	11.84±3.15	C1#	20.30±4.21	C2#	11.94±3.13	C3#	17.30±3.12
D0	62.18±5.59	D1	147.02±10.43	D2	60.35±5.62	D3	105.26±9.10
D0#	12.68±3.14	D1#	19.41±3.18	D2#	12.36±3.13	D3#	16.25±3.15
E0	1.89±0.43	E1	4.29±0.33	E2	2.52±0.52		
F0	1.80±0.22	F1	5.26±0.22	F2	2.72±0.42		
F0#	2.92±0.32	F1#	3.37±0.42	F2#	3.75±0.49		
G0	3.01±0.20	G1	1.92±0.53	G2	2.46±0.55		
G0#	4.21±0.24	G1#	1.89±0.14	G2#	1.98±0.47		
A0	5.09±0.27	A1	2.43±0.32	A2	2.42±0.42		
A0#	3.18±0.39	A1#	3.29±0.15	A2#	3.33±0.53		
B0	2.94±0.44	B1	4.01±0.59	B2	4.21±0.66		

表 62　不同频率低频声波对曲泉穴微循环的影响　（%）

频率	微循环改变	频率	微循环改变	频率	微循环改变	频率	微循环改变
C0	1.84±0.42	C1	1.85±0.30	C2	3.24±0.53	C3	3.97±0.54
C0#	12.96±3.15	C1#	19.47±3.20	C2#	13.60±3.13	C3#	13.98±3.12
D0	59.12±5.59	D1	130.42±10.30	D2	61.39±5.62	D3	97.77±8.96
D0#	13.15±3.14	D1#	18.41±3.18	D2#	12.13±3.13	D3#	14.26±3.15
E0	1.88±0.33	E1	2.42±0.53	E2	3.17±0.53		
F0	1.89±0.30	F1	3.89±0.43	F2	2.81±0.42		
F0#	2.53±0.32	F1#	3.41±0.22	F2#	2.94±0.44		
G0	1.46±0.42	G1	3.52±0.43	G2	3.02±0.34		
G0#	2.53±0.50	G1#	2.87±0.42	G2#	3.11±0.47		
A0	1.98±0.15	A1	3.10±0.52	A2	2.88±0.52		
A0#	2.11±0.44	A1#	4.09±0.44	A2#	1.92±0.43		
B0	3.07±0.54	B1	2.18±0.54	B2	3.07±0.33		

表 63　不同频率低频声波对足窍阴穴微循环的影响　（%）

频率	微循环改变	频率	微循环改变	频率	微循环改变	频率	微循环改变
C0	1.03±0.23	C1	2.45±0.32	C2	1.02±0.15	C3	2.22±0.12
C0#	10.2±2.34	C1#	10.76±2.34	C2#	16.23±3.62	C3#	10.23±3.12
D0	90.23±18.45	D1	41.23±5.76	D2	114.8±22.45	D3	47.43±12.1
D0#	10.76±3.23	D1#	10.67±3.23	D2#	19.34±4.25	D3#	9.43±3.12
E0	3.56±0.46	E1	1.67±0.34	E2	2.78±0.28		
F0	3.56±0.39	F1	2.56±0.47	F2	3.98±0.43		
F0#	3.78±0.58	F1#	4.08±0.49	F2#	2.39±0.22		
G0	1.32±0.21	G1	5.23±1.32	G2	3.45±0.41		
G0#	2.65±0.34	G1#	3.56±0.86	G2#	5.21±0.99		
A0	3.92±0.49	A1	3.56±0.63	A2	3.56±0.43		
A0#	4.76±0.65	A1#	7.32±1.32	A2#	2.56±0.35		
B0	4.22±0.87	B1	4.13±0.49	B2	2.89±0.42		

表 64　不同频率低频声波对侠溪穴微循环的影响　（%）

频率	微循环改变	频率	微循环改变	频率	微循环改变	频率	微循环改变
C0	1.32±0.12	C1	2.54±0.32	C2	3.92±0.67	C3	3.43±0.41
C0#	14.5±2.45	C1#	11.23±3.41	C2#	20.23±4.62	C3#	8.12±2.78
D0	94.5±20.32	D1	52.12±7.59	D2	120.23±13.12	D3	60.43±8.57
D0#	10.12±2.56	D1#	10.15±2.56	D2#	18.34±5.18	D3#	9.34±2.37
E0	1.23±0.21	E1	1.86±0.36	E2	5.89±1.21		
F0	1.12±0.18	F1	2.96±0.63	F2	4.67±0.87		
F0#	2.32±0.23	F1#	4.56±1.21	F2#	2.87±0.54		
G0	2.54±0.32	G1	7.12±2.38	G2	3.12±0.76		
G0#	2.46±0.42	G1#	5.87±1.98	G2#	1.76±0.23		
A0	4.67±0.39	A1	3.54±0.78	A2	3.78±0.43		
A0#	3.54±0.43	A1#	1.47±0.31	A2#	1.54±0.14		
B0	4.45±0.45	B1	2.76±0.62	B2	1.67±0.23		

表 65　不同频率低频声波对足临泣穴微循环的影响　（%）

频率	微循环改变	频率	微循环改变	频率	微循环改变	频率	微循环改变
C0	2.56±0.45	C1	3.53±0.43	C2	4.23±0.76	C3	2.45±0.46
C0#	16.87±3.69	C1#	17.85±3.49	C2#	23.45±5.23	C3#	9.34±2.46
D0	100.34±15.64	D1	60.45±8.65	D2	132.48±15.32	D3	59.34±6.23
D0#	15.46±3.62	D1#	16.84±3.12	D2#	16.44±3.65	D3#	18.23±2.12
E0	1.45±0.21	E1	3.43±0.51	E2	5.12±0.89		
F0	3.13±0.34	F1	5.23±1.21	F2	3.12±0.54		
F0#	4.12±0.53	F1#	6.12±0.87	F2#	1.34±0.15		
G0	3.87±0.35	G1	1.43±0.32	G2	1.97±0.21		
G0#	6.12±0.67	G1#	2.13±0.36	G2#	2.54±0.31		
A0	1.52±0.12	A1	4.67±0.63	A2	2.87±0.37		
A0#	2.87±0.23	A1#	3.01±0.32	A2#	4.16±0.76		
B0	4.67±0.56	B1	4.54±0.47	B2	5.12±0.45		

表 66 不同频率低频声波对阳辅穴微循环的影响 （%）

频率	微循环改变	频率	微循环改变	频率	微循环改变	频率	微循环改变
C0	1.12±0.22	C1	3.54±0.46	C2	3.32±0.41	C3	1.65±0.23
C0#	15.46±3.36	C1#	17.34±3.58	C2#	22.12±4.35	C3#	15.23±3.12
D0	91.54±8.67	D1	48.97±6.83	D2	127.4±13.45	D3	58.15±6.48
D0#	15.34±3.47	D1#	10.76±3.24	D2#	15.46±3.48	D3#	15.16±1.32
E0	2.31±0.34	E1	2.56±0.34	E2	3.01±0.53		
F0	3.87±0.52	F1	5.23±0.63	F2	3.65±0.42		
F0#	1.12±0.13	F1#	6.23±1.15	F2#	4.23±0.47		
G0	2.65±0.27	G1	4.12±0.67	G2	3.67±0.62		
G0#	2.32±0.36	G1#	1.67±0.23	G2#	2.54±0.32		
A0	4.17±0.54	A1	3.54±0.62	A2	2.56±0.34		
A0#	5.25±0.41	A1#	2.76±0.35	A2#	1.64±0.25		
B0	3.65±0.71	B1	4.96±0.42	B2	2.65±0.32		

表 67 不同频率低频声波对阳陵泉穴微循环的影响 （%）

频率	微循环改变	频率	微循环改变	频率	微循环改变	频率	微循环改变
C0	1.15±0.16	C1	3.93±0.54	C2	1.34±0.23	C3	3.15±0.32
C0#	15.32±2.37	C1#	18.12±4.21	C2#	21.76±3.67	C3#	16.75±4.23
D0	87.65±18.13	D1	60.23±8.67	D2	106.87±18.79	D3	61.33±6.42
D0#	11.57±2.35	D1#	10.12±2.95	D2#	17.35±2.46	D3#	12.16±1.45
E0	3.67±0.56	E1	3.65±0.67	E2	6.23±0.61		
F0	3.87±0.62	F1	4.12±0.27	F2	4.12±0.34		
F0#	3.27±0.46	F1#	3.28±0.35	F2#	2.15±0.22		
G0	3.65±0.32	G1	2.76±0.23	G2	3.91±0.37		
G0#	3.98±0.41	G1#	4.12±0.43	G2#	3.97±0.43		
A0	1.76±0.22	A1	6.23±0.76	A2	3.10±0.25		
A0#	1.92±0.08	A1#	4.12±0.63	A2#	2.45±0.27		
B0	3.14±0.03	B1	2.97±0.34	B2	1.45±0.17		

数据分析：

（一）不同频率声波对同一穴位的影响。由表58～表67可以看出，不同频率的低频声波对同一穴位微循环的影响不同，差别十分显著。通过观察、分析、总结各表，可以得出如下结论：①D1音（36.71Hz）对肝经穴位（大敦、行间、太冲、中封、曲泉）的微循环改变最显著，最高可达148.29±14.45%，与其他各组相比，$P<0.01$，具有统计学意义。而且与该音为倍频关系的同名音D0（18.35Hz）、D2（73.42Hz）、D3（146.83Hz），影响也比较显著，即能很好地提高这些穴位的微循环量。②D0、D1、D2、D3音上下的几个半音，即C0#、D0#、C1#、D1#、C2#、D2#、C3#、D3#，对肝经穴位的微循环也有一定的提高作用，但比较微弱，循环增加量约11%～19%。③其他乐音对肝经各穴位微循环的影响不大，在5%以内，基本在基线附近波动。④D2音（73.42Hz）对胆经穴位（足窍阴、侠溪、足临泣、阳辅、阳陵泉）的微循环改变最显著，最高可达132.48±15.32%，与其他各组相比，$P<0.01$，具有统计学意义。而且与该音为倍频关系的同名音D0（18.35Hz）、D1（36.71Hz）、D3（146.83Hz），影响也比较显著，能很好地提高这些穴位的微循环量。⑤D0、D1、D2、D3音上下的几个半音，即C0#、D0#、C1#、D1#、C2#、D2#、C3#、D3#，对胆经穴位的微循环也有一定的提高作用，但比较微弱，循环增加量约11%～19%。⑥其他乐音对胆经各穴位微循环的影响不大，在5%以内，基本在基线附近波段。⑦同样为同名音，相隔2个八度的音影响作用类似。即D1、D3对肝胆经穴位影响程度相近；D0、D2对肝胆经穴位的影响程度相似，这与笔者之前的理论推断（4倍倍频关系的音对脏腑共振影响相似）相符。

（二）同一频率声波对同一经络不同穴位的影响。由表58～表67可以看出，同一频率的声波对同一经络（肝经或胆经）不同穴位的影响大致相似。即能引起肝经（或胆经）上某个穴位产生共振的频率也能引起该经其他穴位共振，反之亦然。体现了同一经络经气属性相同，一气贯通的特性。

（三）循经感传现象。30例观察对象在实验过程中，有13例在播放

D0、D1、D2、D3时，有明显的经络感传现象，循行路线与《内经》描述的肝经、胆经走向大致相同，最远可到达腋下；有9例观察对象在播放D0、D1、D2、D3时，有腿部两侧发热的感觉，并向躯干侧面传导。1例经络敏感者，感觉肝经经气由期门穴附近，进入腹腔，上行到咽喉后面，再上行至眼后面分成两支，内行支经从内眼角出颅，向上经攒竹穴斜至百会；外行支从外眼角出颅，下行至嘴角，分成两支到人中和承浆穴；胆经气由腋后线上行，上肩井穴，由肩井穴分成两支：后支到大椎穴；后上支到风池穴后入脑。

本实验验证了肝胆经络腧穴对低频声波的选择性吸收，证明不同经络、不同腧穴具有各自的“共振频率”，该频率的声波能使该经络腧穴的气血循环发生显著的变化。其中肝经的共振频率为D1音（36.71Hz），胆经的共振频率为D2音（73.42Hz）。

第四节　十二经络合穴的实验数据及典型实验曲线

上一节以同一经络为轴，分析了十二经络五输穴各自的共振频率。为了从横向比较各个经络之间的差异，本节总结了不同频率低频声波对十二经络合穴局部微循环的影响。

一、实验数据

不同频率低频声波对十二经络合穴局部微循环的影响数据，见表68～表79。

表 68　不同频率低频声波对尺泽穴微循环的影响　（%）

频率	微循环改变	频率	微循环改变	频率	微循环改变	频率	微循环改变
C0	72.33±6.70	C1	132.67±11.33	C2	66.48±5.70	C3	109.69±10.12
C0#	15.73±2.16	C1#	20.62±2.22	C2#	19.46±2.21	C3#	23.47±2.24
D0	1.23±0.22	D1	1.42±0.32	D2	1.39±0.21	D3	1.68±0.32
D0#	1.94±0.25	D1#	2.98±0.23	D2#	1.46±0.25	D3#	2.54±0.33
E0	2.87±0.28	E1	3.03±0.31	E2	2.85±0.23		
F0	3.03±0.33	F1	2.19±0.25	F2	3.62±0.44		
F0#	4.19±0.34	F1#	3.94±0.28	F2#	1.69±0.32		
G0	2.67±0.31	G1	3.15±0.29	G2	2.85±0.43		
G0#	3.05±0.34	G1#	2.07±0.22	G2#	3.67±0.44		
A0	2.83±0.23	A1	1.94±0.32	A2	1.88±0.32		
A0#	1.64±0.25	A1#	1.85±0.27	A2#	2.01±0.27		
B0	16.41±2.18	B1	21.07±2.22	B2	17.43±2.18		

表 69　不同频率低频声波对曲池穴微循环的影响　（%）

频率	微循环改变	频率	微循环改变	频率	微循环改变	频率	微循环改变
C0	89.12±10.28	C1	48.86±4.38	C2	128.48±19.68	C3	66.47±4.37
C0#	18.39±5.98	C1#	20.17±5.98	C2#	19.23±3.28	C3#	15.38±3.28
D0	2.68±0.38	D1	1.67±0.28	D2	1.38±0.38	D3	1.76±0.27
D0#	2.69±0.17	D1#	2.87±0.38	D2#	4.98±0.36	D3#	2.28±0.31
E0	3.98±0.75	E1	2.17±0.27	E2	3.67±0.57		
F0	4.87±0.39	F1	2.97±0.38	F2	3.28±0.18		
F0#	3.18±0.64	F1#	4.28±0.27	F2#	2.97±0.38		
G0	2.87±0.37	G1	4.66±0.31	G2	2.29±0.31		
G0#	1.08±0.07	G1#	5.03±0.43	G2#	1.07±0.39		
A0	1.96±0.27	A1	3.76±0.34	A2	2.18±0.26		
A0#	2.08±0.10	A1#	2.19±0.02	A2#	3.68±0.18		
B0	18.19±1.37	B1	19.56±4.83	B2	17.89±2.70		

表 70　不同频率低频声波对阴陵泉穴微循环的影响　（%）

频率	微循环改变	频率	微循环改变	频率	微循环改变	频率	微循环改变
C0	3.14±0.02	C1	1.89±0.02	C2	1.29±0.01	C3	1.63±0.02
C0#	1.45±0.02	C1#	1.77±0.03	C2#	1.83±0.02	C3#	1.42±0.02
D0	1.92±0.03	D1	2.19±0.03	D2	1.42±0.02	D3	1.29±0.03
D0#	1.62±0.03	D1#	2.03±0.02	D2#	2.97±0.01	D3#	3.26±0.03
E0	1.85±0.03	E1	2.09±0.03	E2	3.02±0.03		
F0	1.37±0.02	F1	1.92±0.02	F2	4.11±0.04		
F0#	2.42±0.02	F1#	1.85±0.02	F2#	2.30±0.03		
G0	3.02±0.02	G1	2.67±0.03	G2	2.51±0.03		
G0#	1.77±0.02	G1#	3.16±0.02	G2#	3.25±0.03		
A0	17.32±0.20	A1	13.04±0.12	A2	13.01±0.15		
A0#	120.60±1.10	A1#	55.35±0.58	A2#	89.26±0.90		
B0	16.88±0.17	B1	12.15±0.13	B2	12.63±0.14		

表 71　不同频率低频声波对足三里穴微循环的影响　（%）

频率	微循环改变	频率	微循环改变	频率	微循环改变	频率	微循环改变
C0	4.12±0.32	C1	5.12±0.45	C2	1.08±0.07	C3	1.01±0.12
C0#	5.23±0.42	C1#	1.03±0.07	C2#	1.24±0.12	C3#	2.04±0.09
D0	3.12±0.08	D1	4.12±0.37	D2	2.56±0.23	D3	2.83±0.13
D0#	3.98±0.36	D1#	4.23±0.28	D2#	1.67±0.13	D3#	3.39±0.32
E0	1.98±0.17	E1	1.76±0.23	E2	3.45±0.26		
F0	3.87±0.34	F1	4.67±0.36	F2	1.34±0.09		
F0#	3.12±0.28	F1#	5.39±0.62	F2#	2.01±0.11		
G0	4.23±0.23	G1	2.65±0.33	G2	4.12±0.37		
G0#	5.58±0.34	G1#	3.31±0.28	G2#	3.37±0.23		
A0	18.17±3.47	A1	18.48±3.29	A2	19.15±4.39		
A0#	87.34±17.67	A1#	104.56±20.23	A2#	75.18±12.56		
B0	15.12±3.15	B1	16.12±3.43	B2	21.17±4.59		

表72　不同频率低频声波对少海穴微循环的影响　（%）

频率	微循环改变	频率	微循环改变	频率	微循环改变	频率	微循环改变
C0	1.85±0.24	C1	1.83±0.25	C2	1.83±0.21	C3	1.82±0.32
C0#	1.94±0.25	C1#	2.42±0.26	C2#	2.07±0.30	C3#	1.64±0.22
D0	1.64±0.21	D1	3.09±0.33	D2	3.12±0.31	D3	2.43±0.43
D0#	2.11±0.20	D1#	4.11±0.44	D2#	3.03±0.45	D3#	3.06±0.48
E0	13.42±2.34	E1	15.69±2.19	E2	11.49±2.17		
F0	55.13±4.55	F1	114.29±10.24	F2	57.80±5.57		
F0#	15.15±2.18	F1#	16.14±2.26	F2#	12.68±2.33		
G0	3.66±0.44	G1	1.83±0.22	G2	1.43±0.20		
G0#	3.77±0.41	G1#	1.44±0.20	G2#	1.29±0.29		
A0	3.15±0.30	A1	2.96±0.33	A2	1.68±0.27		
A0#	1.56±0.22	A1#	3.01±0.43	A2#	2.94±0.23		
B0	1.79±0.23	B1	3.85±0.46	B2	1.68±0.24		

表73　不同频率低频声波对小海穴微循环的影响　（%）

频率	微循环改变	频率	微循环改变	频率	微循环改变	频率	微循环改变
C0	2.54±0.36	C1	1.07±0.08	C2	3.29±0.32	C3	3.36±0.34
C0#	3.57±0.27	C1#	2.45±0.23	C2#	2.67±0.27	C3#	3.27±0.23
D0	1.56±0.12	D1	2.65±0.32	D2	5.12±0.34	D3	2.56±0.39
D0#	2.56±0.44	D1#	3.67±0.38	D2#	6.12±0.56	D3#	2.98±0.17
E0	16.12±3.65	E1	19.23±4.69	E2	18.17±8.39		
F0	107.58±19.58	F1	47.18±8.17	F2	133.20±16.48		
F0#	15.12±4.23	F1#	18.23±7.29	F2#	11.28±3.28		
G0	1.05±0.08	G1	1.57±0.17	G2	1.37±0.26		
G0#	1.59±0.15	G1#	2.56±0.21	G2#	2.54±0.23		
A0	2.48±0.25	A1	3.98±0.35	A2	3.16±0.33		
A0#	3.89±0.46	A1#	1.07±0.12	A2#	4.87±0.41		
B0	3.98±0.65	B1	3.43±0.26	B2	3.21±0.29		

表 74 不同频率低频声波对阴谷穴微循环的影响 (%)

频率	微循环改变	频率	微循环改变	频率	微循环改变	频率	微循环改变
C0	4.00±0.43	C1	3.49±0.23	C2	4.15±0.24	C3	1.66±0.28
C0#	1.99±0.33	C1#	3.93±0.53	C2#	2.19±0.37	C3#	2.73±0.22
D0	3.20±0.42	D1	3.85±0.46	D2	3.92±0.48	D3	3.19±0.43
D0#	1.98±0.31	D1#	2.99±0.41	D2#	4.02±0.56	D3#	4.03±0.33
E0	2.17±0.20	E1	3.17±0.38	E2	3.88±0.33		
F0	3.02±0.22	F1	3.89±0.35	F2	4.13±0.28		
F0#	12.19±2.40	F1#	18.44±2.18	F2#	12.94±2.17		
G0	58.44±4.58	G1	113.29±10.28	G2	67.40±5.70		
G0#	13.20±2.62	G1#	19.28±3.15	G2#	13.29±2.19		
A0	4.05±0.38	A1	2.14±0.34	A2	5.00±0.54		
A0#	1.81±0.37	A1#	3.23±0.38	A2#	1.69±0.35		
B0	2.67±0.42	B1	4.13±0.51	B2	2.33±0.26		

表 75 不同频率低频声波对委中穴微循环的影响 (%)

频率	微循环改变	频率	微循环改变	频率	微循环改变	频率	微循环改变
C0	1.25±0.08	C1	3.15±0.33	C2	2.38±0.38	C3	1.56±018
C0#	1.91±0.11	C1#	2.86±0.41	C2#	2.97±0.29	C3#	2.92±0.26
D0	2.13±0.13	D1	3.12±0.27	D2	4.7±0.63	D3	3.16±0.52
D0#	2.15±0.11	D1#	1.68±0.08	D2#	1.98±0.12	D3#	3.15±0.32
E0	1.98±0.087	E1	2.05±0.11	E2	1.08±0.07		
F0	4.2±0.34	F1	3.08±0.67	F2	3.53±0.23		
F0#	15.08±1.13	F1#	3.90±0.42	F2#	20.54±3.28		
G0	88.94±11.4	G1	58.9±7.23	G2	99.57±19.8		
G0#	16.67±1.32	G1#	13.8±1.97	G2#	24.96±2.4		
A0	3.56±0.41	A1	2.02±0.17	A2	1.56±0.32		
A0#	5.12±064	A1#	2.15±0.27	A2#	3.19±0.41		
B0	3.15±0.46	B1	1.35±0.035	B2	3.82±0.47		

表 76　不同频率低频声波对曲泽穴微循环的影响　（%）

频率	微循环改变	频率	微循环改变	频率	微循环改变	频率	微循环改变
C0	1.28±0.21	C1	1.22±0.20	C2	1.85±0.21	C3	1.85±0.32
C0#	1.66±0.25	C1#	1.85±0.21	C2#	2.62±0.32	C3#	1.63±0.29
D0	2.15±0.24	D1	3.19±0.33	D2	3.63±0.43	D3	2.41±0.23
D0#	3.03±0.30	D1#	3.62±0.44	D2#	4.21±0.45	D3#	3.09±0.43
E0	4.29±0.34	E1	1.84±0.22	E2	3.97±0.40		
F0	5.10±0.44	F1	2.39±0.23	F2	2.10±0.23		
F0#	3.61±0.40	F1#	1.68±0.25	F2#	3.05±0.33		
G0	2.17±0.22	G1	2.39±0.28	G2	4.11±0.47		
G0#	13.02±2.43	G1#	17.48±2.26	G2#	13.29±2.55		
A0	55.06±4.60	A1	102.61±9.18	A2	62.30±2.69		
A0#	15.02±2.15	A1#	18.02±2.28	A2#	14.30±2.34		
B0	3.28±0.33	B1	3.29±0.43	B2	4.17±0.44		

表 77　不同频率低频声波对天井穴微循环的影响　（%）

频率	微循环改变	频率	微循环改变	频率	微循环改变	频率	微循环改变
C0	1.26±0.20	C1	1.27±0.28	C2	1.89±0.21	C3	1.38±0.28
C0#	2.98±0.37	C1#	1.92±0.11	C2#	2.38±0.19	C3#	2.98±0.34
D0	2.78±0.18	D1	2.98±0.38	D2	3.29±0.31	D3	3.19±0.11
D0#	4.58±0.38	D1#	3.98±0.26	D2#	3.28±0.28	D3#	5.29±0.36
E0	1.02±0.08	E1	5.12±0.37	E2	4.87±0.37		
F0	1.98±0.28	F1	3.87±0.48	F2	4.28±0.28		
F0#	2.19±0.27	F1#	3.29±0.29	F2#	1.09±0.08		
G0	2.98±0.35	G1	4.28±0.38	G2	3.98±0.28		
G0#	18.37±4.83	G1#	17.38±3.98	G2#	19.38±3.72		
A0	93.28±8.28	A1	62.15±8.49	A2	119.38±17.29		
A0#	18.8±4.29	A1#	13.18±3.29	A2#	18.38±3.28		
B0	2.27±0.37	B1	1.09±0.08	B2	3.78±0.48		

表 78　不同频率低频声波对曲泉穴微循环的影响　（%）

频率	微循环改变	频率	微循环改变	频率	微循环改变	频率	微循环改变
C0	1.84±0.42	C1	1.85±0.30	C2	3.24±0.53	C3	3.97±0.54
C0#	12.96±3.15	C1#	19.47±3.20	C2#	13.60±3.13	C3#	13.98±3.12
D0	59.12±5.59	D1	130.42±10.30	D2	61.39±5.62	D3	97.77±8.96
D0#	13.15±3.14	D1#	18.41±3.18	D2#	12.13±3.13	D3#	14.26±3.15
E0	1.88±0.33	E1	2.42±0.53	E2	3.17±0.53		
F0	1.89±0.30	F1	3.89±0.43	F2	2.81±0.42		
F0#	2.53±0.32	F1#	3.41±0.22	F2#	2.94±0.44		
G0	1.46±0.42	G1	3.52±0.43	G2	3.02±0.34		
G0#	2.53±0.50	G1#	2.87±0.42	G2#	3.11±0.47		
A0	1.98±0.15	A1	3.10±0.52	A2	2.88±0.52		
A0#	2.11±0.44	A1#	4.09±0.44	A2#	1.92±0.43		
B0	3.07±0.54	B1	2.18±0.54	B2	3.07±0.33		

表 79　不同频率低频声波对阳陵泉穴微循环的影响　（%）

频率	微循环改变	频率	微循环改变	频率	微循环改变	频率	微循环改变
C0	1.15±0.16	C1	3.93±0.54	C2	1.34±0.23	C3	3.15±0.32
C0#	15.32±2.37	C1#	18.12±4.21	C2#	21.76±3.67	C3#	16.75±4.23
D0	87.65±18.13	D1	60.23±8.67	D2	106.87±18.79	D3	61.33±6.42
D0#	11.57±2.35	D1#	10.12±2.95	D2#	17.35±2.46	D3#	12.16±1.45
E0	3.67±0.56	E1	3.65±0.67	E2	6.23±0.61		
F0	3.87±0.62	F1	4.12±0.27	F2	4.12±0.34		
F0#	3.27±0.46	F1#	3.28±0.35	F2#	2.15±0.22		
G0	3.65±0.32	G1	2.76±0.23	G2	3.91±0.37		
G0#	3.98±0.41	G1#	4.12±0.43	G2#	3.97±0.43		
A0	1.76±0.22	A1	6.23±0.76	A2	3.10±0.25		
A0#	1.92±0.08	A1#	4.12±0.63	A2#	2.45±0.27		
B0	3.14±0.03	B1	2.97±0.34	B2	1.45±0.17		

二、典型实验曲线

不同频率低频声波对十二经络合穴局部微循环的影响典型实验曲线见图 41～图 52。

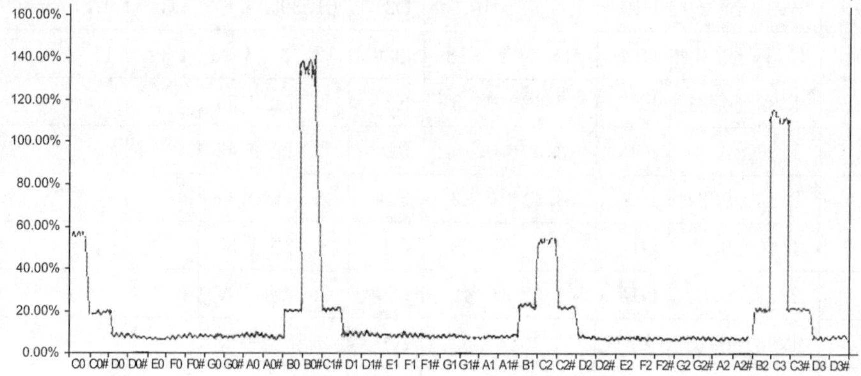

纵坐标：微循环改变量；横坐标：音波序列

图 41　低频声波对肺经尺泽穴微循环的影响曲线

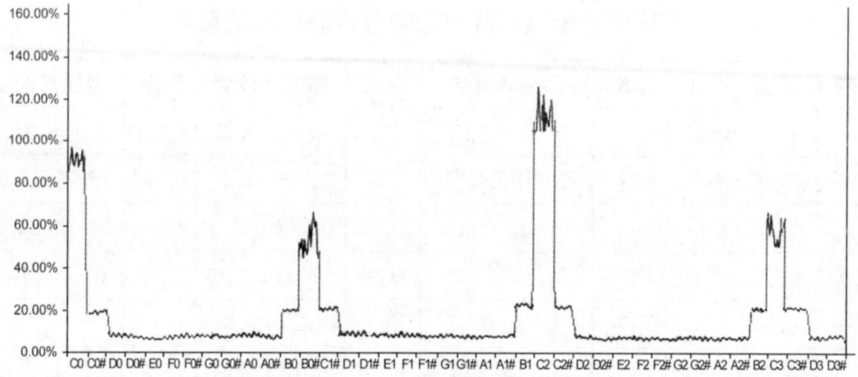

纵坐标：微循环改变量；横坐标：音波序列

图 42　低频声波对大肠经曲池穴微循环的影响曲线

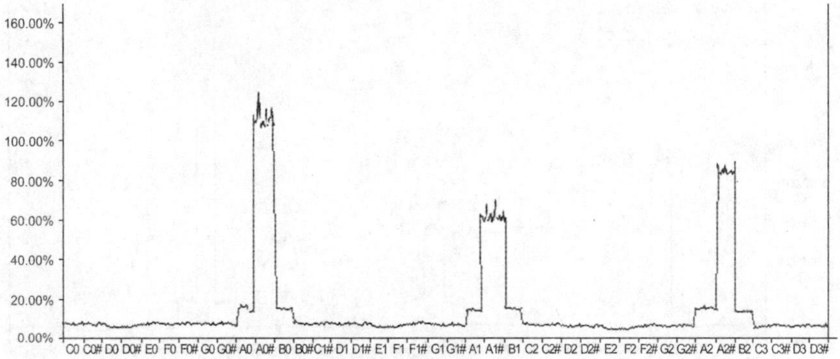

纵坐标：微循环改变量；横坐标：音波序列

图 43　低频声波对脾经阴陵泉穴微循环的影响曲线

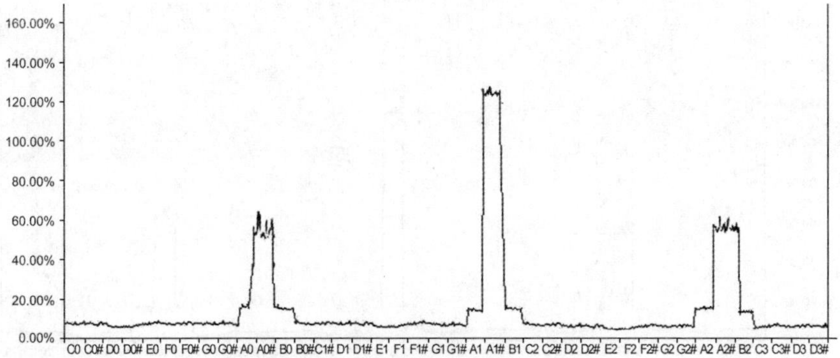

纵坐标：微循环改变量；横坐标：音波序列

图 44　低频声波对胃经足三里穴微循环的影响曲线

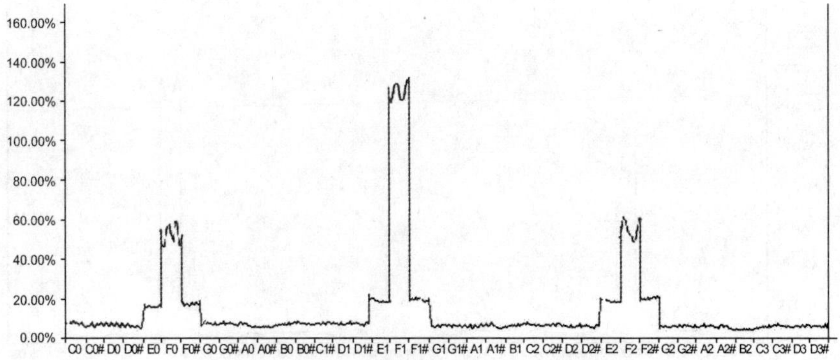

纵坐标：微循环改变量；横坐标：音波序列

图 45　低频声波对心经少海穴微循环的影响曲线

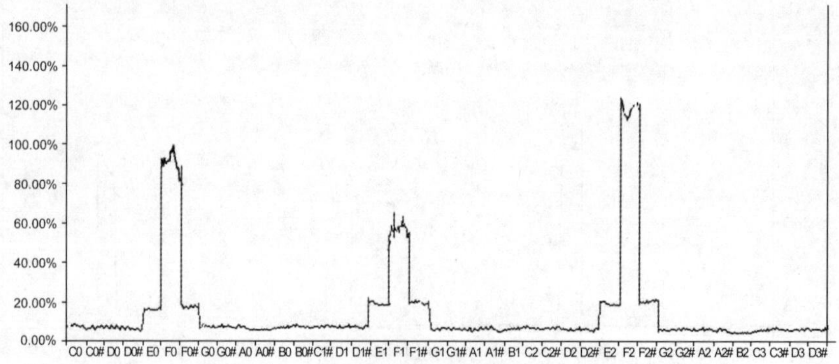

纵坐标：微循环改变量；横坐标：音波序列

图 46　低频声波对小肠经小海穴微循环的影响曲线

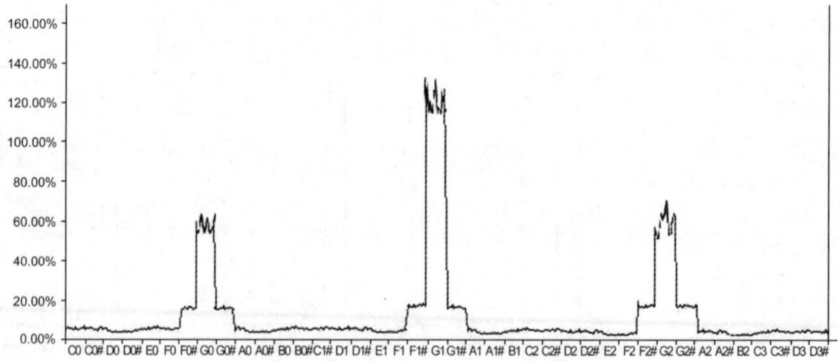

纵坐标：微循环改变量；横坐标：音波序列

图 47　低频声波对肾经阴包穴微循环的影响曲线

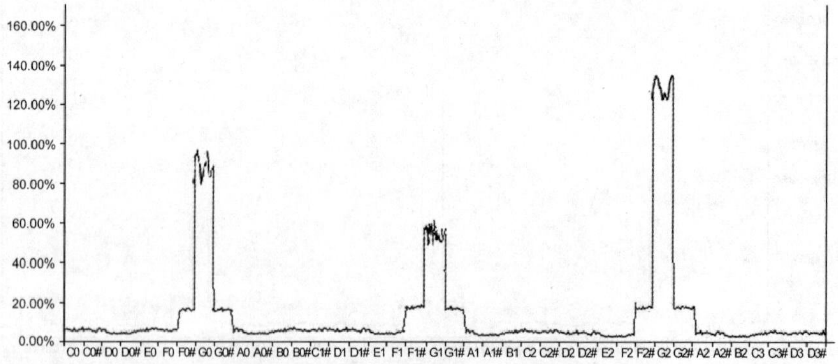

纵坐标：微循环改变量；横坐标：音波序列

图 48　低频声波对膀胱经委中穴微循环的影响曲线

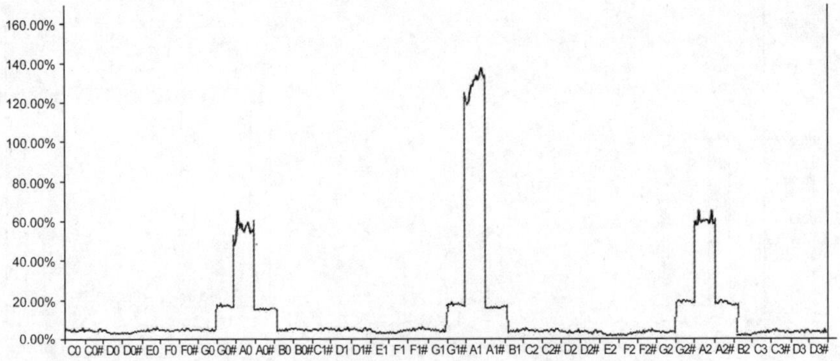

纵坐标：微循环改变量；横坐标：音波序列

图 49　低频声波对心包经曲泽穴微循环的影响曲线

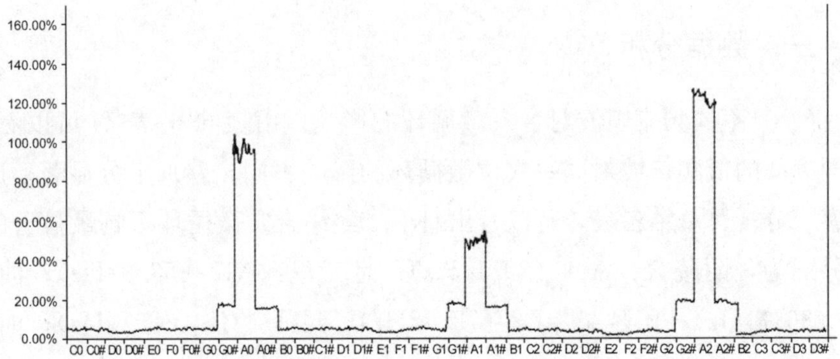

纵坐标：微循环改变量；横坐标：音波序列

图 50　低频声波对三焦经天井穴微循环的影响曲线

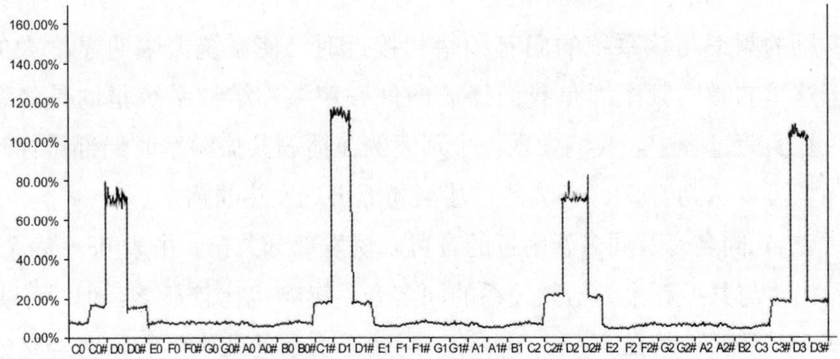

纵坐标：微循环改变量；横坐标：音波序列

图 51　低频声波对肝经曲泉穴微循环的影响曲线

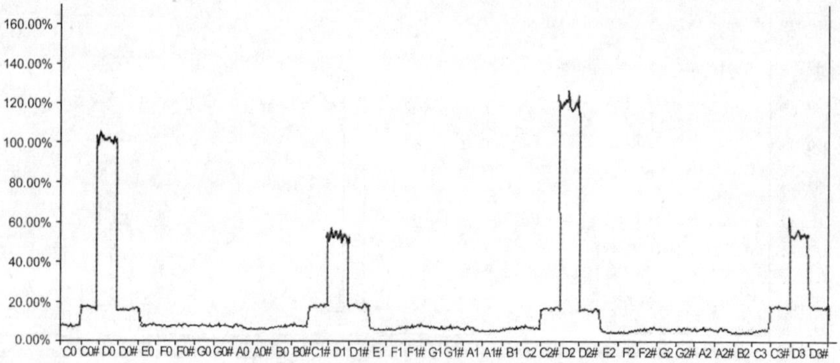

纵坐标：微循环改变量；横坐标：音波序列

图 52 低频声波对胆经阳陵泉穴微循环的影响曲线

三、数据分析

（一）不同频率声波对合穴微循环的影响。由表 68～表 79 可以看出，不同频率的低频声波对同一穴位微循环的影响不同，差别十分显著。通过观察、分析、总结各表，可以看出对十二经络合穴微循环影响最显著的频率分别为，阴陵泉：A0#（29.14Hz）；足三里：A1#（58.27Hz）；曲泉：D1（36.71Hz）；阳陵泉：D2（73.42Hz）；尺泽：C1（32.70Hz）；曲池：C2（65.41Hz）；阴包：G1（49.00Hz）；委中：G2（98.00Hz）；少海：F1（43.65Hz）；小海：F2（87.31Hz）；曲泽：A1（55.00Hz）；天井：A2（110.00Hz）。这些频率能够引起对应经络的共振。共振是指结构系统受激励的频率与该系统的固有频率相接近时，使系统振幅明显增大的现象。这里的激励频率即是我们播放的低频声波，结构系统指的是经络腧穴。在实验过程中，我们发现，个别案例在播放共振频率时局部微循环的增加量可以达到 300%～500%，甚至局部出现发热的感觉。

（二）同名音及同名音附近的音可以诱发部分共振。由表 68～表 79 可以看出，与共振频率为倍频关系的同名音，影响也比较显著，但小于共振频率，循环增加约在 40%～100%。同名音上下的几个半音，对经络穴位的微循环也有一定的提高作用。但比较微弱，循环增加量约 10%～20%。所谓同名音，就是在频率表中横坐标相同的音，比如 C0、C1、C2……，它们之间的对应频率存在 2 的 N 次方的倍数关系，C1 是 C0 的 2 倍，C2 是 C0 的 4 倍，C3 是 C0 的 8 倍。在音乐乐理上，这种关系成为倍频程，相邻两个倍频音高差为 1 个八度。当声音的声压级不变而频率提高一倍时，听起来音调也提高一倍。在声学物理中，倍频关系的两个波可以诱发彼此的共振，波峰叠加放大，成为谐波共振。因此，与共振频率为倍频关系的激励频率也能诱发结构系统产生共振。

（三）典型实验曲线分析。观察图 41～图 52，可以看出，多数声波对穴位微循环的影响不大，大致波动在基线附近；当接近、达到特定频率（即该穴位的谐频共振频率）时，穴位的微循环量会有质的飞跃。这说明，不同经络穴位对体感音乐低频声波具有选择性吸收的特性。

本实验验证了十二经络合穴对低频声波的选择性吸收，即可以诱发共振的频率。因之前的研究证实，同一频率对同一经络上的不同穴位影响相似，故这些十二经合穴的共振频率代表了各经的共振频率。共振频率引起的微循环改变最显著，通常可达 110%以上。这说明共振频率能够引起经络腧穴所在部位气血循环的显著改变，具有疏通局部经脉，增加循环灌注的作用。

《史记·乐书》则直接指出音乐对机体的影响："故乐者所以动荡血脉，通流精神，而和正心也。"即音乐可以引起经络血脉的动荡（共振），调节精神情志，陶冶情操。《素问·阴阳应象大论》："东方生风……在音为角；……北方生寒……在音为羽"，讲述了五方、五脏、五音的对应关系。《灵枢·邪客篇第七十一》："天有日月，人有两目；……天有五音，人有五脏；天有六律，人有六腑"，提出五音应五脏，六律应六腑，五音六律简称五音，其实是相邻八度的音程关系。五音应五脏，是指宫音与脾、徵音与心、羽音与肾、角音与肝、商音与肺之间存在同气相求的对应关系。即五音频率声波能分别引起对应脏腑及其所属经络的谐频共振。不同的脏腑，对不同乐音声波的吸收有选择性；不同的乐音，对不同的脏腑的影响也有选择性。五音是一种声波振动，具有特异的能量属性和振动频率，可引起五行属性相同的脏腑经络的气血产生共振，即同气相求，传递能量。共振频率可以诱发经络感传现象，有类针灸作用。这个现象很容易理解，播放共振频率的时候，经络腧穴局部的气血循环显著增加，是因为激励频率将能量传递给了产生共振的结构系统（经络），当局部经气积累到一定程度，则会产生发热等感觉；再后来，水满则溢，经气开始沿着经络向其他部位流动。

第五节 十二经络共振频率总结及规律分析

经之前的数据分析总结，实验得出的各个经络共振频率的具体数值见表 80：

表 80 十二经络的共振频率对应表

经　络	共振频率	经　络	共振频率
脾　经	A0#（29.14Hz）	胃　经	A1#（58.27Hz）
肺　经	C1（32.70Hz）	大肠经	C2（65.41Hz）
肝　经	D1（36.71Hz）	胆　经	D2（73.42Hz）
心　经	F1（43.65Hz）	小肠经	F2（87.31Hz）
肾　经	G1（49.00Hz）	膀胱经	G2（98.00Hz）
心包经	A1（55.00Hz）	三焦经	A2（110.00Hz）

一、规律总结

通过研究实验数据，我们发现经络共振现象具有如下规律。

（一）共振频率引起的微循环改变最显著，通常可达 110%以上。这说明共振频率能够引起经络腧穴所在部位气血循环的显著改变，具有疏通局部经脉，增加循环灌注的作用。共振是指结构系统受激励的频率与该系统的固有频率相接近时，使系统振幅明显增大的现象。这里的激励频率即是我们播放的低频声波，结构系统指的是经络腧穴。在实验过程中，我们发现，个别案例在播放共振频率时局部微循环的增加量可以达到 300%～500%，甚至局部出现发热的感觉。这说明低频声波共振可以作为一种治疗方法，单独或者跟其他方法结合治疗一些局部循环障碍性的疾病，比如下肢发凉、麻木、疼痛，糖尿病周围神经病变等。笔者于临床中进行了初步验证，疗效确切。

（二）与共振频率为倍频关系的同名音，影响也比较显著，但小于共振频率，循环增加约在40%～100%。所谓同名音，就是在频率表中横坐标相同的音，比如C0、C1、C2……，它们之间的对应频率存在2的N次方的倍数关系，C1是C0的2倍，C2是C0的4倍，C3是C0的8倍。在音乐乐理上，这种关系成为倍频程，相邻两个倍频音高差为1个八度。当声音的声压级不变而频率提高一倍时，听起来音调也提高一倍。在声学物理中，倍频关系的两个波可以诱发彼此的共振，波峰叠加放大，成为谐波共振。因此，与共振频率为倍频关系的激励频率也能诱发结构系统产生共振。

（三）同名音上下的几个半音，对经络穴位的微循环也有一定的提高作用。但比较微弱，循环增加量约10%～20%。这几个相邻的半音，与对应同名音的音程为100音分，是最近的音程关系。这说明频率相近的音，波形相近，能够传递部分能量给结构系统（经络腧穴），但不足以诱发显著的共振。

（四）其他乐音对经络穴位微循环的影响不大。循环增加在5%以内，基本在基线附近波动。这说明，与共振频率距离较远的音频声波，波形与共振声波差异较大，不能够传递能量给结构系统（经络腧穴），不能诱发共振。

（五）同样为同名音，相隔2个八度（即4倍音频）的音影响作用类似。为什么会如此？这就不得不提到五音六律的概念。《灵枢·邪客》中提到，“愿闻人之肢节，以应天地奈何？……天圆地方，人头圆足方以应之；天有日月，人有两目；……天有五音，人有五脏；天有六律，人有六腑……”，这段经文提出五音配五脏，六律配六腑。五音，是徵、羽、宫、商、角。六律是竹管定音器，每个对应固定的名称和音高：黄钟、大吕、太簇、夹钟、姑洗、仲吕、蕤宾、林钟、夷则、南吕、无射、应钟，共十二个。其中奇数属阳，叫作六律；偶数属阴，叫作六吕，并称为十二律吕。五音和六律分别在同一个八度内，而且应该是相邻的八度。因为相表里的脏腑，如脾、胃，分属阴阳，具有相互依存、对立统一、相互转化的密切联系，而音波序列中只有具有相邻八度关系的两个同名音才能够具备这样的联系，比如A1（55Hz）和A2（110Hz）。这样两个音既能协同共振，又能相互抑制，对立同一，相互转化。既然五音、六律在相邻的两个八度，那么在音序中按照频率由低到高的顺序，就形成了“五音一六律一五音一六律……”这样循环无端的音程序列，暗合阴阳相生的辨证规律。序列中相邻两个同名五音（或六律），后一个是前一个音频率的4倍。举例来说，A1、A3频率相差4倍，均在五音序列中，对应心包经，能诱发心包经的共振。

（六）同一频率的声波对同一经络不同穴位的影响大致相似。穴位为经气聚集的孔穴，同一经络上的经气具有相同的属性，循环流转，是一个结构系统。同一频率，能诱发某条经络上某个穴位共振的，也能诱发该经络上其他穴位共振，反之亦然。

（七）共振频率可以诱发经络感传现象，有类针灸作用。这个现象很容易理解，播放共振频率的时候，经络腧穴局部的气血循环显著增加，是因为激励频率将能量传递给了产生共振的结构系统（经络），当局部经气积累到一定程度，则会产生发热等感觉；再后来，水满则溢，经气开始沿着经络向其他部位流动。

二、机理分析

（一）中医经典依据。经分析总结，《黄帝内经》中记载的有关音乐治疗的文献共有15段，分散于11篇经文中，根据这些经文，我们可以窥探《内经》五音疗病体系的概貌，详细分析见笔者《复原〈黄帝内经〉五音疗病体系的必要性与可行性》一文（世界中西医结合杂志，2011年第5期）。

（二）谐频共振学说。五音应五脏，是指宫音与脾、徵音与心、羽音与肾、角音与肝、商音与肺之间存在同气相求的对应关系。即五音频率声波能分别引起对应脏腑及其所属经络的谐频共振。不同的脏腑，对不同乐音声波的吸收有选择性；不同的乐音，对不同的脏腑的影响也有选择性。五音是一种声波振动，具有特异的能量属性和振动频率，可引起五行属性相同的脏腑经络的气血产生共振，即同气相求，传递能量。它也是一种信息传递媒介，承载了演奏者、作曲者、歌唱者对自然和社会的理解，传递情感、意识等丰富的信息。相应的，人的机体是一个身心统一的、相对开放的、高度动态平衡的系统，随时都在与大自然进行物质的、能量的及信息的交换。其中与音波的交流方式是以共振方式接收的，途径分为：①神经传递：感受器包括听觉神经、触振动觉神经，以听觉神经为主。这些感受器接收到声波振动，以神经脉冲形式向上传递给中枢系统，经大脑对传入信息进行整合、处理、分析、加工和认知，进而影响“神明之心”，调节周身脏腑、经络的生理活动，同时影响人的情志、行为。②经络腧穴传递：由经络及腧穴接收。这主要涉及体感音乐的低频声波波段，即本研究的研究对象。经络腧穴接收到能引起其共振的特定声波振动时，能够引起气、血、经脉、五脏、六腑功能的变化，直接影响经脉－五脏这个自稳定的共振系统，调节人体的健康状况。实验过程中，大部分观察对象发生了经络感传和发热现象，是这一学说的佐证。

（三）宏观世界的量子物理现象。量子物理学是当今人们研究微观世界的理论。量子世界除了其线度极其微小之外（10^{-10}～10^{-15} m 量级），另一个主要特征是它们所涉及的许多宏观世界所对应的物理量往往不能取连续变化的值（如：坐标、动量、能量、角动量、自旋），甚至取值不确定。它对应的物理规律不再是经典的牛顿力学，而是量子物理学。它一个主要的特征是，能量的传递、转化不是连续的，而是一份一份的，具有跳跃性，比如电子的跃迁。那么宏观世界有没有这种现象呢？有，典型的就是音乐世界。十二平均律将同一个八度内的音程，分为十二分，每份音程为100 音分，钢琴用的就是这种律法。其他如五度相生律、三分损益律、纯律，虽然分法不同，但音程同样是一份一份的。这样两个音之间的能量势差就是一份一份的，是某个数值的整数倍。举例来说，音乐中两个音之间的差用“度”来表示，距离 0 个半音叫纯一度（DO-DO、MI-MI），距离 1 个半音称为小二度（MI-FA）、增一度（DO-#DO）；距离 2 个半音叫大二度（DO-RE）、减三度（#RE-FA）；距离 3 个半音叫作小三度、增二度；距离 4 个半音叫作大三度、减四度等。如果不遵从这样的规律，把音符做成可以频率连续变化的序列，则听起来十分不协调，不能形成音乐。这体现了宏观世界与微观世界的对立统一关系和相对关系，符合哲学辨证规律。

（四）经络共振频率与河图顺序。从表 80 可以看出，按照频率从低到高的顺序，排列脏腑对应共振频率（心包为心主之宫城，代心受过，此处暂不讨论），是：脾—肺—肝—心—肾—胃—大肠—胆—小肠—膀胱，五行属性序列是：土—金—木—火—水—土—金—木—火—水。这个序列，既不是相生关系，也不是相克关系，那是什么？我们知道，声波在同一介质（比如空气）中传播速度固定，那么波长和频率则成反比。如果按照波长从小到大的顺序排列这个序列，则是水—火—木—金—土—水—火—木—金—土。这是河图的五行顺序，“天一生水，地六成之；地二生火，天七成之；天三生木，地八成之；地五生土，天十成之。”从天人合一的角度来说，经络共振频率的起源，源于宇宙间的固有波动。也就是说，我们从经络的共振频率研究，间接验证了河图顺序的客观依据。

（五）经络流注顺序。按照十二经络子午流注顺序与时辰的对应关系，子时应胆，丑时应肝……，顺序是胆经、肝经、肺经、大肠经、胃经、脾经、心经、小肠经、膀胱经、肾经、心包经、三焦经。这个序列对应共振频率顺序为：D2，D1，C1，C2，A1#，A0#，F1，F2，G2，G1，A1，A2。如果把五脏六腑分别来看，则是两个序列：D1-C1-A0#-F1-G1-A1，D2-C2-A1#-F2-G2-A2。仔细观察这个序列，你会发现很有趣的现象。子时之后到巳时，天地阳气渐涨，脏腑经络共振频率越来越低（五脏：D1-C1-A0#，六腑：D2-C2-A1#），波长越来越长，说明震动幅度在增加；午时之后到亥时，天地阳气渐弱，阴气上涨，则脏腑经络共振频率越来越高（五脏：F1-G1-A1，六腑：F2-G2-A2），波长越来越短，说明震动幅度在减弱。这很好地验证了五脏六腑与天地之气的协同关系。

（六）子午时的重要性。从亥时到子时，脏腑共振频率从三焦的 A2（110.00Hz），跳跃至胆经的 D2（73.42Hz），下降了 500 音分。从巳时到午时，脏腑共振频率从脾经的 A0#（29.14Hz），跳跃至心经的 F1（43.65Hz），上升了 700 音分。从天人合一的角度来说，这说明宇宙间固有的激励频率，会在子午时发生跳跃，这种跳跃将能量传递给人体经络，然后带动其他经络的共振。所以在子午时的时候，我们尤其要减少干扰，保持与天地之气的一致，否则容易产生疾病。

三、共振系统的完整性探索

将脏腑的名称填入音波序列，见表 81。从表中可以看出，有些位置是空缺的，没有脏腑经络对应，如 B0、E1、F1# 等。这不符合能量传递的连续性，也就是说，这个经络共振系统是不完整的。其实，人体中除了十二正经，还有奇经八脉。奇经八脉系统是比十二正经更高级的经络系统。我们探索将奇经八脉、任脉之络鸠尾、督脉之络长强、脾之大络大包、胃之络足三里，填入这个表中，使其完整。冲脉起于胞中，于气街通于肾，散于胸中，起到沟通肾与心包的作用，对应 G1#；阴跷脉起于肾经照海穴，上行至胸，沟通肾与心，对应在 F1#；肝经借鸠尾通于任脉，借大包通于肺，则鸠尾对应 D1#，任脉对应 E1，大包对应 C1#；阴维脉起于诸阴交，与脾经同行，过胸部，通于肺，故应配 B0。根据阴阳对应关系及经络循行规律，则带脉配 G2#，阳跷脉配 F2#，长强配 D2#，督脉配 E2，足三里配 C2#，阳维脉配 B1。完整之后的配属关系见表 82。

表 81　音序与脏腑的对应关系

频　率	对应经络	频　率	对应经络
A0#（29.14Hz）	脾　经	A1#（58.27Hz）	胃　经
B0（30.87Hz）		B1（61.74Hz）	
C1（32.70Hz）	肺　经	C2（65.41Hz）	大肠经
C1#（34.65Hz）		C2#（69.30Hz）	
D1（36.71Hz）	肝　经	D2（73.42Hz）	胆　经
D1#（38.89Hz）		D2#（77.78Hz）	
E1（41.20Hz）		E2（82.41Hz）	
F1（43.65Hz）	心　经	F2（87.31Hz）	小肠经
F1#（46.25Hz）		F2#（92.50Hz）	
G1（49.00Hz）	肾　经	G2（98.00Hz）	膀胱经
G1#（51.91Hz）		G2#（103.83Hz）	
A1（55.00Hz）	心包经	A2（110.00Hz）	三焦经

表 82　音序与脏腑的对应关系（完善后）

频　率	对应经络	频　率	对应经络
频率	对应经络	频率	对应经络
A0#（29.14Hz）	脾经	A1#（58.27Hz）	胃经
B0（30.87Hz）	阴维脉	B1（61.74Hz）	阳维脉
C1（32.70Hz）	肺经	C2（65.41Hz）	大肠经
C1#（34.65Hz）	大包	C2#（69.30Hz）	足三里
D1（36.71Hz）	肝经	D2（73.42Hz）	胆经
D1#（38.89Hz）	鸠尾	D2#（77.78Hz）	长强
E1（41.20Hz）	任脉	E2（82.41Hz）	督脉
F1（43.65Hz）	心经	F2（87.31Hz）	小肠经
F1#（46.25Hz）	阴跷脉	F2#（92.50Hz）	阳跷脉
G1（49.00Hz）	肾经	G2（98.00Hz）	膀胱经
G1#（51.91Hz）	冲脉	G2#（103.83Hz）	带脉
A1（55.00Hz）	心包经	A2（110.00Hz）	三焦经

完善之后的对应关系的合理性，今后的研究中将进一步进行实验验证。按照这个完整的表格，结合经络循行规律，以及上文总结的“子时到巳时共振频率降低，午时到亥时共振频率升高”的规律，可以画出图 53。根据上面总结的规律，相邻的两个半音之间能够有微弱谐振的作用，能够带动、传递能量。根据下面的图 53，我们可以看出奇经八脉是如何影响和带动十二经络的。

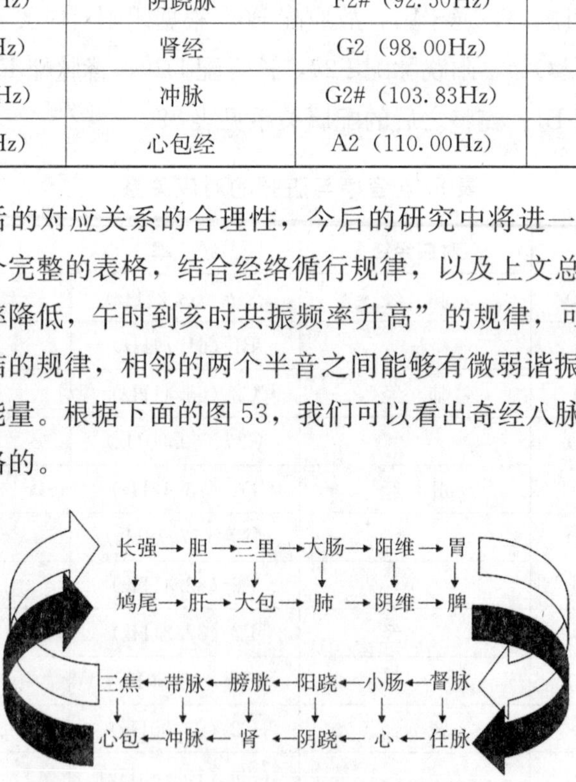

图 53　十二经脉与奇经八脉流注图

从这个图中，我们可以看出任脉和督脉的重要性。一方面，任脉督脉在午时共振频率跳跃的时候，接受天地之气的共振影响，传递给心与小肠，随后逐渐向其他脏腑传递。另一方面，任脉督脉的络脉（鸠尾和长强）在子时共振频率跳跃的时候，接受天地之气的共振影响，传递给肝和胆，再逐渐向其他脏腑传递。可以说，任脉与督脉是人体（尤其是经络系统）与天地沟通的天线，它接收天地之间存在的激励频率，产生共振，然后逐渐向其他脏腑经络传递。

四、熵与频率共振

熵是物理学名词，是指有序化的程度。热力学第三定律指出，一般当封闭系统达到稳定平衡时，熵应该为最大值，在任何过程中，熵总是增加。当系统平衡的时候，处于一个完全是无序热运动的死寂状态。为了避免这一状态的产生，系统持续存在的条件是开放性，随时从外界获取负熵，排出正熵，也就是不断地使自己有序化，进行新陈代谢。人体机体就是这样的一个开放系统，随时在与外界进行能量物质交换，当有序化程度降低至一定状态，人会死亡，机体系统瓦解。能量交换很重要的一部分即是经络系统与天地之气的交流，这种交流正是通过上面描述的共振方式实现的。老子《道德经》里讲的“大音希声，大象无形”，正是这种共振的生动描述。

五、五运六气与音律密切相关

在五运六气相关的《内经》七篇大论中，用音律学名词命名时序，作为理论基石的一部分，称为五音建运，即：角音建于木运，徵音建于火运，宫音建于土运，商音建于金运，羽音建于水运。古代时空观的特点之一，是发现了自然音律与季节之变的相关性，五运分别配属宫、商、角、徵、羽之五音。五运把每年分为五个运季，每运季 73.05 日。以主运表示习常，以客运表示异常。五运的十天干分属阴阳配以太、少，形成太少相生的运气变化规律。阳干为甲、丙、戊、庚、壬，阴干为乙、丁、己、辛、癸。天干阴阳合化为：甲己化土、乙庚化金、丙辛化水、丁壬化木、戊癸化火。如，天干为甲，则五行属土，甲为阳干配太，则甲年的主运为太宫。这样形成了太宫生少商、少商生太角、太角生少徵、少徵生太羽，少宫生太商、太商生少角、少角生太徵、太徵生少羽等循环。五音配属五脏，六律配属六腑，则六气流转（即司天在泉）与六律密切相关，对应的是六腑的共振频率。则五运更迭，主客加临，无不与音律相通，音程或者和弦是否和谐，代表了最终的影响结果。笔者将令撰文阐述从律历融通角度推演运气变化。

综上，阐述了体感音乐低频声波影响人体经络的机理，以及一些客观规律。既然声波可以对人体经络产生如此大的影响，那么它应该可以治疗很多疾病。作为一个中医治疗体系的分支，它必备的要素是“理、法、药、方”。理论部分上面已经阐述，下面章节将详细阐述它的应用方法，包括五行配属、补泻方法、“药物”炮制、组方方法等几个方面。

第六节　五音标准音的历史考证

所谓标准音，举西洋音乐的例子来说，就是规定 a1＝440Hz，从而确定其他音的频率。对于中国古代音乐来说，就是要确定宫音到底是对应多少 Hz 的频率。确定了宫音的频率，其他四音的频率才能确定，这是复原古代音乐治疗体系的首要之事。

一、古代基本音律理论

中国古代五音为三分损益律，是中国古代使用的主要律法，它实际是五度相生律的一种形式。三分损益法的定律方法是：先选一段震动体（以弦为例），认为它的声音称作“宫”。把它的长度依次乘以 4/3 和 2/3 来得到不同长度的弦，这些弦震动的声音就依次称作徵、商、羽、角。假设宫的弦长是 81，计算出各音的弦长就分别是：(宫 81) * 4/3→(徵 108) * 2/3→(商 72) * 4/3→(羽 96) * 2/3→(角 64)，把这几个音弦长按顺序排列就是：(徵 108)(羽 96)(宫 81)(商 72)(角 64)。大家知道，材质、粗细、张力等条件都相同时，弦音的频率和长短成反比，越短声音越高。

《素问·阴阳应象大论篇第五》中讲，“东方生风……在色为苍，在音为角……；南方生热……在色为赤，在音为徵……；中央生湿……在色为黄，在音为宫……；西方生燥……在色为白，在音为商……；北方生寒……在色为黑，在音为羽。”《史记·乐书》载：“故音乐者，所以动荡血脉…故宫动脾…商动肺…角动肝…徵动心…羽动肾。”由此可见五音与五脏的对应关系。《史记·乐书》的描述，更是明确了音乐的功能是引起脏腑经络共振，即“动荡血脉”。我们平时听音乐，常常感觉到喜怒、忧悲等七情变化，这些变化产生于身体气血阴阳的变化。没有脏腑经络共振，是不会产生脏腑气血阴阳的变化的。

《灵枢·邪客篇第七十一》云：“黄帝问于伯高曰：愿闻人之肢节，以应天地奈何？伯高答曰：天圆地方，人头圆足方以应之。天有日月。人有两目。地有九州，人有九窍。天有风雨，人有喜怒。天有雷电，人有音声。天有四时，人有四肢。天有五音，人有五脏。天有六律，人有六腑……”。这里讲了五音对应五脏，六律对应六腑。

五音和六律是什么关系？五音，指宫、商、角、徵、羽五音；六律中的律，是指定音器（竹管），共有十二个，各有固定的音高和名称：①黄钟；②大吕；③太簇；④夹钟；⑤姑洗；⑥仲吕；⑦蕤宾；⑧林钟；⑨夷则；⑩南吕；⑪无射；⑫应钟。奇数（阳）称六律，偶数（阴）称六吕，合称十二律吕。五音在同一个八度内，六律也在同一个八度内。如果说五音和六律不同，分别对应五脏和六腑，那么只能说明他们分布在音序列的不同范围，比如说五音在低音区，六律在中音区或者高音区。

但是五脏六腑中相表里的两脏腑（如脾和胃）有着密切的关系，分属阴阳，即：对立统一、相互依存、相互转化。而音序中，只有相邻八度的两个同名音才符合这样的规律，比如说 C（65.5Hz）和 c（131Hz）。因为，相邻两个八度的同名音，即有相互抑制作用，又有协同共振作用，比较符合阴阳对立统一、互相依存的关系。中国古代称高八度的音为“宫反”，反也有阴阳对立的意思。由此，我们可以推断，五音和六律在相邻的两个八度内，比如说，五音从 C（65.5Hz）到 B（123.5Hz），六律从 c

(65.5Hz) 到 b (247Hz)。

根据这一推论，在音序列中，频率由低到高，依次形成了“五音一六律一五音一六律一五音一六律……”这种循环无端的序列，正符合阴阳相生、物极则变的辨证规律。同时，因为高八度的音是基础音频率的2倍，若将对应五脏的五音称为五脏音，对应六腑的六律称为六腑音，则后一个五脏音是前一个同名五脏音频率的4倍。举例来说，如果宫音的频率是60Hz，能够引起脾经共振，那么4倍频率的音240Hz（高两个八度），也能引起脾经共振。

二、文物考古所确定的标准音

既然我们知道战国以后的标准音混乱、不准确，那么我们可以通过对战国以前乐器文物的声音频率来研究古代标准音。

陕西扶风县豹子沟出土的一件西周宣王时期编钟，铭文意义不明确；河南洛阳金村战国前期东周大墓编磬是盗墓出土，散失不全。比较可靠的是1978年在湖北随县出土了前500年制造的曾侯乙编钟，共8组合计65件。由青铜铸成的编钟，钟形是扁瓦形的而不是圆的，每个钟具有双音性质，各自可以发频率相差大三度或小三度的两个音。整个编钟的音域共5个八度，中音区12个半音俱全，音高几乎与现代乐器的音高一致。如最低音的编钟频率为65.5Hz，与西洋C音一致。经考证，其黄钟音高为G4-47（409.19Hz）。因黄钟对应冬至，故于五音中当对应羽音，根据五音律制关系，可以推算宫音为484.96Hz，比#A4音略高。

三、根据可见光频率计算出来的标准音

我们知道，可见光分为红、橙、黄、绿、青、蓝、紫七色，物理学家牛顿早就将这七色与西洋七声音阶联系起来。

七色光的波长分别为：红780nm～630nm；橙630nm～600nm；黄600nm～570nm；绿570nm～500nm；青500nm～470nm；蓝470nm～420nm；紫420nm～380nm。

我们知道黄色应脾，故应该对应宫音。根据光速 $c=f\times\lambda$，λ 为波长，

f 为频率。$c=3\times10^8m/s$，λ 取黄光的代表波长 580nm，可以计算出 f＝517241379310344.83Hz。根据上面“后一个五脏音是前一个同名五脏音频率的 4 倍”的推论，将 f 除以 4^{20}，即倍减 40 个八度，得 470.42Hz，也是比 #A4 音略高。

四、根据次声波频率计算出来的标准音

低于 20Hz 的音波称为次声波，可以引起人体脏腑的共振，导致脏器破裂、出血，被用来制造杀伤性次声武器。其中，胸腔脏器的共振频率是 5～7Hz，心脏的共振频率约为 5～6Hz，将这个频率乘以 64 倍，即升高 6 个八度，得 320～384Hz，在 E4 和 #F4 之间。心脏对应徵音，据此可以计算出宫音在 A4 到 B4 之间，取中间值即是 #A4。

五、近代考证的标准音

1941 年春，时任国立音乐学院院长的顾毓琇先生以一个科学家的执着和钻研精神，运用功底厚实的数学、物理知识，通过细密的计算，认为宫声来自于黄钟，提出了以每秒振动 348 次的声波为黄钟定音的基准，科学地阐明了古乐音阶定音的标准。

但是宫对应脾，从文献上考证，最早出现于汉代《黄帝内经》和《史记》中。在此之前，《吕氏春秋·十二纪》中论述的五行配脏为：脾属木，肺属火，心属土，肝属金，肾属水。杨玄《太素》载“……五五为土，为中央为四维……声宫……色黄……味甘……生金胜火……藏心”。故汉代以前，心应宫音，黄色。我们现在还能看见这一配属的影响：古代以黄色为尊，为帝王专用，而心亦为“君主之官”，应黄色。连定律的律管也被称为“黄”钟。

心对应红色，徵音，是从西汉后才出现的，它是以生理功能为基础，经历了此后两千年的考验，站得住脚。顾毓琇先生考证的宫音，也是考证战国之前的标准音，所以此宫音应相当于现在的徵音。以徵音为 348Hz，可计算出现在的宫音应为 466Hz，即 #A4 音。

根据古代律管的长度、管径用公式计算出的标准音，周代黄钟音为

#f2+77（773.8）。按黄钟应冬至，合羽音，则宫音频率为 458.55Hz，比 #A4 音略低。

六、现代经络共振研究

综上所述，宫音基本可以确定在 #A4 附近。但是同名音均可引起经络共振，哪一个频率段的音共振效果最佳呢？是 #A1（58.27Hz）、#A（116.54Hz）、#a（233.08Hz）还是 #a1（466.16Hz）？

辽宁中医药大学王品山、孙平生教授曾致力于经络声学研究多年，发现循经声信息的频率范围在 8.5～97.3Hz，幅值在 10.0～39.8dB，频率高峰集中在 30～40Hz[4]。同时考虑到，音乐的听觉效果，选取宫音为 #A1（58.27Hz）比较合理，再低了耳朵听不见，再高了共振效果差。

根据我们前面应用激光多普勒血流仪检测，以 #A1（58.27Hz）作为宫音的标准音是符合历史考证及经络气血共振的事实的。

第二章　声波其他特征对腧穴微循环的影响

第一节　不同波形的低频声波对腧穴微循环的影响

为了研究不同波形的低频声波对腧穴微循环影响的特征，我们设计实验，以足三里穴为代表，观察了方波、三角波、正弦波对腧穴的不同影响。

一、基本方法

实验条件及要求同前，只是在声波的制作方法有所不同。①频率选定：根据之前的实验结果，选取对足三里穴影响最显著的频率，即 A1# 音(58.27Hz)。②用电脑软件生成音波序列：应用 Cool Edit 2.1 软件，将选定的频率制成波形不同的音波，分别依次为方波、三角波、正弦波，每个音符长度为 300 秒，相邻两个音符之间，用静音间隔 300 秒，然后存储为声音文件。静音的作用是排除之前声波对经络微循环及温度的影响，使之回归基线。③经电脑播放软件 media player 播放乐音序列，用 5 寸有源低音炮进行信号放大。低音炮置于观察穴位外 5cm，周围以纸板进行音波聚拢。④测试并记录实验数据：将帕瑞公司 PF5001 激光多普勒血流仪探头贴于测试穴位处，观察并记录乐音播放过程中，该穴位的微循环、温度及经皮氧分压变化曲线及数据变化。

二、观察指标

观察测试穴位在播放乐音每个波形至 60 秒、120 秒、180 秒、240 秒、

300秒时，微循环量相对于基线的改变，以微循环量增加的百分比表示；即刻穴位处的经皮氧分压，以 mmHg 表示。该数值由 PF5001 激光多普勒血流仪的配套软件完成计算和分析。

三、实验数据的统计学处理分析

应用 SPSS 19.0 软件。本次实验数据均为计量资料，将 30 例观察对象同一穴位、相同声波影响下的微循环改变量及经皮氧分压数值组成 1 组，采用（$\bar{x}\pm s$）描述，以配对 t 检验分析差异性，以 $P<0.05$ 为有统计学意义。

四、结果

（一）不同波形低频声波对足三里穴微循环的影响

见表 83。可以看出，不同波形的低频声波对足三里穴微循环的影响差别显著，方波随着时间的增加，穴位微循环量逐渐递减；三角波随着时间的增加，穴位微循环量变化不明显；正弦波随着时间的增加，穴位微循环量逐渐递增。同一时刻，组见两两相比，均 $P<0.01$，具有统计学意义。

表 83　不同频率低频声波对足三里穴微循环的影响　（%）

波　形	60秒	120秒	180秒	240秒	300秒
方　波	−19.13±3.24	−27.32±4.30	−35.28±5.11	−39.44±5.61	−40.15±5.88
三角波	14.32±1.22	15.41±1.61	16.23±2.10	14.27±1.65	15.35±1.68
正弦波	70.37±8.20	92.39±10.52	108.23±10.18	120.49±11.41	123.36±10.62

（二）不同波形低频声波对足三里穴经皮氧分压的影响

见表 84。可以看出，不同波形的低频声波对足三里穴经皮氧分压的影响差别显著，方波随着时间的增加，穴位经皮氧分压逐渐递减；三角波随着时间的增加，穴位经皮氧分压变化不明显；正弦波随着时间的增加，穴位经皮氧分压逐渐递增。同一时刻，组见两两相比，均 $P<0.01$，具有统计学意义。

表 84　不同频率低频声波对足三里穴经皮氧分压的影响　（mmHg）

波　形	60 秒	120 秒	180 秒	240 秒	300 秒
方　波	45.26±2.27	44.32±2.61	41.35±2.52	39.38±3.20	38.24±2.57
三角波	47.31±2.43	48.35±2.49	49.91±3.13	47.39±2.41	48.55±2.33
正弦波	50.50±3.15	51.88±3.52	53.22±3.59	55.97±3.85	55.89±3.94

（三）声波的不同波形图

见图 54。

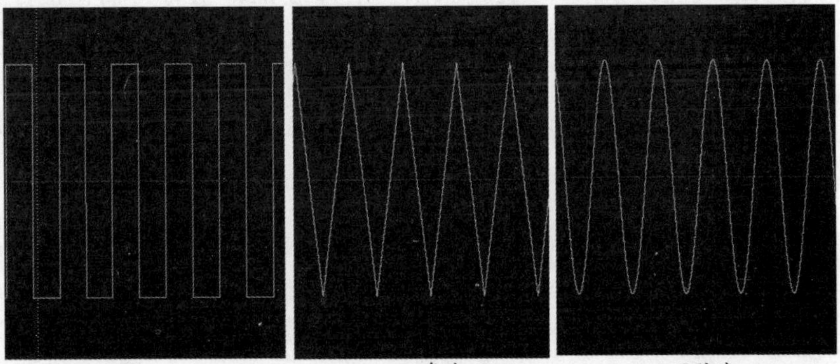

方波　　三角波　　正弦波

图 54　声波的不同波形图

五、结论

观察表 83 及表 84，可以看出，频率相同波形不同的低频声波对足三里穴的微循环、经皮氧分压有不同影响，方波使穴位微循环量、经皮氧分压降低，三角波使穴位微循环量、经皮氧分压略升高，正弦波使穴位微循环量、经皮氧分压显著升高，差异具有统计学意义。说明波形不同，对穴位的作用机制也不同。而微循环量的变化趋势和经皮氧分压的变化趋势保持一致，说明两者密切相关，组织间的供氧依赖于微循环灌注。

本实验验证了不同波形的低频声波对足三里穴微循环及经皮氧分压的不同影响。目前国内外关于声波对穴位的影响的研究尚不多，暂未检索到不同声波波形的相关研究，仅有不同电针波形对治疗的影响。如，林美惠采用随机对照的方法，观察电针密波、疏波、疏密波治疗单纯性肥胖症的临床疗效，发现疏密波在临床疗效方面有效率略高于疏波和密波；在腰围、腰臀比的改善上，疏密波的更有优势。

笔者认为，不同波形对穴位的不同影响，其机理与不同波形的力学特征有关，相当于速度很快的“微幅度手法按摩”刺激，类似于针灸按摩的补泻手法。快慢补泻手法指医者通过在穴位上的不同操作速度来进行补泻。一般认为，手法慢者为补法，手法快者为泻法。《幼科推拿秘书》（清·骆玉龙）中说，“急摩为泻，缓摩为补。”如推三关、揉外劳宫等，用轻而慢柔的手法为补，可益气温阳，治疗虚证；用有力而快的手法为泻，可发散外邪。《灵枢·小针解》：“徐而疾则实者，言徐内而疾出也；疾而徐则虚者，言疾内而徐出也。”提出了徐疾补泻的概念。在本实验研究中，声波是一种空气的力学震动，对穴位可以产生微按摩效果。仔细观察不同的波形，方波波形变化急剧，在正负最大振幅之间跳跃，类似于手法中的迅速按至最深，又急剧撤回用力，这种手法应该归属于快慢补泻的泻法。正弦波波形变化缓和，按入、撤出用力柔和，应该归属于快慢补泻手法的补法。三角波波形变化呈线性，变化快慢程度介于两者之间，应该归属于平补平泻手法。因此，方波通过泻法使穴位微循环量、经皮氧分压降低；三角波平补平泻，穴位微循环量、经皮氧分压变化不大；正弦波通过补法使穴位微循环量、经皮氧分压显著升高。

第二节　不同音色的低频声波对腧穴微循环的影响

为了研究不同音色的低频声波对腧穴微循环影响的特征，我们设计实验，以委中穴为代表，观察了古琴、箫、埙、钟、鼓等音色的声波对腧穴的不同影响。

一、基本方法

实验条件及要求同前，只是在声波的制作方法上有所不同。①频率选定：根据之前的实验结果，选取对委中穴影响最显著的频率，即 G2 音（98.00Hz）。②用电脑软件生成音波序列：应用 Cool Edit 2.1 软件，将选定的频率生成音色不同的音波，分别依次为古琴、箫、埙、钟、鼓的模拟音，每个音符长度为 300 秒，相邻两个音符之间，用静音间隔 300 秒，然后存储为声音文件。静音的作用是排除之前声波对经络微循环及温度的影响，使之回归基线。③经电脑播放软件 media player 播放乐音序列，用 5 寸有源低音炮进行信号放大。低音炮置于观察穴位外 5cm，周围以纸板进行音波聚拢。④测试并记录实验数据：将帕瑞公司 PF5001 激光多普勒血流仪探头贴于测试穴位处，观察并记录乐音播放过程中，该穴位的微循环、温度及经皮氧分压变化曲线及数据变化。

二、观察指标

观察测试穴位在播放乐音每个音色至 60 秒、120 秒、180 秒、240 秒、300 秒时，微循环量相对于基线的改变，以微循环量增加的百分比表示；即刻穴位处的经皮氧分压，以 mmHg 表示。该数值由 PF5001 激光多普勒血流仪的配套软件完成计算和分析。

三、实验数据的统计学处理分析

应用 SPSS 19.0 软件。本次实验数据均为计量资料，将 30 例观察对象同一穴位、相同声波影响下的微循环改变量及经皮氧分压数值组成 1 组，采用（$\bar{x}\pm s$）描述，以配对 t 检验分析差异性，以 $P<0.05$ 为有统计学意义。

四、结果

（一）不同音色低频声波对委中穴微循环的影响

见表 85。可以看出，不同音色的低频声波对委中穴微循环的影响差别显著，钟、鼓、箫的音色声波随着时间的增加，穴位微循环量逐渐递增，且鼓＞钟＞箫；埙、古琴的音色声波随着时间的增加，穴位微循环量逐渐递减，且埙递减大于古琴。同一时刻，组间两两相比，均 $P<0.01$，具有

统计学意义。

表 85　不同频率低频声波对委中穴微循环的影响　（%）

音色	60s	120s	180s	240s	300s
古琴	79.45±6.37*	76.31±6.09*	73.38±5.82*	69.59±5.36*	65.57±5.66*
箫	83.43±6.42*	90.44±7.03*	92.55±7.60*	95.42±7.91*	98.45±7.30*
埙	77.39±6.42*	74.62±6.33*	70.35±5.90*	67.37±5.48*	63.54±5.21*
钟	88.40±6.91*	93.61±7.22*	95.45±7.48*	99.37±8.43*	102.62±8.61*
鼓	92.55±7.44	98.51±7.95	105.30±8.32	112.56±8.49	124.71±9.03

（二）不同音色低频声波对委中穴经皮氧分压的影响

见表 86。可以看出，不同音色的低频声波对委中穴经皮氧分压的影响差别显著，钟、鼓、箫的音色声波随着时间的增加，穴位微循环量逐渐递增，且鼓＞钟＞箫；埙、古琴的音色声波随着时间的增加，穴位微循环量逐渐递减，且埙递减大于古琴。同一时刻，组间两两相比，均 $P<0.01$，具有统计学意义。

表 86　不同频率低频声波对委中穴经皮氧分压影响比较　（mmHg）

音色	60s	120s	180s	240s	300s
古琴	46.20±2.22*	45.32±2.63*	42.38±2.56*	40.39±3.61*	39.24±2.67*
箫	47.50±3.15*	48.88±3.62*	49.23±3.54*	50.47±3.81*	50.58±3.84*
埙	45.46±2.47*	44.62±2.51*	41.75±2.72*	39.48±3.10*	38.34±2.57*
钟	48.32±2.45*	49.33±2.42*	50.95±3.17*	51.09±2.31*	51.85±2.63*
鼓	51.51±3.16	52.89±3.53	54.23±3.58	56.98±3.84	57.39±3.90

（三）声波的不同音色波形图及频谱分析图

见图 55 及图 56。

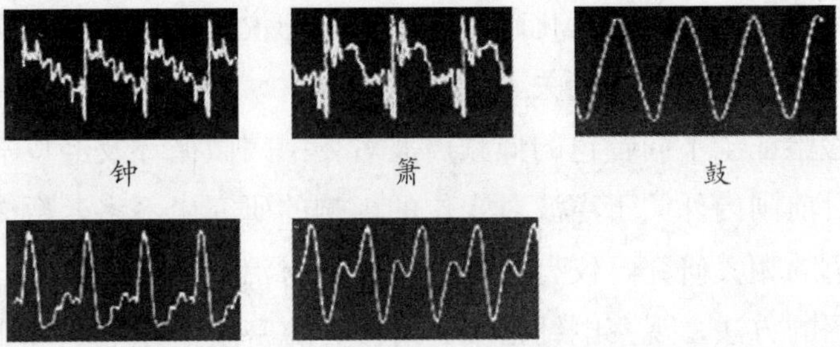

图 55　声波不同音色图

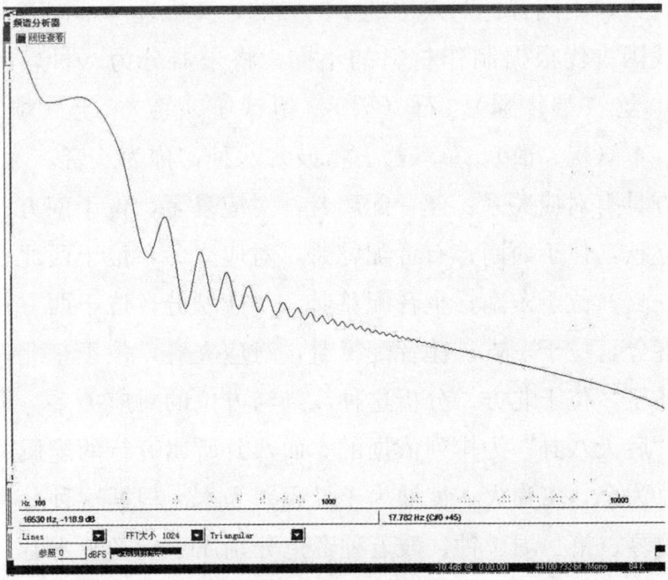

图 56　频谱分析图

五、结论

观察表 85 及 86，可以看出，频率相同、音色不同的低频声波对委中穴的微循环、经皮氧分压有不同影响，钟、鼓、箫的音色声波使穴位微循环量、经皮氧分压逐渐升高，且影响力鼓>钟>箫；埙、古琴的音色声波使穴位微循环量、经皮氧分压逐渐降低，且埙递减大于古琴，差异具有统计学意义。说明音色不同，对穴位的影响作用机制也不同。而微循环量的变化趋势和经皮氧分压的变化趋势保持一致，说明两者密切相关，组织间的供氧与微循环灌注密切相关。

本实验验证了不同音色的低频声波对委中穴微循环及经皮氧分压的不同影响。目前国内外关于声波对穴位的影响的研究尚不多，暂未检索到不同声波音色的相关研究，仅有不同电针波形对治疗的影响。如，林美惠采用随机对照的方法，观察电针密波、疏波、疏密波治疗单纯性肥胖症的临床疗效，发现疏密波在临床疗效方面有效率略高于疏波和密波；在腰围、腰臀比的改善上，疏密波的更有优势。

笔者认为，不同音色对穴位的不同影响，其机理与不同音色的五行属性有关。我国古代根据制作材料的不同，将乐器分为八种，即：分为金（钟、镈）、丝（琴、瑟）、石（磬）、匏（笙、竽）、土（埙、缶）、竹（箫、篪）、木（柷、敔）、革（鼗、雷鼓）八种，称为八音。八音与节令、八卦、八方具有对应关系：丝音配离卦，对应夏至，位于南方；土音配坤卦，对应立秋，位于西南；石音配乾卦，对应立冬，位于西北；木音配巽卦，对应立夏，位于东南；金音配兑卦，对应秋分，位于西方；竹音配震卦，对应春分，位于东方；匏音配艮卦，对应立春，位于东北；革音配坎卦，对应冬至，位于北方。分析这种八卦与方位的对应关系，可以发现八音关系以“后天八卦”为排列依据的。而八卦所属五行的配属关系是：坎为水，乾兑为金，离为火，艮坤为土，震巽为木。根据这种分类方法，本研究中，古琴、箫、埙、钟、鼓五种音色分别属于丝音、木音、土音、金音、革音，五行属性分别为火、木、土、金、水。

从实验结果可以看出，由于委中穴位于膀胱经，五行属水，与其有相同五行属性的“鼓”，音色对穴位微循环及经皮氧分压有正性影响，且影响最大；其次与其五行属性为相生关系的“钟”、“箫”，音色对穴位微循环及经皮氧分压也有正性影响，且属金的“钟”大于属木的“箫”，即“生我”＞“我生”。与委中穴五行属性为相克关系的“埙”“古琴”，音色对穴位微循环及经皮氧分压有负性影响，且属土的“埙”大于属火的“古琴”，即“克我”＞“我克”。

从实质上来说，这种音色不同对穴位微环境影响也不同的机制在于，不同音色的频谱成分不同。课题组对这些不同音色的声波，应用电脑软件 Cool Edit 2.1 的“频谱分析器”模块进行频谱分析，如图 55 及 56，显示其中的频率成分。发现“鼓”音色基本为单纯的 98Hz，而“埙”音色中尚含有 30%的 58Hz 成分，在课题实验中，笔者发现这个频率对胃经影响较大，五行属土。“钟”音色中尚含有 35%65.5Hz 频率，在研究中发现这一频率对大肠经影响较明显，五行属金。根据这些频谱成分的不同五行属性，以及五行生克制化规律，我们不难理解不同音色对穴位微环境的不同影响。今后的研究中，将进一步研究不同声波对其他经络穴位的影响，总结出其中的规律和完整的理论体系。

第三节　不同振幅的低频声波对腧穴微循环的影响

为了研究不同振幅的低频声波对腧穴微循环影响的特征，我们设计实验，以梁丘穴为代表，观察了不同振幅的正弦声波对腧穴的影响。

一、基本方法

实验条件及要求同前，只是在声波的制作方法上有所不同。①基础频率：根据之前的试验结果，选取对梁丘穴影响最显著的频率，即 A1# 音 (58.27Hz)。②低频声波序列的制作：在电脑中以软件 Cool Edit 2.1，制作基础频率一致但振幅不同的低频声波序列，共 7 段，每段长度持续 300s，振幅强度依次分别是－3db、－6db、－9db、－9.3db、－12db、－15db、－18db，两段相邻的序列之间，间隔 300s 静音，整个 7 段声波存储到一个波形文件中。静音的作用是排除之前声波对经络微循环及温度的影响，使之回归基线。③经 mediaplayer10.0 软件在电脑中播放之前生成的波形文件，以试验工具对声波信号进行放大。试验工具（低音炮）置于腧穴附近 5cm 处。④试验数据的测量与记录：将激光多普勒血流仪的测试探头用医以胶布黏于腧穴局部，测量播放低频声波时，该腧穴经皮氧分压及微循环量的数值。

二、观察指标

①腧穴处的即刻经皮氧分压数值，单位为 mmHg（1mmHg＝0.133kPa）。②腧穴处微循环增加量：指的是相对于基线微循环量的增加百分比。每个腧穴均于各段声波序列播放 0s 和 300s 时测量。

三、实验数据的统计学处理分析

应用 SPSS 19.0 软件。本次实验数据均为计量资料，将 30 例观察对象同一穴位、相同声波影响下的微循环改变量及经皮氧分压数值组成 1 组，采用（$\bar{x}\pm s$）描述，以配对 t 检验分析差异性，以 $P<0.05$ 为有统计学意义。

四、结果

（一）基础频率一致、振幅不同的正弦低频声波对梁丘穴微循环的影响

见表 87。基础频率一致、振幅不同的正弦低频声波对梁丘穴微循环的影响不同，差异比较显著。并不是振幅越大（－3db 振幅最大，－18db 振幅最小），穴位微循环量增加越大，而是－9.3db 组的微循环量增加最大。

表 87　不同振幅低频声波对梁丘穴微循环的影响　（%）

↓振幅时刻→	0 秒	180 秒	300 秒
3db	5.13±1.24	75.34±6.92	77.38±6.88
6db	4.58±1.29	82.32±6.33	84.52±6.51
9db	4.93±1.46	85.31±7.12	87.39±7.35
9.3db	4.30±1.22	88.43±7.55	93.26±7.67
12db	4.27±1.11	81.26±6.18	83.11±6.29
15db	5.04±1.32	74.57±5.69	77.66±5.81
18db	5.15±0.83	65.56±5.28	67.43±5.74

注：0 秒时刻，各组组间比较，$P>0.05$，无显著差异；180 秒、300 秒时刻，各组组间比较，－9.3db 组高于其他组，$P<0.01$，有非常显著差异。

（二）基础频率一致、振幅不同的低频声波对梁丘穴经皮氧分压的影响

见表 88。基础频率一致、振幅不同的正弦低频声波对梁丘穴经皮氧分压的影响不同，差别显著。并不是振幅越大（－3db 振幅最大，－18db 振幅最小），穴位经皮氧分压增加越大，而是－9.3db 组的增加量最大。

表 88　不同振幅低频声波对梁丘穴经皮氧分压的影响　（mmHg）

→振幅时刻↓	0 秒	180 秒	300 秒
3db	41.40±4.25	50.45±4.97	52.37±5.02
6db	42.33±4.50	52.61±5.41	54.47±5.66
9db	42.04±4.17	54.36±5.18	55.48±5.29
9.3db	41.34±4.52	56.48±5.11	58.11±5.26
12db	42.35±4.37	54.49±5.03	55.62±5.14
15db	42.30±4.57	51.28±4.67	52.34±4.77
18db	42.34±4.26	47.14±4.06	48.32±4.11

注：0 秒时刻，各组组间比较，$P>0.05$，无显著差异；180 秒、300 秒时刻，各组组间比较，－9.3db 组高于其他组，$P<0.01$，有非常显著差异。

（三）不同振幅的波形图

见图 57。

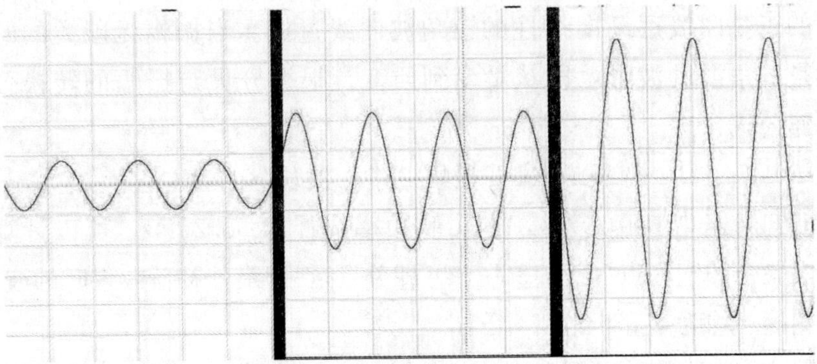

图 57　不同振幅的波形图

五、结论

观察表 87 和表 88，可以发现，基础频率一致、振幅不同的正弦低频声波对梁丘穴的经皮氧分压、微循环影响不同，并不是振幅越大（－3db 振幅最大，－18db 振幅最小），穴位微循环量、经皮氧分压数值增加越大，而是－9.3db 组的增加量最大，差异具有统计学意义。说明基础频率一致、振幅不同的时候，低频声波对腧穴局部气血的影响有差异，而且其变化并不是呈线性相关。经皮氧分压、微循环在声波作用下变化一致，是因为两者关系密切，微循环增加后组织的供氧也显著增加。

本实验验证了基础频率一致、振幅不同的正弦低频声波对梁丘穴经皮氧分压和微循环的影响不同。目前，国内外关于低频声波对腧穴的影响的研究上不多，暂未检索到不同声波波形的相关研究，仅有不同电针波形对治疗的影响。如，林美惠采用随机对照的方法，观察电针密波、疏波、疏密波治疗单纯性肥胖症的临床疗效，发现疏密波在临床疗效方面有效率略高于疏波和密波；在腰围、腰臀比的改善上，疏密波的更有优势。

在本次实验研究中，声波为同一频率下、不同振幅的正弦波。虽然通过上面的分析，正弦波应该类似于补法，应该随着振幅逐渐增大而补益的效果越好，即微循环量、经皮氧分压数值逐渐增大。但事实并不是如此，它有一个最佳饱和值。观察不同振幅的波形图（图 57），我们发现，在频率不变的时候，随着振幅的逐渐增大，波形已经逐渐变形，从柔和的正弦曲线逐渐向线性的三角波曲线过渡。当振幅无限大的时候，它就是三角波的波形，即从量变到质变。根据分贝与振幅的转换公式，及声速公式：

分贝＝20log 振幅声速＝波长×频率

已知声速为 340 米/秒，本实验频率选择为 58.27Hz，可以计算出，本次实验中的饱和点（－9.3db，db 即分贝），即最佳补益效果时的波长与振幅相等，均为 5.835 米。

因此，本次实验证明，当波长与振幅相等的时候，声波的共振效应能够得到最佳的体现，能够使穴位微循环及经皮氧分压增加最显著。

从临床意义来讲，本疗法具有绿色无污染、无痛苦、低成本、疗效显著的特点，是对传统针灸学治疗方法的重要补充。可以广泛应用于健康保健、循环障碍性疾病患者的治疗，具有广阔的前景。特点是应用电脑软件加工音乐声波，精确地控制共振频率、幅度、波形，使治疗实现了标准化、量化和精确化，避免了不同操作者手法不同对治疗的影响。笔者临床用于治疗面瘫、功能性腹泻、糖尿病周围神经病变等疾病，疗效确切。近期笔者将物理学亥姆霍兹声学共振原理引入到经络治疗中，开发出声波经络共振治疗仪，实现了将声波波形经共振转化为力学运动，并通过不同的波形来模拟不同的针灸手法，实现不同补泻信息的精确传递，对这种声波经络共振作用进行放大，提高了疗效；可以经特定频率激发产生共振，有不同的规格，可以对不同穴位进行特异化的治疗，实现多个穴位同时、同步刺激。避免了针刺的痛苦，提高了治疗舒适感和易接受度。

第四节　升降出入气机的调节

为了研究低频声波对循经气血升降出入气机的调节，我们设计实验，以胃经为代表，观察了不同的声波调制方法对循经气血的影响。

一、基本方法

实验条件及要求同前，只是在声波的制作方法有所不同。①频率选定：根据之前的实验结果，选取对胃经影响最显著的频率，即 A1# 音(58.27Hz)。②用电脑软件生成音波序列：应用 Cool Edit 2.1 软件，将选定的频率生成加工方法不同的音波，共 4 段，每段长度为 300 秒，相邻两段之间，用静音间隔 300 秒，然后存储为声音文件。静音的作用是排除之前声波对经络微循环及经皮氧分压的影响，使之回归基线。软件的设置界面见图 58。第一段的设置为：初始设置基础频率 56.94Hz，结束设置基础频率 59.63Hz，即从 A1# 音（58.27Hz）下 40 音分到 A1# 音（58.27Hz）上 40 音分，频率逐渐上升。第二段的设置为：初始设置基础频率

59.63Hz，结束设置基础频率 56.94Hz，即从 A1# 音（58.27Hz）上 40 音分到 A1# 音（58.27Hz）下 40 音分，频率逐渐下降。第三段的设置为：初始设置基础频率 58.27Hz，调制频率为 0；结束设置基础频率 58.27Hz，调制频率为 10，即在 A1# 音（58.27Hz）附近，频率波动呈逐渐增大，即声波逐渐扩散的趋势。第四段的设置为：初始设置基础频率 58.27Hz，调制频率为 10；结束设置基础频率 58.27Hz，调制频率为 0，即在 A1# 音（58.27Hz）附近，频率波动呈逐渐减小，即声波逐渐汇聚的趋势。③经电脑播放软件 media player 播放乐音序列，用 5 寸有源低音炮进行信号放大。低音炮置于观察穴位外 5cm，周围以纸板进行音波聚拢。④测试并记录实验数据：将帕瑞公司 PF5001 激光多普勒血流仪探头贴于监测穴位处，观察并记录乐音播放过程中，该穴位的微循环及经皮氧分压变化曲线及数据变化。

在开始生成音调的时候，我们如果去掉“固定值”复选框，则可以设定声音的开始状态和结束状态，形成渐变音。如图 58：

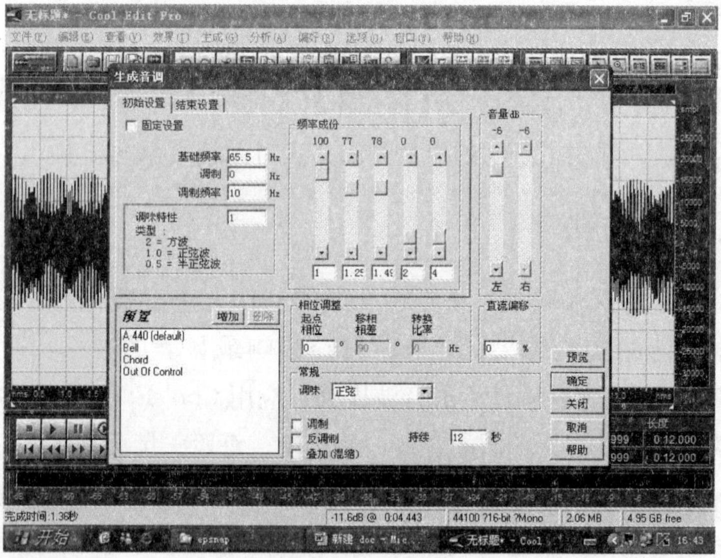

图 58　升降出入声波调制界面

二、观察指标

观察对象为测试者右侧胃经，声源置于足三里穴附近。监测穴位为：解溪，下巨虚，足三里，梁丘，四白。暴露测试者右侧下肢，经由专门培训的特定人员选取穴位并标记。观察测试穴位在播放每段声波 0 秒、300 秒时，微循环量相对于基线的改变，以微循环量增加的百分比表示；即刻穴位处的经皮氧分压，以 mmHg 表示。该数值由 PF5001 激光多普勒血流仪的配套软件完成计算和分析。

三、实验数据的统计学处理分析

应用 SPSS 19.0 软件。本次实验数据均为计量资料，将 30 例观察对象同一穴位、相同声波影响下的微循环改变量及经皮氧分压数值组成 1 组，采用（$\bar{x} \pm s$）描述，以配对 t 检验分析差异性，以 $P<0.05$ 为有统计学意义。

四、结果

（一）不同加工方法的低频声波对胃经穴位微循环的影响

见表 89。可以看出，不同加工方法的低频声波对胃经穴位微循环的影响差别显著。第一段声波，从 A1# 音（58.27Hz）下 40 音分到 A1# 音（58.27Hz）上 40 音分，频率逐渐上升，胃经诸穴的微循环量按从足到头的方向逐渐下降；第二段声波，从 A1# 音（58.27Hz）上 40 音分到 A1# 音（58.27Hz）下 40 音分，频率逐渐下降，胃经诸穴的微循环量按从足到头的方向逐渐上升；第三段声波，在 A1# 音（58.27Hz）附近，频率波动呈逐渐增大，即声波逐渐扩散的趋势，胃经诸穴的微循环量从刺激源足三里穴向两边逐渐增加，即微循环量呈“发散”的趋势；第四段声波，在 A1# 音（58.27Hz）附近，频率波动呈逐渐减小，即声波逐渐汇聚的趋势，胃经诸穴的微循环量从两边向刺激源足三里穴逐渐增加，即微循环量呈“汇聚”的趋势。

表 89 不同频率低频声波对委中穴微循环的影响 （%）

声波	时刻	解溪	下巨虚	足三里	梁丘	四白
第一段	0 秒	3.43±0.35	2.32±0.15	3.51±0.47	1.22±0.26	2.67±0.43
	300 秒	108.26±9.48	97.38±9.17	89.51±8.32	78.45±7.36	64.39±6.52
第二段	0 秒	3.43±0.35	2.32±0.15	3.51±0.47	1.22±0.26	2.67±0.43
	300 秒	70.25±6.58	77.36±7.10	82.63±7.92	88.35±6.31	93.44±8.59
第三段	0 秒	3.43±0.35	2.32±0.15	3.51±0.47	1.22±0.26	2.67±0.43
	300 秒	93.42±8.40	87.38±7.14	82.36±7.39	88.31±7.11	92.30±8.13
第四段	0 秒	3.43±0.35	2.32±0.15	3.51±0.47	1.22±0.26	2.67±0.43
	300 秒	70.23±6.42	80.22±7.15	90.34±8.17	79.41±6.96	65.33±5.82

注：同一段声波、同一个穴位，300 秒与 0 秒时刻比较，均 $P<0.01$，具有统计学意义；同一段声波、不同穴位，300 秒时刻比较，均 $P<0.01$，具有统计学意义。

（二）不同加工方法的低频声波对胃经穴位经皮氧分压的影响

见表 90。可以看出，不同加工方法的低频声波对胃经穴位经皮氧分压的影响差别显著。第一段声波，从 A1# 音（58.27Hz）下 40 音分到 A1# 音（58.27Hz）上 40 音分，频率逐渐上升，胃经诸穴的经皮氧分压按从足

表 90 不同频率低频声波对委中穴经皮氧分压的影响 （mmHg）

声波	时刻	解溪	下巨虚	足三里	梁丘	四白
第一段	0 秒	42.44±4.27	41.21±4.50	41.53±4.20	42.04±4.37	41.58±4.47
	300 秒	59.66±5.07	56.48±5.11	52.49±5.03	49.28±4.67	44.14±4.06
第二段	0 秒	41.40±4.25	42.33±4.50	42.04±4.17	41.34±4.52	42.35±4.37
	300 秒	43.46±4.67	49.22±5.05	53.43±5.11	56.28±5.23	59.92±5.87
第三段	0 秒	41.52±4.34	41.68±4.45	42.30±4.57	42.34±4.26	42.83±4.65
	300 秒	56.13±5.42	52.18±5.19	47.36±4.87	53.25±5.03	57.27±5.29
第四段	0 秒	42.11±4.25	42.23±4.33	41.35±4.32	41.46±4.29	42.51±4.34
	300 秒	47.45±4.97	52.61±5.41	56.36±5.18	53.04±5.33	44.30±5.62

注：同一段声波、同一个穴位，300 秒与 0 秒时刻比较，均 $P<0.01$，具有统计学意义；同一段声波、不同穴位，300 秒时刻比较，均 $P<0.01$，具有统计学意义。

到头的方向逐渐下降；第二段声波，从 A1# 音（58.27Hz）上 40 音分到 A1# 音（58.27Hz）下 40 音分，频率逐渐下降，胃经诸穴的经皮氧分压按从足到头的方向逐渐上升；第三段声波，在 A1# 音（58.27Hz）附近，频率波动呈逐渐增大，即声波逐渐扩散的趋势，胃经诸穴的经皮氧分压从刺激源足三里穴向两边逐渐增加；第四段声波，在 A1# 音（58.27Hz）附近，频率波动呈逐渐减小，即声波逐渐汇聚的趋势，胃经诸穴的经皮氧分压由两边向刺激源足三里穴逐渐增加。

五、结论

观察表 89 及表 90，可以看出，基础频率相同、加工方法不同的低频声波对胃经穴位的微循环、经皮氧分压有不同影响，频率按渐升变化的时候，胃经气血呈下降趋势；频率按渐降变化的时候，胃经气血呈上升趋势；调制频率呈由小到大变化的时候，胃经气血呈发散（出）的趋势；调制频率呈由大到小变化的时候，胃经气血呈汇聚（入）的趋势。说明加工方法不同，导致声波波形不同，对穴位的影响作用也不同。而微循环量的变化趋势和经皮氧分压的变化趋势保持一致，说明两者密切相关，组织间的供氧与微循环灌注密切相关。

本实验验证了不同加工方法的低频声波对胃经穴位微循环及经皮氧分压的不同影响。目前国内外关于声波对穴位影响的研究尚不多，暂未检索到不同声波音色的相关研究，仅有不同电针波形对治疗的影响。如，林美惠采用随机对照的方法，观察电针密波、疏波、疏密波治疗单纯性肥胖症的临床疗效，发现疏密波在临床疗效方面有效率略高于疏波和密波；在腰围、腰臀比的改善上，疏密波更有优势。

笔者认为，不同加工方法的声波对穴位的不同影响，源于不同加工方法导致声波的波形不同。而声波能够引起穴位气血发生变化的机制为谐频共振现象。《内经》里面多次提到“五音应五脏”的理论，五音应五脏，是指宫音与脾、徵音与心、羽音与肾、角音与肝、商音与肺之间存在同气相求的对应关系。即五音频率声波能分别引起对应脏腑及其所属经络的谐频共振。不同的脏腑，对不同乐音声波的吸收有选择性；不同的乐音，对不同脏腑的影响也有选择性。五音是一种声波振动，具有特异的能量属性和振动频率，可引起五行属性相同的脏腑经络的气血产生共振，即同气相求，传递能量。它也是一种信息传递媒介，承载了演奏者、作曲者、歌唱者对自然和社会的理解，传递情感、意识等丰富的信息。相应的，人的机体是一个身心统一的、相对开放的、高度动态平衡的系统，随时都在与大自然进行物质的、能量的和信息的交换。

共振频率能够引起经络腧穴所在部位气血循环的显著改变，具有疏通局部经脉，增加循环灌注的作用。共振是指结构系统受激励的频率与该系统的固有频率相接近时，使系统振幅明显增大的现象。这里的激励频率即是我们播放的低频声波，结构系统指的是经络腧穴。在实验过程中，我们发现，个别案例在播放共振频率时局部微循环的增加量可以达到300％～500％，甚至局部出现发热的感觉。这说明低频声波共振可以作为一种治疗方法，单独或者跟其他方法结合治疗一些局部循环障碍性的疾病，比如下肢发凉、麻木、疼痛，糖尿病周围神经病变等。笔者于临床中进行了初步验证，疗效确切。

《灵枢·阴阳二十五人第六十四》云：“土形之人，比于上宫，……足太阴敦敦然。太宫之人，比于左足阳明，阳明之上婉婉然。加宫之人（一曰众之人），比于左足阳明，阳明之下坎坎然。少宫之人，比于右足阳明，阳明之上枢枢然。左宫之人（一曰众之人，一曰阳明之上），比于右足阳明，阳明之下兀兀然。”说明足阳明经气血有“左下、左上、右下、右上”的偏盛部位的不同，并依此进行阴阳二十五人的分类。值得注意的是，此处“太宫、加宫、少宫、左宫”都是音律名词，它们分布在古琴的不同弦和徽位上；它们的特征是：基础频率相同，而泛音成分不同，即波形不同。这说明，胃经的不同部位，共振频率稍有不同。左为阳，右为阴，上为阳，下为阴，所以按照右下、右上、左下、左上的顺序，阳气渐升；声波在空气中的传播速度固定，所以频率与波长呈反比，频率降低，波长增大，振动幅度增大，阳气增加。按照这种阴阳对照关系，频率按渐升变化的时候，阳气渐弱，胃经气血呈下降趋势，汇聚在下部；频率按渐降变化的时候，阳气渐强，胃经气血呈上升趋势，汇聚在上部。

在共振频率的基础上，声波频率波动呈逐渐增大，即声波逐渐扩散的趋势，胃经气血亦呈发散的趋势；在共振频率的基础上，声波频率波动呈逐渐减小，即声波逐渐汇聚的趋势，胃经气血亦呈汇聚的趋势。这有些类似于古琴手法中的“撞”法，即大拇指在琴弦某个徽位上做快速的往返运动，只不过一种是运动幅度逐渐增大，一种是运动幅度逐渐减小。如果将古琴的各弦的频率调成各经络的共振频率，我们可以通过不同的手法发出不同的声波，调节经络，有些类似于“祝由”古法。

在本次实验中，初部实现了应用软件加工声波的方法，诱导胃经诸穴产生共振，从而调节胃经的升、降、出、入气机。升降比较容易理解，出入实则即为聚散。

第三章　初步的临床验证

第一节　糖尿病周围神经病变的治疗

糖尿病周围神经病变（DPN）是糖尿病最常见的慢性并发症之一，据欧洲多中心研究报告，28%的糖尿病患者有DPN。患者往往有明显的感觉异常症状，如麻木、疼痛等，而伴发的感觉迟钝，使足部溃疡、坏疽的风险大大增加。在临床上，针对DPN，目前尚缺乏有效的治疗方法，多数药物的临床效果还有待进一步证实。经典药物甲钴胺通过修复神经组织，促进轴突的再生和髓鞘形成改善周围神经症状。近期几年以来，笔者以辨证论治、《黄帝内经》五音五脏对应关系为指导思想，根据发现的低频声波与经络气血共振的自然现象，尝试复原并深入挖掘了《黄帝内经》的五音疗法。应用这种方法治疗DPN，疗效比较显著。

一、基本资料与治疗方法

（一）基本资料

本次研究中，收录DPN患者共计220例，时间为2013年6月～2015年1月，均为我科门诊及住院患者。纳入的220例DPN患者，根据随机表法，按照就诊的先后顺序，随机分为两组：对照组110例、治疗组110例。其中治疗组男性53例，女性57例；年龄45～70岁，平均为（54.3±5.5）岁。对照组男性54例，女性56例；年龄43～72岁，平均为（56.4±7.1）岁。两组患者的一般资料（年龄、病程、性别、病情等）比较，$P>0.05$，无显著的统计学差异，具有一定的可比性。

（二）诊断标准

所有病例均符合1999年WHO糖尿病诊断标准；糖尿病5a以上，在糖尿病基础上，伴有不同程度的肢体麻木、疼痛、感觉异常和肌无力等周围神经症状 2a 以上；深浅感觉、温度觉明显减退或消失；肌电图检查示感觉神经传导速度及运动神经传导速度异常；排除其他病变所致周围神经病变[9]。

（三）纳入及排除标准

纳入标准：符合上述中西医诊断者，年龄 40～80 岁。排除标准：妊娠、哺乳期妇女；严重心肝肾功能不全患者或其他原发性重大疾病者；近期有糖尿病酮症酸中毒等急性代谢紊乱以及并发感染者；排除其他病变如颈腰椎病、脑梗死、格林一巴利综合征，化疗药物引起的神经损害。

（四）治疗方法

两组患者均保持原控制饮食和降糖治疗方案。给予甲钴胺 500ug 口服，每日 3 次。治疗组：给予《黄帝内经》五音疗法治疗。两组均治疗 12 周统计疗效。

《黄帝内经》五音疗法：根据前期研究，十二经络各自的共振频率，数值见表 91，这些频率能够显著提高对应经络的微循环，增加气血灌注。应用帕瑞公司的 PF5001 激光多普勒血流仪，探头贴于穴位处，监测患者太溪、昆仑、解溪、丘墟、公孙、中封、曲池、天井、小海、少海、尺泽、曲泽十二个穴位处的微循环情况，指导声波频率的选择。若某个穴位微循环较差，即选择该穴位所属经络对应的共振频率做强化治疗。将选择的声波频率，应用 Cool Edit 2.1 软件，生成声波序列文件，存储于电脑。将 5 寸有源低音炮放在穴位附近，距离为 5cm。经 media player10.0 软件

表 91　十二经络的共振频率对应表

经　络	共振频率	经　络	共振频率
脾　经	A0#（29.14Hz）	胃　经	A1#（58.27Hz）
肺　经	C1（32.70Hz）	大肠经	C2（65.41Hz）
肝　经	D1（36.71Hz）	胆　经	D2（73.42Hz）
心　经	F1（43.65Hz）	小肠经	F2（87.31Hz）
肾　经	G1（49.00Hz）	膀胱经	G2（98.00Hz）
心包经	A1（55.00Hz）	三焦经	A2（110.00Hz）

在电脑中播放之前生成的声波序列文件，以5寸有源低音炮放大信号，刺激经络穴位。每次40分钟，每日2次。

（五）观察指标

①症状改善的评估在治疗0、4、8、12周时随访，询问患者治疗前后肢体疼痛、麻木感改善程度。判定标准如下，显效：症状明显好转，肢体疼痛、麻木感消失；有效：症状有所缓解，肢体疼痛、麻木感明显减轻；无效：症状改善不明显，肢体疼痛、麻木感基本无变化。有效率=(显效+有效)/总例数。②肌电图观察治疗前后右侧正中神经、腓总神经的运动及感觉神经传导速度数值变化。③生化学指标观察治疗前后超氧化物歧化酶（SOD)、丙二醛（MDA）及8-尿羟基脱氧乌苷酸（OhdG）水平。MDA采用硫代巴比妥分光光度法测定，黄嘌呤氧化酶法检测SOD活力。OhdG水平用德国进口的8-OhdG酶联免疫试剂测定。

（六）统计学方法

本研究应用SPSS18.0软件对数据进行统计学分析。实验数据由专人负责，录入后经3人核准、校对。对于研究结果中的计量资料，均采用（$\bar{x}\pm s$）格式记录数据，组间比较统计学方法采用独立样本t检验，组内比较采用配对t检验。研究结果中的计数资料，组间差异比较采用x^2检验。$P<0.05$，作为差异有统计学意义的标准。

二、结果

（一）两组疗效对比

见表92。治疗12周时比较，治疗组有效率大于对照组，$P<0.05$，具有显著性差异，有统计学意义。

表92　两组患者的临床疗效比较

组别	N	显效	有效	无效	愈显率（%）
对照组	110	21	54	35	68.18
治疗组	110	38	60	12	89.09$^{\triangle}$

注：△与对照组比较，$P<0.05$。

（二）两组患者治疗期间腓总神经及正中神经传导速度的对比

治疗组治疗 4 周后腓总神经及正中神经（运动支及感觉支）传导速度明显改变，与治疗前相比具有统计学意义（$P<0.05$）；治疗 8 周后变化更明显，治疗 12 周与 8 周时差异不明显。对照组在治疗 4 周后腓总神经及正中神经（运动支及感觉支）传导速度明显改变，与治疗前相比具有统计学意义（$P<0.05$）；治疗 8 周后与 4 周时基本相同，治疗 12 周与 4、8 周时基本相同，差异不明显。治疗 4 周后，两组相比腓总神经及正中神经（运动支及感觉支）传导速度差异无统计学意义（$P>0.05$），治疗 8 周后治疗组变化更明显（$P<0.05$）；治疗 12 周后，治疗组与对照组相比差异有统计学意义（$P<0.05$）。见表 93。

表 93　两组患者治疗期间腓总神经及正中神经传导速度的对比

（$\bar{x}\pm s$，m/s）

	组别	腓总神经（运动支）	正中神经（运动支）	腓总神经（感觉支）	正中神经（感觉支）
0 周	治疗组	34.39±1.02	39.55±1.31	29.94±1.03	34.66±0.98
	对照组	34.39±0.98	39.60±1.26	29.98±0.94	34.55±0.98
4 周	治疗组	42.46±2.07*	42.06±1.15*	39.96±0.97*	39.32±0.89*
	对照组	39.64±1.80*	44.48±0.99*	33.42±0.89*	39.28±1.15*
8 周	治疗组	47.05±0.90*△	51.21±1.16*△	43.09±1.43*△	44.01±2.07*△
	对照组	39.11±1.31*	44.74±0.88*	34.90±0.98*	39.64±1.16*
12 周	治疗组	47.24±0.89*△	51.44±1.14*△	43.52±1.71*△	44.32±2.06*△
	对照组	39.45±1.29*	45.06±0.84*	34.90±1.07*	40.00±1.14*

注：* 与治疗前比较，$P<0.05$；△与对照组比较，$P<0.05$。

（三）两组患者治疗期间 MAD、SOD 和 8-OhdG 对比

见表 94。治疗组在治疗 4 周后，SOD 与 MDA 与治疗前相比差异具有统计学意义（$P<0.05$）；治疗 8 周后，与治疗前相比差异仍具有统计学意义，与 4 周相比，变化更明显；治疗 12 周后，依帕司他组 SOD、MDA 仍继续改善，差异具有统计学意义（$P<0.05$）。对照组在治疗 4 周后，SOD

与MDA与治疗前相比差异具有统计学意义（$P<0.05$）；治疗8周后，与治疗前相比差异仍具有统计学意义，与4周相比，变化更明显；治疗12周后，甲钴胺组与8周相比SOD无明显变化（$P>0.05$），MDA继续改善，与8周时相比差异具有统计学意义。治疗4周后两组患者SOD与MDA相比差异无统计学意义（$P>0.05$），治疗8周后治疗组变化更明显（$P<0.05$），治疗12周后，治疗组与对照组相比差异有统计学意义（$P<0.05$）。治疗4、8、12周后，治疗组8-OhdG与治疗前相比有所降低（$P<0.05$），治疗8周后，与4周时相比差异有统计学意义，治疗12周后8-OhdG继续下降，与治疗8周相比差异有统计学意义；对照组治疗4周后与治疗前相比有所降低（$P<0.05$），治疗8、12周后，与4周基本相同（$P>0.05$）。治疗组与甲钴胺组相比，治疗4、8、12周时差异均有统计学意义（$P<0.05$）。

表94　两组患者治疗期间MAD、SOD和8-OhdG对比　（$\bar{x}\pm s$）

	组别	MAD (nmol/ml)	SOD (nU/ml)	8-OhdG (ng/mmol)
0周	治疗组	6.87±0.32	65.37±1.05	38.28±0.79
	对照组	6.76±0.29	64.38±1.34	37.91±0.70
4周	治疗组	5.80±0.33*	73.97±1.33*	28.14±0.71*△
	对照组	5.92±0.44*	69.21±1.12*	25.92±1.67*
8周	治疗组	3.93±0.42*△	81.68±1.88*△	19.08±0.95*△
	对照组	4.98±0.27*	72.90±1.51*	25.59±1.42*
12周	治疗组	3.26±0.171*△	85.34±1.41*△	16.32±1.42*△
	对照组	4.00±0.23*	74.00±0.98*	25.20±0.95*

注：*与治疗前比较，$P<0.05$；△与对照组比较，$P<0.05$。

三、结论

目前，DPN的确切发病机制尚未完全阐释清楚，大多数学者认为其主要病因为血管神经障碍、代谢障碍和血液成分改变，其病理改变为周围神经的节段性脱髓鞘和轴突变性或两者兼有。在传统医学中，本病属于“消渴病痹证”范畴，是消渴病的变证，多由于消渴病日久，阴阳气血亏虚，气虚则血行无力，阴虚则无水行舟，脉道涩滞，从而导致脉络瘀阻。以气血亏虚为本，日久可导致阴阳两虚，因虚致瘀，瘀血阻络，筋脉肌肉失去温煦濡养而发为本病，乃本虚标实之证。古代中医学多将本证病机归纳为先天禀赋不足，阴津亏耗，行血无力，脉络失养。目前多认为，糖尿病周围神经病变是在消渴日久致气阴两虚，脾虚则不能运化水湿而成痰，阴虚则无水行舟而成瘀，痰瘀闭阻脉络而发为本病，病变过程是虚实夹杂，本虚标实。其治疗以补益气血，疏通经络为首要治法。

《史记·乐书》云：“故音乐者，所以动荡血脉……故宫动脾……羽动肾。”不仅讲了五音与五脏的对应关系，更是明确了音乐的功能是引起脏腑经络共振，即“动荡血脉”，提示我们可以应用音律调节脏腑经络的气血，达到治病的目的。笔者从体感音乐疗法受到启发，研究了低频声波对经络的影响。体感音乐疗法创立于挪威的 Olav Skille 博士，指低频（16～160Hz）声波能够被耳部以外的机体感受到，并引起生理机能的改变。这种疗法把音乐中的低频信号（16～160Hz 声波波段）解离出来并将信号增幅、放大，通过物理换能系统，刺激机体的传导、感知等系统，从而可以改善机体的微循环、调节机体全身的基础代谢水平、刺激并调节身体的植物神经系统功能。课题组近几年来，以内经五音五脏对应关系及经络理论为指导，研究了体感音乐低频声波对人体经络腧穴微循环的影响，发现在不同频率声波的刺激下，经络腧穴附近的微循环量会有不同的改变，即不同经络腧穴的气血共振频率不同。这种声波、气血共振具有以下特点：①经络共振现象：多数低频声波对穴位微循环改善影响不显著，在基线上下5%内浮动；但当接近或达到特定的声波频率，即穴位的共振谐频声波频率时，微循环改变会有质的飞越。此时患者多有经络循行和周身发热的感觉。②微循环显著增强：根据实验结果，经络穴位对低频声波有非常明显的特异性选择吸收，如果应用经络穴位的最佳共振频率进行治疗，穴位附近的微循环可以显著增强，微循环增加量可以达到100%以上，个别样本可以达到500%以上。③经络感传和类针灸作用：在播放共振频率声波时，部分样本有明显的经络传感感觉，循行路线与经络线相同；有部分样本有腿部发热的感觉，并向远端传导。这说明本疗法有类似于针灸经络感传的作用，可以起到类似于针灸的作用。本次研究中，根据激光多普勒血流仪的测定结果，选择气血较弱的经络进行针对性的重点治疗，可以疏通经络，补益气血。

MDA 的水平可以间接反映机体细胞受自由基损伤的程度，而 SOD 的检测可以反映机体的抗氧化能力。8-OhdG 是羟自由基在 DNA 碱基的 C-5、C-8、C-4 位置上和脱氧鸟嘌呤核苷酸残基结合氧化生成，可以反映氧化应激反应和自由基的水平，是公认的 DNA 氧化损伤指标。本研究中，治疗组疗效高于对照组的原因在于，这种基于声波气血共振的《黄帝内经》五音疗法显著改善了患侧肢体的循环，增强了肢体的血氧供应，促进了神经功能的恢复。这种疗法在提高周围神经的传导速度的同时，还可降低 MDA 和 8-OhdG，提高 SOD，增强机体的抗氧化能力，降低组织的损伤，故推测这种治疗糖尿病周围神经病变的差异是由于它在抗氧化应激能力和降低氧化应激对组织损伤方面优于甲钴胺所致。

总之，《黄帝内经》五音疗法治疗糖尿病周围神经病变取得了良好的疗效，使神经传导速度加快，相关临床症状改善，同时改善氧化应激指标。今后的研究中，将进一步加大样本量，延长观察时间，确保结论的科学性。

第二节　脑梗死恢复期的治疗

脑卒中作为临床的常见疾病，是重要致残原因之一，给患者家庭和社会带来沉重的负担。而恢复期患者肌力的及时康复是疾病痊愈的重点和难点。目前治疗以康复训练为主，具有一定的疗效，但存在患者配合能力、训练积极性等不稳定因素。近期几年以来，笔者以辨证论治、《黄帝内经》五音五脏对应关系为指导思想，根据发现的低频声波与经络气血共振的自然现象，尝试复原并深入挖掘了《黄帝内经》的五音疗法。应用这种方法，结合基础的康复训练，治疗脑卒中恢复期的肌力障碍患者，疗效比较显著，具体方法及结果如下。

一、基本资料与治疗方法

（一）基本资料

本次研究中，收录脑卒中恢复期的患者共计260例，时间为2013年10月～2015年4月，均为我科门诊及住院患者。纳入的260例脑卒中恢复期患者，根据随机表法，按照就诊的先后顺序，随机分为两组：对照组130例、治疗组130例。其中治疗组男性62例，女性68例；发病时间0.5～6个月，平均为（3.3±1.1）月；年龄41～75岁，平均为（55.6±6.5）岁。对照组男性66例，女性64例；发病时间0.5～6个月，平均为（3.4±1.2）月；年龄42～74岁，平均为（55.4±7.0）岁。两组患者的一般资料（年龄、病程、性别、病情等）比较，$P>0.05$，无显著的统计学差异，具有一定的可比性。

（二）诊断标准

西医诊断标准参照人民卫生出版社2007年出版的《中国脑血管病防治指南》及《各类脑血管疾病诊疗要点》（全国第四届脑血管病学术会议1995年通过）。中医诊断标准参照《中医内科学》“中风”的辨证标准及1994年国家科委攻关项目85-919-02-01通过的《中风病的诊断疗效评定标准》（二代标准）。

（三）纳入及排除标准

纳入标准为符合中西医诊断标准的脑卒中恢复期患者，且有不同程度的肢体肌力缺损。排除标准为：虽然符合诊断标准，但是合并有肾、消化、心血管、肝、造血系统的重大疾患，生命体征不稳定，或者并发严重精神疾病者，或者并发其他的、严重的躯体障碍性疾患的患者。

（四）治疗方法

对照组：采用基本的康复治疗，配合基础药物治疗。治疗组：在对照组基础上，加用《黄帝内经》五音疗法。

药物基础治疗：依照人民卫生出版社《中国脑血管病防治指南》，在控制血糖、血压、血脂等指标的基础上，加用血栓通注射剂静滴改善脑循环，脑蛋白水解物注射剂静滴营养脑细胞，口服阿司匹林肠溶片抗血小板聚集。康复治疗：包括关节松动术、偏瘫肢体综合训练、气压循环机治疗、神经损伤治疗仪、磁热疗法、温热式电脉冲治疗、推拿治疗等。

《黄帝内经》五音疗法：根据前期研究，十二经络各自的共振频率数值见上一节表91，这些频率能够显著提高对应经络的微循环，增加气血灌注。选择与本病治疗有关的A0#（29.14Hz），A1#（58.27Hz），D1（36.71Hz），D2（73.42Hz），G1（49.00Hz），G2（98.00Hz）六个音，由电脑经Cool Edit 2.1软件生成乐音序列，时长分别为6分钟，6分钟，3分钟，3分钟，1分钟，1分钟。将5寸有源低音炮放在穴位附近，距离为5cm。经media player10.0软件在电脑中播放之前生成的乐音序列文件，以5寸有源低音炮放大信号，刺激经络穴位。每次40分钟，每日2次。

（五）观察指标

参照《中国脑卒中患者临床神经功能缺损程度评分量表1995》评分部分，评价患者肌力情况。累计单个病例手肌力、上肢肌力、下肢肌力和步行能力四项总评分，作为每个样本神经功能缺损程度的累计测评总分。临床疗效判断的标准：基本痊愈：神经功能缺损评分的降低90%～100%范围内，病残程度为0级，可操持家务并恢复工作；显著进步：神经功能缺损评分的降低在46%～89%范围内，病残程度为1～3级，生活可以部分自理；进步：神经功能缺损评分的降低在18%～45%范围内；无变化：神经功能缺损评分的降低在或升高在18%范围内；恶化：神经功能缺损评分的升高在18%以上；死亡。治疗期间及治疗结束半年内，跟踪监测患者肝功能、三大常规、心电图、肾功能变化，确定治疗的安全可靠性。

（六）统计学方法

本研究应用SPSS18.0软件对数据进行统计学分析。实验数据由专人负责，录入后经3人核准、校对。对于研究结果中的计量资料，均采用（$\bar{x} \pm s$）格式记录数据，组间比较统计学方法采用独立样本t检验，组内比较采用配对t检验。研究结果中的计数资料，组间差异比较采用x^2检验。$P<0.05$，作为差异有统计学意义的标准。

二、结果

（一）两组患者治疗前后肌力评分对比

见表 95。治疗前两组患者肌力评分比较，$P>0.05$，无显著差异。治疗 2 周、4 周、2 月时比较，治疗组患者的肌力测评分数总和显著高于对照组，$P<0.05$，具有统计学意义。治疗过程中、随访半年内，对照组及治疗组患者均未发现明显的不良反应，肝功能、三大常规、心电图、肾功能未发现明显异常，表明本疗法安全可靠。

表 95　两组患者不同治疗时间肌力评分总和比较

组　别	N	治疗前	治疗后 2 周	治疗后 4 周	治疗后 2 月
对照组	130	18.44±5.23	22.39±5.54	23.49±5.63	26.22±4.37
治疗组	130	18.35±5.31	24.67±4.41$^{\triangle}$	27.52±6.02$^{\triangle}$	32.16±5.42$^{\triangle}$

注：$^{\triangle}$与对照组比较，$P<0.05$。

（二）两组中医证候积分对比

见表 96。治疗前两组患者中医证候积分比较，$P>0.05$，无显著差异。治疗 2 周、4 周、2 月时比较，治疗组中医证候积分小于对照组，$P<0.05$，差异有统计学意义。

表 96　两组患者不同治疗时间中医证候积分比较

组　别	N	治疗前	治疗后 2 周	治疗后 4 周	治疗后 2 月
对照组	130	21.42±5.31	19.51±4.24	17.42±4.51	13.44±3.95
治疗组	130	21.35±5.22	17.16±4.11$^{\triangle}$	15.49±4.02$^{\triangle}$	7.51±3.14$^{\triangle}$

注：$^{\triangle}$与对照组比较，$P<0.05$。

（三）两组疗效对比

见表 97。治疗 2 月时比较，治疗组愈显率大于对照组，$P<0.01$，具有非常显著性差异，具有统计学意义。

表 97　两组患者的临床疗效比较

组　别	N	基本痊愈	显著进步	进步	无效	愈显率（%）
对照组	130	20	32	61	17	40.00
治疗组	130	28	49	40	13	59.23△

注：△与对照组比较，$P<0.01$。

三、结论

采用多方法、立体化治疗方案是促进脑卒中患者康复的必由之路。本研究中，从结果可以看出，加用《黄帝内经》五音疗法之后，治疗组在肌力恢复、中医证候积分的下降、愈显率方面显著优于对照组，能够促进脑卒中患者的痊愈。

本研究中，《黄帝内经》五音疗法，根据是低频声波与经络气血的共振现象。笔者从体感音乐疗法受到启发，研究了低频声波对经络的影响。本研究中，治疗组疗效高于对照组的原因在于，这种基于声波气血共振的《黄帝内经》五音疗法显著改善了患侧肢体的循环，增强了肢体的血氧供应，促进了神经、肌肉功能的恢复。

对于声波频率的选择方面，依据了辨证论治、五行生客制化的治法原则。《内经》云："治痿独取阳明"，强调脾胃在治疗痿证中的作用。所以治疗中以调理脾胃经络为主，选择了对应脾胃经络的 A0#（29.14Hz）、A1#（58.27Hz）两个音，且时长较长，设置为 6 分钟。根据总结整理的《辅行诀脏腑用药法要》中体现的五行规律，将五音代替其中汤液经法五行图中的五味，得出脾胃经络的补泻原则：以宫音补之，以角音泻之，脾胃苦湿以羽音燥之。故治疗需配合对应肝胆的角音 D1（36.71Hz）、D2（73.42Hz），和对应肾、膀胱的 G1（49.00Hz）、G2（98.00Hz）。时长设置相当于中药中的药量，参照《辅行诀脏腑用药法要》中小补脾汤的剂量，甘味（土属性）6 两、辛味（木属性）3 两、苦味（水属性）1 两，则 A0#（29.14Hz）、A1#（58.27Hz）、D1（36.71Hz）、D2（73.42Hz）、G1（49.00Hz）、G2（98.00Hz）六个音，时长分别为 6 分钟、6 分钟、3 分钟、3分钟、1分钟、1分钟。以上6个音，根据五行补泻规律组成音波序列，震荡经络气血，达到治疗疾病的效果。

综上所述，《黄帝内经》五音疗法治疗脑卒中疗效确切，能够促进患者肌力的恢复，提高临床愈显率，值得进一步研究与推广。

第三节　周围性面瘫的治疗

周围性面瘫，属于中医学“口僻”、“歪嘴风”、“口眼歪斜”、“面瘫”等病证范畴，是指因茎乳突孔内面神经非特异性炎症所导致的，临床表现以一侧面部表情肌瘫痪为特征的一种疾病。笔者近来应用低频声波刺激足三里穴配合毫针疗法治疗面瘫，疗效良好，并与单纯应用毫针疗法做了疗效对比观察，现将结果详述如下。

一、基本资料与治疗方法

（一）一般资料

观察对象50例周围性面瘫患者，均来源于2011年11月～2012年4月期间306医院及延庆中医院针灸门诊患者。按首诊先后顺序，随机分为两组。其中观察组25例，男13例，女12例；年龄19～55岁，平均32.11±7.35岁；左侧发病10例，右侧发病15例；病程1天～2个月，平均7.22±2.17天。对照组25例，男11例，女14例；年龄21～57岁，平均35.46±8.21岁；左侧发病12例，右侧发病13例；病程3天～2.5个月，平均5.98±3.02天。两组患者在性别、病程、年龄等一般资料方面，经统计学处理，差异均无统计学意义（$P>0.05$），具有可比性。

（二）诊断标准

起病突然；患侧口角下垂，并向健侧偏斜，鼻唇沟变浅或平坦；患侧眼睑不能闭合，眼裂增大，额纹消失，流泪，不能皱眉；可有不同程度的舌前三分之二味觉障碍，听觉障碍，或伴有外耳道及耳廓部感觉障碍、乳突部疼痛等症；排除因颅脑骨折、脑血管疾病、颅内肿瘤等因素造成的面神经损害。

（三）治疗方法

毫针治疗。取穴：患侧四白、太阳、阳白、迎香、承浆、人中、地仓、颊车、翳风、太冲、太溪，健侧合谷。穴位常规消毒进针，以0.40mm×15～40mm的华佗牌不锈钢针针刺，手法为平补平泻。每次30分钟，每日1次，5次为1个疗程，休息2天后可进行下一个疗程。

低频声波刺激足三里穴。由电脑应用Cool Edit软件，生成58.27Hz的低频声波，经5寸低音炮放大播放，置于患侧足三里穴外约5cm处。每次30分钟，每日1次，5次为1个疗程，休息2天后可进行下一个疗程。

观察组同时应用上面两种治疗方法，对照组仅采用毫针疗法治疗。治疗期间，嘱患者合理安排好学习、生活、工作、休息，配合面部湿热敷，避免情志激动及不良因素的刺激，调整饮食，对患者进行心理辅导，使患者增强战胜疾病的信心，消除顾虑，以利于促进疾病的康复。治疗4个疗程后，观察疗效变化。

（四）观察指标

观察治疗前后面瘫Protmant临床评分变化，以及症状变化。

（五）疗效标准

证候评分按Protmant临床评分方法：皱眉、闭目、微笑、吹哨、动翼、鼓腮等6项主动运动评分，按正常、轻度障碍、中度障碍、重度障碍分别记4，3，2，1分。治愈：6项自主运动基本恢复（18分以上）；好转：各项运动部分恢复（<18分）；无效：各项运动无明显改变。总体疗效判断，参照国家中医药管理局的《中医病证诊断疗效标准》（1994年发布）判定。临床痊愈：临床症状、体征完全消失，面部表情肌完全恢复，面部外观正常，眼睑闭合正常，额纹对称，鼓腮不漏气，口角无歪斜；显效：临床症状、体征基本消失，面部表情肌大部分恢复，面部外观大致正常，做露齿或鼓腮动作时有轻微口角歪斜，眼睑能闭合但闭不紧；有效：临床症状、体征部分消失，仍存在眼睑闭合不全、口角歪斜等症状，面部表情肌部分恢复；无效：临床症状和体征治疗前后无明显改善。

（六）统计学方法

统计学处理应用 SPSS 13.0 软件分析，计量资料采用（ $\bar{x} \pm s$ ）描述，有效率比较采用 x^2 检验，等级资料采用秩和检验。以 $P<0.05$ 为有统计学意义。

二、结果

（一）两组治疗前后 Protmant 评分比较

见表 98。组间比较，* $P>0.05$；组内比较，★ $P<0.01$。治疗后两组比较，△ $P<0.01$。

表 98　两组治疗前后 Protmant 评分比较

组别	例数	治疗前	治疗后
观察组	25	6.34±2.17*	21.58±6.45★
对照组	25	5.97±2.33*	17.43±7.21★△

（二）两组总体疗效比较

见表 99。两组比较，愈显率经检验 $x^2=7.399$，$P<0.01$，差异有统计学意义；有效率比较，经检验 $x^2=3.225$，$P>0.05$，差异无统计学意义。

表 99　两组总体疗效比较

组别	例数	痊愈	显效	有效	无效	愈显率（%）	有效率（%）
观察组	25	17	6	2	0	92	100
对照组	25	15	4	5	1	76	96

三、结论

周围性面瘫属于中医学“口僻”、“歪嘴风”、“口眼歪斜”、“面瘫”等病证范畴，可发生于任何年龄。其病机多为人体正气不足，致使络脉空虚，进而风寒之邪乘虚侵入头面阳明及少阳之脉，从而导致营卫不合、筋脉失养，肌肉纵缓不收而诱发本病。正如《诸病源候论·偏风口喎候》中说："偏风口㖞，是体虚受风，风入于夹口之筋也。足阳明之筋，上夹于口，其筋偏虚，而风因乘之，使其经筋急而不调，故令口㖞僻也。"而《灵枢·经筋》也论述道："足阳明之筋……其病……卒口僻，急者目不合，热则筋纵，目不开，颊筋有寒，则急引颊移口；有热则筋弛纵缓不胜收，故僻。"故治疗本病以阳明经、少阳经穴位为主，采取近部取穴与远部取穴相结合的方法。上述毫针疗法中，迎香为手足阳明之会，阳白为足少阳、阳维之会，地仓为跷脉、手足阳明之会，承浆为任脉、足阳明之会，人中为督脉、手足阳明之会，颊车为足阳明之穴，翳风为手足少阳之会，太阳为经外经验穴，太冲、太溪调补肝肾以补正气之不足，合谷为手阳明大肠经的原穴，且用巨刺法。诸穴合用，可使经络通畅，调整气血，风邪得以驱散，筋脉得养，从而疾病痊愈。

足三里穴为足阳明胃经的合穴，对循经的疾病有很好地调理作用，故可以治疗面瘫。采用低频声波刺激足三里穴，是因为笔者在研究体感音乐治疗机理的实验过程中，发现低频声波对该穴的微循环有很好地改善作用，并能使很多患者产生循经感传及发热的效应。体感音乐是将音乐中对人体有益的16～160Hz的低频信号分拣出来，并经增幅放大，通过物理换能作用于人体传导感知，并可通过骨骼和神经传导等作用，激活大脑旧皮质和古皮质区域的功能，有效促进人体微循环、调整人的植物神经系统功能、改善全身性的基础代谢（如血压、呼吸、心率、皮温等），使音乐治疗的生物干预度大幅提升，能产生深度的放松与理疗作用。这部分低频声波，可经腧穴以共振的形式吸收，对人体的经络脏腑系统形成影响，能够使经脉、气血和五脏功能产生相应的变化，直接影响经脉一五脏共振系统，从而治疗疾病。

正如《素问·阴阳应象大论》中云："东方生风……在色为苍，在音为角……，北方生寒……在色为黑，在音为羽"，讲述了五方、五脏、五音的对应关系。《灵枢·经别》中说："六律建阴阳诸经而合之十二月、十二辰、十二节、十二经水、十二时、十二经脉者，此五脏六腑之所以应天道者也"，讲述了音律对应脏腑经络的原理是天人合一。所以说，低频声波（乐音的组成部分）对脏腑经络有很好地调理作用，值得进一步研究开发。

第四节 典型个案分析

一、反复性肠梗阻案

李某某，男，79岁，病案号81776246。2014年6月就诊，主诉：反复大便不通1月。患者1月前出现大便不通，排气消失，腹部胀痛，以脐周为主；伴恶心呕吐，为胃内容物。就诊于我院消化科，经腹平片诊断为“不全性肠梗阻”，予禁食、通便治疗2周后好转出院。出院后1周再次出现上述症状，于我科门诊行口服中药及针灸治疗1周，效果欠佳，收治入院。

治疗：考虑患者年龄较大，反复大便不通，为胃肠动力较差所致，胃气不降，腑气不通。治疗当以降气通腑为主。选择对胃经气血影响最显著的音波频率A1#（58.27Hz），作为基础频率，应用Cool Edit 2.1软件，生成渐变音波，起始设置比基础频率高40音分，结束设置比基础频率低40音分，时长为6秒，存储于电脑。将5寸有源低音炮放在穴位附近，距离为5cm。经media player10.0软件在电脑中循环播放之前生成的声波序列文件，以5寸有源低音炮放大信号，刺激经络穴位。每次治疗30分钟，每天2次。

疗效及分析：治疗第2天患者大便已解，肠鸣音增强。巩固治疗2周出院，随访2月未见复发。《灵枢·阴阳二十五人第六十四》云：“土形之人，比于上宫，……足太阴敦敦然。太宫之人，比于左足阳明，阳明之上婉婉然。加宫之人（一曰众之人），比十左足阳明，阳明之下坎坎然。少宫之人，比于右足阳明，阳明之上枢枢然。左宫之人（一曰众之人，一曰阳明之上），比于右足阳明，阳明之下兀兀然。”说明足阳明经气血有“左下、左上、右下、右上”的偏盛部位的不同，并依此进行阴阳二十五人的分类。值得注意的是，此处“太宫、加宫、少宫、左宫”都是音律名词，它们分布在古琴的不同弦和徽位上；它们的特征是：基础频率相同，而泛音成分不同，即波形不同。这说明，胃经的不同部位，共振频率稍有不同。左为阳，右为阴，上为阳，下为阴，所以按照右下、右上、左下、左上的顺序，阳气渐升；声波在空气中的传播速度固定，所以频率与波长呈反比，频率降低，波长增大，振动幅度增大，阳气增加。按照这种阴阳对照关系，频率按渐升变化的时候，阳气渐弱，胃经气血呈下降趋势，汇聚在下部；频率按渐降变化的时候，阳气渐强，胃经气血呈上升趋势，汇聚在上部。而本次治疗正是利用了这一规律。

二、糖尿病足案

滑某，男，69岁，病案号81558423。就诊时间2013年7月。左足破溃2月入院，既往有2型糖尿病病史5年。患者活动中不慎碰伤左足第4趾，红肿疼痛，经抗炎治疗、换药处理1月余，伤口仍未愈合。拟予五音经络共振疗法。

治疗：左足第4趾为胆经所属，患处红肿疼痛，属于实热症，治当泻胆经火毒，通畅经络。按照《辅行诀脏腑用药法要》中的五行生克制化规律，当选择五行属金的商音C1（32.70Hz）、C2（65.41Hz）和五行属木的角音D1（36.71Hz）、D2（73.42Hz）调理，且商音的时长为角音的两倍。故将上述C1（32.70Hz）、C2（65.41Hz）、D1（36.71Hz）、D2（73.42Hz）四个音，应用Cool Edit 2.1软件，生成音波序列，时长分别为6分钟、6分钟、3分钟、3分钟，存储于电脑。将5寸有源低音炮放在穴位附近，距离为5cm。经media player10.0软件在电脑中循环播放之前生成的声波序列文件，以5寸有源低音炮放大信号，刺激经络穴位。每次治疗30分钟，每天2次。

疗效及分析：治疗第2天，患者患处红肿疼痛好转；第5天红肿疼痛消失，第9天患者破溃处愈合，随访2月未见复发。盖因肝胆之经，以商音泻之，以角音补之，气急则以宫音缓之。《辅行诀》汤液经法图五行规律中，小泻肝汤以两个酸味一个辛味的药物组成，即金属性两份，木属性一份。按照这一规律，替换成五音，则得出了上面的音波治疗序列，取得较好效果。

三、帕金森病案

田某某，男，73岁，病案号84061372。患者主因“双下肢麻木震颤5年”入院。患者5年前无明显诱因出现双下肢远端不自主抖动，以安静状态下明显，紧张、激动时加重，平静放松后减轻，睡眠后消失；伴下肢活动不灵活、僵硬，症状逐渐加重。走路慢，小碎步，起床迈步转身费力，呈弯腰驼背姿势，两侧症状不对称，逐年加重。口服美多巴可减轻上述症状，药效逐渐减退，药量逐渐增加，药物峰期可出现肢体不自主扭动表现，现口服美多巴250mg，每日3次，一天之中上述症状波动明显。曾口服中药及针灸治疗，效果不佳。

治疗：本病属于中医“虚风内动”之证，“诸风掉眩属于肝”，治当调理肝经。按照《辅行诀脏腑用药法要》中的五行生克制化规律，当选择五行属木的角音D1（36.71Hz）、D2（73.42Hz）和五行属金的商音C1（32.70Hz）、C2（65.41Hz），以及五行属土的宫音A0#（29.14Hz）、A1#（58.27Hz）调理，时长比例为6∶6∶3：3∶1：1。将上述6个音，按照时长比例，应用Cool Edit 2.1软件，生成音波序列，存储电脑，将5寸有源低音炮放在穴位附近，距离为5cm。经media player10.0软件在电脑中循环播放之前生成的声波序列文件，以5寸有源低音炮放大信号，刺激经络穴位。每次治疗30分钟，每天2次。同时以课题组发明的声波经络共振治疗仪（专利号：ZL201420270649.0）吸附于穴位，进行声波信号放大，穴位选择为：曲泉、中封、尺泽、足三里。

疗效及分析：治疗1周后患者诉麻木好转，震颤减轻，活动较前灵活。继续巩固治疗1周，美多巴减至125mg，每日3次，好转出院。肝胆之经，以商音泻之，以角音补之，气急则以宫音缓之，上述音波序列的组成，体现了《辅行诀脏腑用药法要》中小补肝汤的组方原则，两份木属性、一份金属性、三分之一份土属性。

总之，基于声波经络共振原理的《黄帝内经》五音疗法，可以用于多种疾病的治疗，值得临床进一步研究开发。

第五节　声母韵母的经络配属

为了了解全部字音的经络感传情况，加拿大郭原老师将字典上基本的声母和韵母，根据发音特点及体内气机走向，分别进行了经络感传试验。其结果记录如下：

声母	读音	经络	声母	读音	经络	声母	读音	经络
b	玻	肺经	p	坡	心经	m	摸	肺经
f	佛	肾经	d	得	心经	t	特	心经
n	讷	心经	l	勒	心包经	g	哥	肺经
k	科	肺经	h	喝	心经	j	基	肝经
q	欺	肺经	x	希	脾经	zh	知	心包经
ch	蚩	心包经	sh	诗	心包经	r	日	肝经
z	兹	心经	c	呲	脾经	s	思	脾经
韵母	读音	经络	韵母	读音	经络	韵母	读音	经络
a	啊	肺经	o	喔	肺经	e	鹅	心经
i	衣	心包经	u	乌	脾经	ü	迂	肾经
ng	（鼻音）	脾经						

下面我们试分析五声宫、商、角、徵、羽的结构：

1. 宫的拼音是 gong，其中 g 通肺经、o 通肺经、ng 通脾经。尾音拉长，故以通脾经为主。

2. 商的拼音是 shang，其中 sh 通心包经、a 通肺经、ng 通脾经。两头发音轻，故以通肺经为主。

3. 角的拼音是 jue，其中 j 通肝经、u 通脾经、e 通心经。前重后轻，故以通肝经为主。

4. 徵的拼音是 zhi，其中 zh 通心经、i 通心包经。i 不发音，故通心经。

5. 羽的拼音是 yu（读 ü），通肾经。

五声宫商角徵羽与其他字是一样的，都有不同声调的四种读音方式。那么这四种不同声调的读音方式对相应经络的影响是否一致呢？通过五声的经络感传试验，我们发现阴平声主要是使右侧的相关属阴经络和脏器振动；阳平声主要是使左侧的相关属阴经络和脏器振动；上声主要是使右侧的属阳经络和腑器官振动；去声主要是使左侧的属阳经络和腑器官震动。这与《素问·针解》“人声应音，人阴阳合气应律”是一致的，因为《灵枢·经别》说：“内有五脏，以应五音”，“外有六腑，以应六律”。所以人五音的平声声调可以与五音一样使人五脏及经络振动；而人五音的上声和去声（阴阳合气）则可以与六律一样使人六腑及经络振动。

第三篇

应用篇

第三篇

画册篇

第一章　理论基础及应用方案设想

第一节　复原《黄帝内经》五音治疗体系的必要性与可行性分析

音乐治疗作为一门集艺术、医学、心理学、物理学于一身的交叉学科，虽未形成真正成熟的理论及应用体系，却在日渐兴盛。音乐治疗被认为是诞生于二战时期，1980 年才传入中国，国外的研究水平远高于国内；国际上认为中国没有独立的音乐治疗理论体系。真是如此吗？其实从《说苑》记载的我国 5000 年前，原始部落医师苗父用竹管乐器为患者治疗疾病，到 2000 多年前《黄帝内经》记载了完善的五音疗病体系，中国的音乐治疗已有五千年历史，只是因为各种原因没有系统流传下来。因此，复原《黄帝内经》失传的五音疗病体系，建立基于中医天人合一整体观的音乐治疗理论，有望比现有西方音乐治疗理论更精确、先进。这是每个炎黄子孙尤其是中医人不可推卸的责任。

一、经典理论记载

查阅《黄帝内经》，其中共有 11 篇 15 段经文讲述了音律与脏腑的对应关系（不包括五运六气七篇大论中，用音律学名词命名时序的部分），为音乐治疗疾病提供了理论依据，简述如下。

《素问・阴阳应象大论》中讲：“东方生风……在色为苍，在音为角……，北方生寒……在色为黑，在音为羽。”这段经文讲述了五方、五脏、五音的对应关系。《素问・五常政大论》：“敷和之纪……其脏肝……其音角”……“静顺之纪……其脏肾……其音羽”。这段讲了五行没有偏胜偏衰时五音五脏的对应关系。《素问・五常政大论》：“委和之纪……其脏肝……其声角商……涸流之纪……其脏肾……其声羽宫……”，这段经文实际讲述了五行不足情况下，五音调理五脏的方法，如角商两音调理肝脏不足。《素问·针解》：“人声应音，人阴阳合气应律……五声应五音六律。”这段经文讲述了人发出的五声与自然界音律的对应关系。《素问·五脏生成》“五脏相音，可以意识”，这句经文明确提出了五音可以与五脏生理病理功能相互影响。《素问·金匮真言论》“东方青色，……其音角……北方黑色，……其音羽……”，这段经文也是讲述了五方与五音的对应关系。《灵枢·顺气一日分为四时》“岐伯曰：肝为牡藏，其色青，其时春，其音角，其味酸，其日甲乙……肾为牝藏，其色黑，其时冬，其日壬癸，其音羽，其味咸。是为五变”，这段经文讲述了五脏、五时、五音、五味、干支的对应关系。《灵枢·经别》“六律建阴阳诸经而合之十二月、十二辰、十二节、十二经水、十二时、十二经脉者，此五脏六腑之所以应天道者也。”这段经文讲述了音律对应脏腑经络的原理是天人合一。《灵枢·九针论》“六者律也，律者调阴阳四时而和十二经脉”，这段经文讲述音律可以根据四时变化调理经脉功能。《灵枢·邪客篇第七十一》“伯高答曰：……天有五音，人有五脏。天有六律，人有六腑……”，这段经文讲了五音对应五脏，六律对应六腑。《灵枢·阴阳二十五人》按照二十五音的音律名词命名分类阴阳二十五类人，更是说明了音律与人体的密切关联。《灵枢·五音五味》“右征与少征，调右手太阳二……钬商与上角，调左足太阳下……”，这段经文实际上讲述了和弦调理经络的方法，有待我们发掘整理。

综上所述，《黄帝内经》中有丰富的音乐治疗理论内容，可惜只有框架缺少具体内容，有待进一步发掘整理并应用于临床。《内经》中探讨最多的是五音五脏的对应关系，即“同声相应，同气相求”，也就是协频共振。举例来说，宫音能够引起脾脏（胃腑）和脾（胃）经的共振，因为它们的固有频率与宫音相同或相近。《史记·乐书》“故音乐者，所以动荡血脉…故宫动脾…羽动肾”，这段论述不仅讲了五音与五脏的对应关系，更是明确了音乐的功能是引起脏腑经络共振，即“动荡血脉”。我们平时听音乐，常常感觉到喜怒、忧悲等七情变化，这些变化产生于共振引起的身体气血阴阳的变化。根据这一原理，我们可以探索达到最佳共振效果的音乐治疗体系。

二、音乐治疗现代研究概况

（一）国外音乐治疗研究

从上个世纪五十年代音乐治疗学建立至今，已有 45 个国家开展音乐治疗，150 多所大学开展音乐治疗教育。其应用范围集中在孕妇的分娩、新生儿的护理、临床患者焦虑状态的缓解、手术前后疼痛症状的改善、脑功能的改善，以及其他方面的个别研究。所采用的临床指标多是血压、心率、血氧饱和浓度、疼痛指数、焦虑指数以及简单的临床症状。治疗效果的改善主要集中于心理状态、临床症状和简单生命指标的改善。机理主要有共振学说、大脑边缘系统学说、脑干网状结构学说、遗传基因学说等，从心理、生理、物理几个角度探索音乐对人体的影响。治疗形式主要有聆听法、主动法、即兴演奏法、创作法等。国外的音乐治疗研究虽然比国内早，但尚未形成精确理论，音乐对人体的脏腑生理、病理、心理影响关系不够系统、精确。

（二）国内的音乐治疗研究

30 年来除了引进国外的理念、技术外，也结合了中国传统音乐理论、中医理论，形式多样。如 1979 年，山东煤矿临沂温泉疗养院开展音乐电疗，是国内最早的音乐治疗应用。音乐电针疗法结合音乐与针灸，取得较好疗效。北京中医药大学郝万山教授最早提出了五行辨证施乐，并出版了五行音乐治疗的磁带。刘震寰等人结合体感音乐与五行音乐，治疗脑瘫患儿肌张力增高肢体拘挛取得较好疗效。辽宁中医药大学王品山、孙平生教授等人发现刺激不同穴位会产生沿经络传导的不同频率的声波，为音频与脏腑对应关系提供了实验依据。张江艳等应用低频声波治疗软组织损伤和疼痛性疾病，取得较好疗效。郭述金等发现循经声信息对皮肤微循环有明显影响，为低频声波引起经络共振提供了依据。尽管如此，中国传统音乐疗法研究仍主要是框架理论探讨，真正的临床运用仍处于相对空白的阶段，如何传承并开展临床运用，是现代学者和临床医务人员面临的重大挑战。2009年11月，中国音乐治疗学会第九届学术年会上，张鸿懿副理事长更是派代表表达了建立中国音乐治疗学科体系的决心和期望。

三、音乐治疗的优势与可行性探讨

通过上面的分析，可以说复原《黄帝内经》失传的五音疗病体系，与中医理论密切结合，形成完善的中国特色音乐治疗学科，是我们迫切需要解决的问题。同时音乐治疗具有便捷、低成本、绿色化特点，病人可随时自主治疗，有不可比拟的灵活性，所以深入发掘研究音乐疗法具有深远意义。

但是，一个治疗分支学科成熟的标志是"理、法、方、药"四要素完备，就像《伤寒论》的出现标志着中医治疗体系的成熟一样。所以，我们要复原《黄帝内经》五音疗病体系，建立完善的音乐治疗理论，就要想办法完善音乐治疗中的这四个要素。

"理"已存在于《内经》，即五脏相音，五音应五脏，用现代科学的名词来说就是协频共振；"法"可依据整理总结《辅行诀》五行规律，因为它继承了伊尹《汤液经法》理论基础，体现了经方的组方辨证原则，是中医经典中五行关系表述最完整、系统的一个形式；"药"部分可以应用电脑软件生成、修饰乐音，达到类似于中药生产、炮制的工序；"方随法立"，法已具备，我们可以参照《辅行诀》五行规律辨证组方。

实现这个体系，可以分为以下几个步骤：①从脏腑经络共振的角度（理论依据是《内经》五音应五脏），通过文献、文物考证，物理学计算（从黄色应脾及光学公式计算频率，音律学公式计算），以及实验结果（寻找能引起胃经最佳共振效果的频率），确定古代音乐标准音；②确定标准音后，就相当于确定了坐标，再依据《内经》经络循行规律、音律学公式及经络五行特性，可以确定每条经络的共振频率；③按照取象比类的中医特有思维模式，确定乐音四个特性（音高、音色、强度、时值）、旋律基本要素（强弱变化，快慢变化）的阴阳、五行属性，并根据经典文献确定不同乐器的五行属性；④应用电脑软件（如Cool Edit）对乐音进行修饰，类似于"炮制中药"，以制定单音治病方法，调节每条经络的升降出入、虚实补泻；⑤依据总结的《辅行诀》五行生克制化规律，制定中国式作曲原则，使其与经络脏腑虚实补泻密切关联；⑥依据《辅行诀》五行规律，探索《内经》和声治病的基本原则，并整理《内经》相关经典原文；⑦根据中医理论，经络的特性，探索音乐治疗最佳乐器。

第二节　依据声波经络共振及五行规律探索音乐治疗的应用

在第二篇“实验验证篇”中，我们根据实验结果确定了五音的标准音，以及各个经络的共振频率。为进一步依据中医理论指导音乐的治疗，笔者结合《辅行诀脏腑用药法要》（下简称《辅行诀》）中汤液经法图的五行生克制化规律，进行了进一步的理论设想与验证。

一、五音五行配属关系

（一）五音与五脏的配属关系

五音应五脏，是指宫音与脾、徵音与心、羽音与肾、角音与肝、商音与肺之间存在同气相求的对应关系。《素问·阴阳应象大论》中讲，“东方生风……在色为苍，在音为角……；南方生热……在色为赤，在音为徵……；中央生湿……在色为黄，在音为宫……；西方生燥……在色为白，在音为商……；北方生寒……在色为黑，在音为羽”。这段经文为五脏、五方、五音的对应关系提供了理论依据。《内经》中有多段经文论述了这种对应关系。

（二）汤液经法的五行图

《辅行诀》中的汤液经法图（见第118页图32）是五行生克制化规律的高度总结。举例来说，肝属木，体味为“酸”，用味为“辛”，化味为“甘”；左转重用“辛”味为补，右转重用“酸”味为泻；肝苦急，食化味“辛”可以缓之。汤液经法的五行配属关系为“木—火—土—金—水”配“辛—咸—甘—酸—苦”。五音与五行的配属关系是“木—火—土—金—

水”配“角—徵—宫—商—羽”。将五音代替五味，代入汤液经法图中，得出图 59，即可体现出五音的五行配属关系和生克制化和补泻规律。

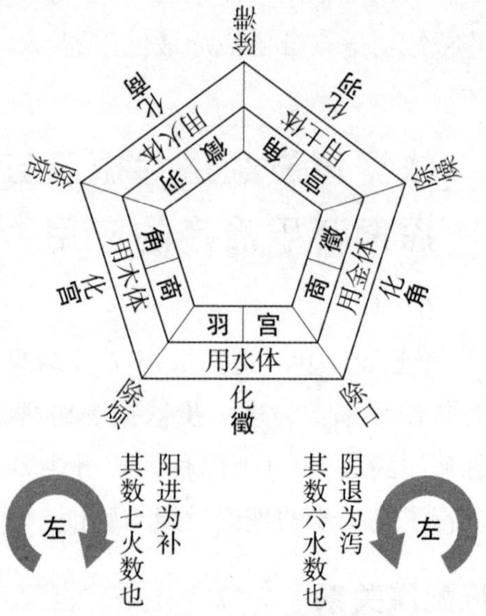

图 59　五音汤液经法图

（三）五五衍化二十五音

《辅行诀》汤液经法中，于五行中再分五行，衍化为二十五之数。如，木中木、木中火、木中土、木中金、木中水，并有药味与其对应：“味辛皆属木，桂为之主，生姜为火，干姜为土，细辛为金，附子为水。”意思是说，桂为木中木，生姜为木中火，干姜为木中土，细辛为木中金，附子为木中水。同样的五行应象关系也存在于五音当中。《灵枢·阴阳二十五人》中记载的二十五音名称最详尽，按“少、右、正、左、太”记载，如少角、右角、正角、左角、太角，并且按照这种二十五音的音律名词命名分类阴阳二十五类人，体现了音律与人体的密切关联。《灵枢·五音五味》：“右征（徵）与少征，调右手太阳二，左商与左征，调左手阳明上……少宫与大（太）宫，调右足阳明下，判角与少角，调右足少阳下……”这段经文实际上讲述了和弦调理经络的方法。它将每条经络分为左上、左下、右上、右下四个部分调理。少、右、左、太分别对应一条经络的右下、右上、左下、左上。如少宫、右宫、左宫、太宫分别对应右侧脾（或胃）经下部、右侧脾（或胃）经上部、左侧脾（或胃）经下部、左侧脾（或胃）经上部。因左为阳，右为阴，上为阳，下为阴，所以按照少、右、正、左、太的顺序，阳气渐升，对应五行为水、金、土、木、火，则少角、右角、正角、左角、太角分别为木中水、木中金、木中土、木中木、木中火。根据这种规律，总结得出的二十五音五行配属关系见表100及图60。

表100 二十五音五行配属关系

音名	属性	音名	属性	音名	属性	音名	属性	音名	属性
少徵	火中水	少羽	水中水	少宫	土中水	少商	金中水	少角	木中水
右徵	火中金	右羽	水中金	右宫	土中金	右商	金中金	右角	木中金
正徵	火中土	正羽	水中土	正宫	土中土	正商	金中土	正角	木中土
左徵	火中木	左羽	水中木	左宫	土中木	左商	金中木	左角	木中木
太徵	火中火	太羽	水中火	太宫	土中火	太商	金中火	太角	木中火

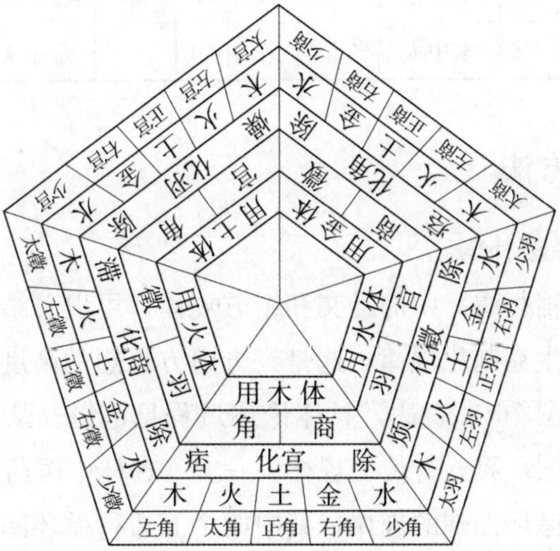

图60 二十五音汤液经法图

（四）音程的五行配属

根据第二篇“实验验证篇”中分析总结的脏腑经络共振频率规律，五音配五脏，六律配六腑，五音和六律是两个相邻的八度音序。这样对于同一个脏腑来说，相邻两个共振频率之间的音程是两个八度，2400 音分，即 24 个半音，这正可应二十四节气。将这个 2400 音分的音程，以中气坐标为 0 标记，上下各 1200 音分（12 个半音）的音程。根据之前的研究规律总结，频率上升（音高上升），阳气下降；频率降低（音高降低），阳气上升。遵从春夏为阳，秋冬为阴的四季五行配属关系，将这个音序中的坐标原点、上 12 点（12 个半音）、下 12 点（12 个半音）进行五行属性的配属，见表 101。

表 101　二十五音程五行配属关系

音程	属性	音程	属性	音程	属性	音程	属性	音程	属性
−800	火中水	−300	木中水	200	土中水	700	金中水	1200	水中水
−900	火中金	−400	木中金	100	土中金	600	金中金	1100	水中金
−1000	火中土	−500	木中土	0	土中土	500	金中土	1000	水中土
−1100	火中木	−600	木中木	−100	土中木	400	金中木	900	水中木
−1200	火中火	−700	木中火	−200	土中火	300	金中火	800	水中火

二、补泻方法

（一）汤液经法补泻

仔细研读《辅行诀》中的经文和组方规律，可以总结出汤液经法五行图中隐含的五行生克制化规律，这是经方组方思想的高度概括。这些规律可以用第 302 页图 76 来表达，具体论述过程见笔者《从〈辅行诀脏腑用药法要·汤液经图〉看五行传变规律》一文（吉林中医药，2011 年 5 期）。图中体现了四个循环无端的规律，其中两个五边行循环圈，按照左转为补（可致阳实），右转为泻（可致阴实）的规律运行；两个五角星形的循环圈，阴虚向“克我”方向流转，阳虚向“我克”方向流转。按照五音五行的配属关系，图中体现的五行规律可以作为音乐治疗的五行补泻原则。比如调节肝脏，从第260页图59可以看出，肝脏在五音配属中“体为商音，用为角音，化为宫音”，按照第302页图76的规律，左转重用“角”音可以补肝，右转重用“商”音可以泻肝，肝苦急，闻“宫”音可以缓之。其他脏腑的规律亦同。

（二）阴阳补泻

除了依据汤液经法图的五行补泻，还有阴阳补泻的方法也是十分重要的。就像针灸中存在提插补泻、缓急补泻等阴阳对立的补泻方法一样，音乐治疗中同样存在类似的补泻方法。主要有以下几种：①共振补泻：根据之前总结的规律，特定的频率可以引起脏腑经络的共振，比如A1（55Hz）可以引起心包经共振，A2（110Hz）可以引起三焦经共振。物理学中，倍频关系的两个音既有谐频共振又有抑制作用。则A2在引起三焦经共振（补法）的同时，对心包经有抑制作用（泻法）。概括为：同频共振为补，倍频抑制为泻。②时间补泻：音乐由音符组成，音符是有时值即时间长短的。根据阴阳分类方法，持续时间较长的音为补，持续时间较短的音为泻。③强弱补泻：频率、时间相同的两个音，振幅大即音强大的音为补，振幅小即音强小的音为泻。④复合补泻：将声音的长短、强弱补泻方法相结合，则可以模拟出类似于针灸中“烧山火”、“透天凉”等复合的补泻方法。比如，胃经的共振频率为A1#（58.27Hz），在电脑中用Cool Edit 2.1软件生成一个12秒的频率为A1#的声波，0～2秒、2～4秒、4～6秒我们按振幅“渐强”设置，6～12秒按振幅“渐弱”设置，则可以模拟出胃经的烧山火补法，软件设置界面及过程如下。

点击“效果—波形振幅—渐变”，如图 61：

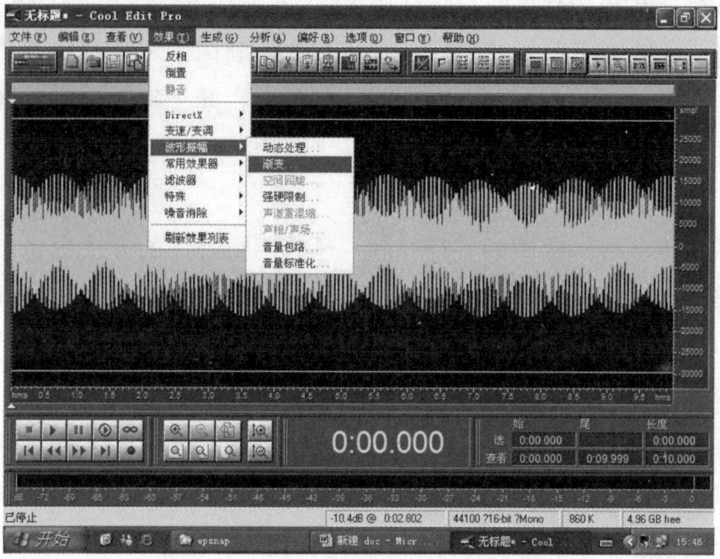

图 61 声波渐变设置

弹出窗口中，选择“淡入/出”选项卡，如图 62：

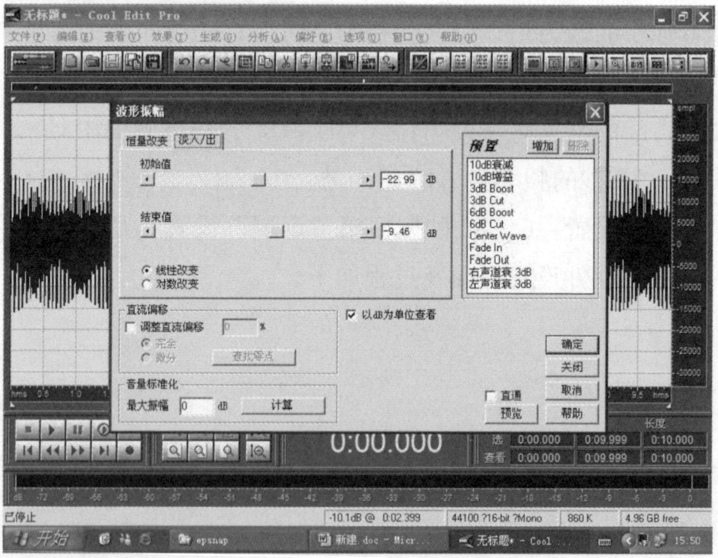

图 62 声波波形渐变设置界面

通过调整“初始值”、“结束值”，我们可以使声音渐强、渐弱。我们看一下渐强的波形图 63：

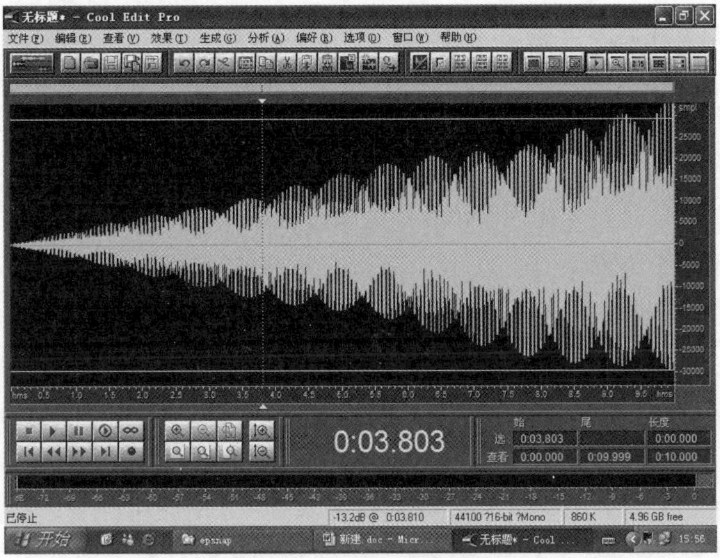

图 63 渐强声波波形图

假设一个 12 秒的波形图，0～2 秒、2～4 秒、4～6 秒我们按“渐强”设置，6～12 秒按“渐弱”设置，如图 64：

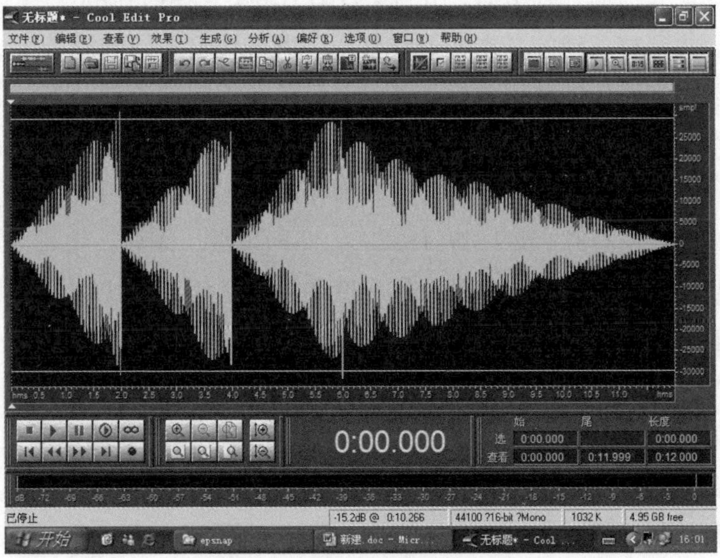

图 64 “烧山火”手法波形图

进三退一，紧按，慢提，这正是烧山火的手法。同理，我们可以做出“透天凉”的手法。甚至每条经的升降、出入、开阖。

三、“药物”（声波）炮制

中药在采摘之后，需要进行必要的炮制，调节药性，然后才能组方入药。音乐治疗中，每一个音符相当于一味中药，需要对它进行修饰加工，承载需要的信息，才能用于治疗，这个过程跟中药的炮制十分相似。主要包括以下几个方面。

（一）泛音修饰

可以在基础频率之上，加入倍频或者和弦音，形成泛音。见图 65 的声波生成界面中，“基础频率”中输入经络的共振频率，可以是整数，也可以是任意小数。右侧“频率成分”的设置框中，设置基频与泛音的比例。其中“1、2、3、4、5”，分别代表基频、2 倍频率泛音、3 倍频率泛音、4 倍频率泛音、5 倍频率泛音。上面滑动按钮代表各泛音的比例，从 0%到 100%。当然，泛音频率也可以改为和弦。比如比基频 C65.5Hz 高 3 度的音，与基频的频率比为 1.259899，高 5 度的音与基频的频率比为 1.498242，分别输入到里面，并调整泛音比例。经络共振是一个复杂的现象，我们找到整条经的基本共振频率后，尚需调整不同的泛音组成及其比例，才能达到最佳的共振效果，并引起每条经不同部位的共振。以心经为例，基本频率 43.63Hz。按照五行互含的原理，以及《辅行诀》五行图的体、用、化之关系，尚需加入肾经、肺经的共振音，它们与基本频率的比率分别为：1.1221374 及 1.496183206。此即用徵、体羽、化商。此外，阴阳互根互用，可以加入高八度及低八度的泛音。泛音的比例，按照黄金分割点，取 0.382，近似取 0.38。

（二）振幅的调整

在第 264 页图 62 的设置界面中，我们可以根据需要调整声波的振幅，按照渐强、渐弱变化。

（三）频率调整

可以在生成声波的时候，设置初始频率、最终频率为不同数值，则最终生成的声波成渐变变化，见图 65。

（四）调制变化

设置为频率固定，但振幅按照特定频率变化，见图 65。

后两种方法可以调节经络的升降出入。

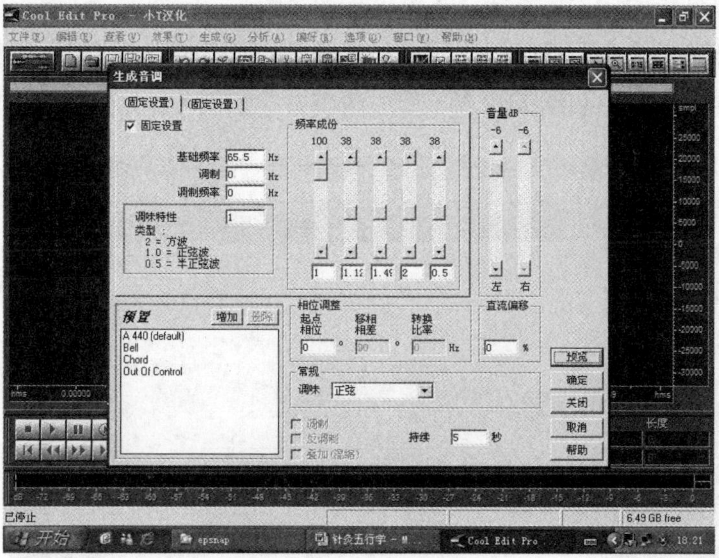

图 65 泛音设置界面

四、经络升降出入的调节

人体气机的变化不外升降出入。根据上面的声音修饰方法和每条经络的共振频率，我们可以调节每条经络的升降出入气机。一条经络，其不同部位的泛音不同。头为诸阳之会，故接近头部的位置，高频泛音较多；接近末梢的位置，低频泛音较多。根据经络上下泛音的不同，我们可以用音波使经络之气升降。

根据上文的论述，每条经络的左上、左下、右上、右下的共振频率略有不同。如果在生成声波的时候，将初始频率设置为经络左下部的共振频率，最终频率设置为经络左上部的共振频率，则生成的渐变音波可以引起该经络由左下到左上的逐渐共振，如同循经按摩一样，可以引起该经络左侧部分气机的上升；反之，则可以引起经络气机的下降。出入气机比较难理解，但换个角度去思维，出者，散也；入者，聚也。名为出入，实则聚散。在基础共振频率的基础上，加上“调制”方法，调制频率如果由小到大，表示声波逐渐聚拢，相当于“入”法；调制频率由大到小，表示声波逐渐扩散，相当于“出”法。具体过程如下。

在开始生成音调的时候，我们如果去掉“固定值”复选框，则可以设定声音的开始状态和结束状态，形成渐变音。如图 66：

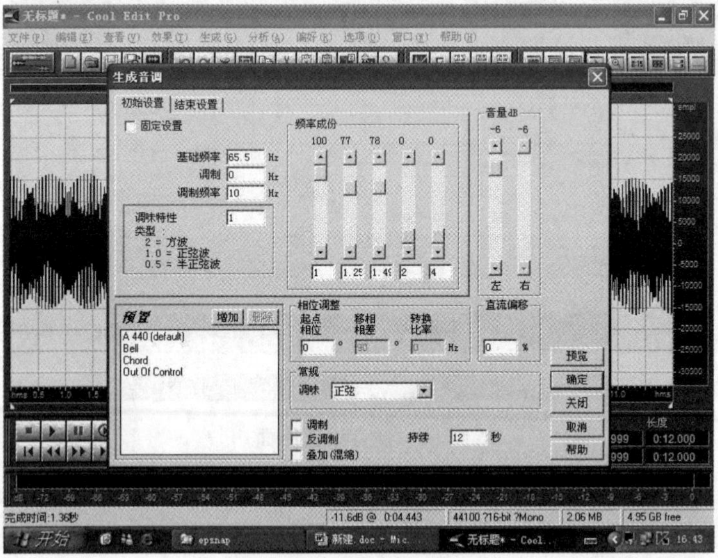

图 66　声波调制调频界面

举个例子来说，如果我们“初始设置”设定为心经左下频率，“结束设置”设定为心经左上频率，则可以从下到上“按摩”心经，使心经升。同理，相反设置可以使它降。

出入不太好理解，我们换个说法。出者，散也；入者，聚也。使声音聚散，则可调经络之出入。如上图，“基础频率”下，尚有“调制”、“调制频率”两个选项。调制频率是指声音频率在基础频率的左右以“调制频率”为范围进行波动；“调制”是指一秒内完成多少次这样的波动。如果初始设置的调制频率较大，结束设置的调制频率较小（甚至为 0），则声音就是从“散”到“聚”，使经络之气聚；反之，则使经络之气散。部分典型的声波波形如图 67。

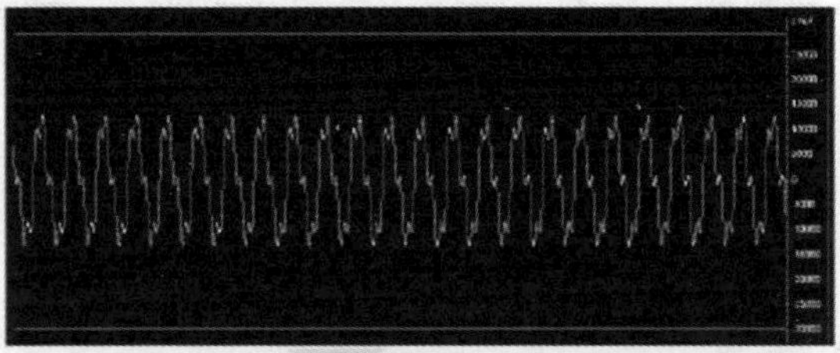

升法波形

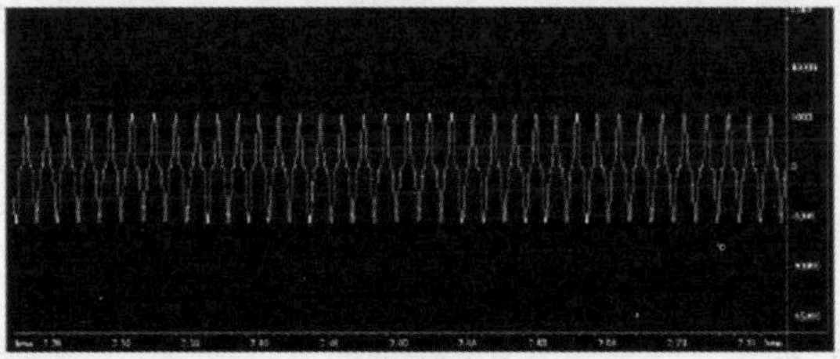

入法波形

图 67　经络升法、入法波形图

五、组方治疗

根据上面的论述，“理、法、药”三个要素已经具备，理为《内经》五音应五脏之理，法为汤液经法图五行生克制化及补泻之法，药为声波修饰、炮制之无穷变化。之后可以根据补泻原则进行组方治病。至此“理法方药”完备，可以系统地指导音乐治疗，可以分为两个层次：①单音治病，相当于中药的单方治病。现以胃经为例，举例说明。如果胃经不足，则可用胃经的基础共振频率，生成音波，按“烧山火”的方法修饰，然后反复播放。如果胃经太过，则可用胃经的基础共振频率，生成音波，以“透天凉”的方法修饰，然后反复播放。如果胃经不升，则可用胃经的基础共振频率（A1#58.27Hz），生成渐变音波，起始设置比基础频率低 40 音分，结束设置比基础频率高 40 音分，然后反复播放。此类似于补中益气之意。如果胃经不降，则可用胃经的基础共振频率，生成渐变音波，起始设置比基础频率高 40 音分，结束设置比基础频率低 40 音分，然后反复播放。此类似于大小腾蛇汤之意。如果胃经不出，则可用胃经的基础共振频率，生成渐变音波，基础频率不变，起始设置调制及调制频率设为0，结束设置调制及调制频率设为5～10，然后反复播放。此类似于葛根汤。如果胃经不入，则可用胃经的基础共振频率，生成渐变音波，基础频率不变，起始设置调制及调制频率设为5～10，结束设置调制及调制频率设为0，然后反复播放。此类似于白虎汤。②复合音治病：相当于制作复杂的音序，即作曲。辨证之后，找到需要调理的脏腑经络，以及其相关的脏腑经络。找到这几条经络的共振音，进行编曲治疗。每个音符及其顺序、长短，均需斟酌，均可修饰。比如，同样调节脾胃，根据第260页图59，体为角音，用为宫音，化为羽音，主要用这3个音调理脾胃，用这3个音组成序列，多用角音（或在重音位置）为泻脾胃，多用宫音（或在重音位置）为补脾胃，脾湿则可以多用羽音来调节。

六、音乐疗法的优势

综合上面论述，基于经络共振原理和经方五行运动规律的体感音乐治疗体系，理法方药要素基本完备，可以进行临床验证。笔者于近年应用体感音乐低频声波配合毫针治疗面瘫和糖尿病末梢神经病变，用结合《辅行诀》五行规律的乐曲序列治疗功能性腹泻和脑卒中后抑郁，取得比较确切的疗效。今后的研究中，将进一步验证音乐治疗对其他疾病的治疗效果，拓展音乐治疗疾病的治疗手段。

“通天下一气耳”，根据中医的气化学说，理论上没有不可逆的病理变化，因缘成熟的情况下，“生死人而肉白骨”并非不可能。千变万化，生老病死，无非阴阳消长，不出五行生克。掌握了阴阳五行的规律，才能明了、预知、干预阴阳五行的变化。“经络者，所以决死生，处百病，不可不知”，以阴阳五行变化规律为指导，以经络脏腑为工具，不失为治疗疾病的一种好方法。而取穴之先后，补泄之轻重，气血运行之微妙，万千变化，若能明了十分不易。笔者令辟蹊径，依《灵枢·五音》之理，尊《辅行诀》五行生克制化之法，以音为药，以曲为方，尝试恢复《内经》五音疗病之系统体系，以期调经络之虚实，处五脏之盛衰。实验之中，结合了一些现代化的工具和方法，比如电脑软件。这种疗法的优点在于：①纯绿色的物理疗法。是药三分毒，所有中西药都有一定的偏性，服用过后会有或多或少的副作用。而音乐疗法不会有这种副作用。②标准化与量化。这种音乐治疗中，频率的高低、振幅的强弱、持续时间的长短等，均有具体数值（量化）；补泻与气机调节，均有规律可循（标准化）。以这种方法模拟出针灸手法，再不会因为操作的人不同而有不同的疗效。整个过程可以用电脑软件进行可视化的、精确的操作。③治疗过程的舒适度与依从性。对于病人来说，良药苦口，常有患者因为中药的口感问题而惧怕服用，也常有患者惧怕针刺而不能针灸。但对于这种音乐疗法来说，不存在这些问题，让患者在听觉享受中不知不觉完成治疗，可以提高治疗的依从性。所以说，《内经》中的五音疗病体系，是值得我们深入挖掘的一种治疗方法。

第三节 《灵枢·五十营》体现的气血运行速度与时间补泻

一、原文

黄帝曰：余愿闻五十营奈何？岐伯答曰：天周二十八宿，宿三十六分；人气行一周，千八分，日行二十八宿。人经脉上下左右前后二十八脉，周身十六丈二尺，以应二十八宿，漏水下百刻，以分昼夜。故人一呼脉再动，气行三寸；一吸脉亦再动，气行三寸，呼吸定息，气行六寸；十息气行六尺，日行二分。二百七十息，气行十六丈二尺。气行交通于中，一周于身，下水二刻，日行二十五分。五百四十息，气行再周于身，下水四刻，日行四十分。二千七百息，气行十周于身，下水二十刻，日行五宿二十分。一万三千五百息气行五十营于身，水下百刻，日行二十八宿，漏水皆尽脉终矣。所谓交通者，并行一数也。故五十营备，得尽天地之寿矣，凡行八百一十丈也。

二、译文

黄帝说：我希望听你说说经脉之气在人体中一昼夜运行五十周的情况是怎样的。岐伯回答说：周天有二十八宿，每宿之间为三十六分，人体的经脉之气运行一周天，合一千零八分。一昼夜中日行周历了二十八宿。人的经脉分布在上下、左右、前后，共二十八脉。二十八脉在周身的长度是十六丈二尺，恰好相应于周天的二十八宿。根据漏水滴下百刻为标准，来划分昼夜。所以，人呼一次，脉跳动两次，气行三寸；吸一次，脉也跳两次，气行也是三寸；一呼一吸，叫作一息，气行六寸。十息，气行六尺，以二十七息，气行一丈二尺六寸计算，正好为日行二分。二百七十息，气行十六丈二尺，气行交流通贯于经脉中，循行周身一遭，漏水滴下二刻，日行二十分有零。五百四十息，气行在体内循环了两周遭，漏水滴下四刻，日行四十分有零。二千七百息，气行在体内循环了十周遭，漏水滴下二十刻，日行五宿二十分有零。一万三千五百息，气行在体内循环了五十周，漏水滴下一百刻，日行二十八宿，漏水都滴尽了，经脉之气也走完了周天的五十周。所谓“交通”，是指周天二十八宿之数和人气行于二十八脉的数正好相符。因此，只要人的脉气能够经常保持一昼夜循行五十周，就可健康无病，活够天地所赐予的寿数。脉气在一昼夜于全身循行五十周的长度，总共是八百一十丈。

三、疑问

人呼一次，脉跳动两次，气行三寸；吸一次，脉也跳两次，气行也是三寸；一呼一吸，叫作一息，气行六寸。一日夜共一万三千五百息，气行在体内循环了五十周。

每天共 24 小时，每小时 60 分钟，共计 1440 分钟。一万三千五百息，除以 1440 分钟，则每分钟呼吸 9.375 次。一呼脉跳两次，一吸脉跳两次，则心跳呼吸比例 4∶1，每分钟心跳 37.5 次。

这与现代人正常生理状态不符合，现代人平均每分钟呼吸 18 次左右，心跳 72 次左右。是古人错了吗？还是现代人“不正常”了？

联想到很多运动员平均心率都是 30 多次，练功的人呼吸都比较缓慢悠长，所以很可能是我们现代人“不正常”，不能达到古代“平人”的状态了。《素问·上古天真论》云：“余闻上古之人，春秋皆度百岁，而动作不衰；今时之人，年半百而动作皆衰，时世异耶？人将失之耶？岐伯对曰：上古之人，其知道者，法于阴阳，和于术数，食饮有节，起居有常，不妄作劳，故能形与神俱，而尽终其天年，度百岁乃去。今时之人不然也，以酒为浆，以妄为常，醉以入房，以欲竭其精，以耗散其真，不知持满，不时御神，务快其心，逆于生乐，起居无节，故半百而衰也。”说明今时之人不能与自然合一，寿命缩短，与呼吸、心率的加快是相关的。

四、时间补泻

那么我们怎么通过“法于阴阳，和于数术”而回到“上古平人”的状态呢？可以通过锻炼、养生，逐渐使心情平静，呼吸悠长，回到正常的气血运行速度。

音乐治疗是其中的方法之一。节拍是音乐的要素之一，指乐曲中表示固定单位时值和强弱规律的组织形式。而每分钟的节拍数，代表了音乐的演奏速度。

如果直接将 37.5 次/分作为音乐的节拍演奏速度，现代人会受不了。那么我们应用黄钟升到清黄钟的方法，乘以 2，也就是倍频，75 次/分作为演奏速度的标准值。

以黄钟为准，黄钟管长三分减一，为六寸，是林钟管长；林钟管长三分增一，为八寸，是太簇管长；太簇管长三分减一，为五又三分之一寸，是南吕管长；南吕管长三分增一，为七又九分之一寸，是姑洗管长。以下次序是应钟、蕤宾、大吕、夷则、夹钟、无射、仲吕。除由应钟到蕤宾，由蕤宾到大吕都是三分增一外，其余都是先三分减一，再三分增一。这叫十二律相生的三分损益法。

这就是所谓的：“黄钟生林钟，林钟生太簇，太簇生南吕，南吕生姑洗，姑洗生应钟，应钟生蕤宾，蕤宾生大吕，大吕生夷则，夷则生夹钟，夹钟生无射，无射生仲吕。”这种音的生成方法就称为“三分损益法”。

从清黄钟回到黄钟的方法，可以按照上述十二律吕的生成关系，逐渐逆推，这样有升有降，一张一弛，符合阴阳之道。

五、经络调理所需时间

根据《灵枢·五十营》的论述，脉气在一昼夜于全身循行五十周的长度，总共是八百一十丈，即81000寸。每天共24小时，每小时60分钟，共计1440分钟，即86400秒。则每秒脉气运行0.9375寸。如果知道十二经络及奇经八脉的长度，那么我们就可以知道脉气从某一经络的头走到尾需要多长时间，即我们调理某一条经络所需要的最短时间。

《难经·二十三难》云："手足三阴三阳脉之度数，可晓以不？然：手三阳之脉，从手至头，长五尺，五六合三丈。手三阴之脉，从手至胸中，长三尺五寸，三六一丈八尺，五六三尺，合二丈一尺。足三阳之脉，从足至头，长八尺，六八四丈八尺。足三阴之脉，从足至胸，长六尺五寸，六六三丈六尺，五六三尺，合三丈九尺。人两足跷脉，从足至目，长七尺五寸，二七一丈四尺，二五一尺，合一丈五尺。督脉、任脉，各长四尺五寸，二四八尺，二五一尺，合九尺。凡脉长一十六丈二尺，此所谓经脉长短之数也。"这段经文论述了十二经络及任脉、督脉、跷脉的长度。

因此，我们可以算出，调理手三阳经，需要时间为（50寸）/(0.9375寸 * 秒$^{-1}$)＝53.33秒；调理手三阴经，需要时间为（35寸）/(0.9375寸 * 秒$^{-1}$)＝37.33秒；调理足三阳经，需要时间为（80寸）/(0.9375寸 * 秒$^{-1}$)＝85.33秒；调理足三阴经，需要时间为（65寸）/(0.9375寸 * 秒$^{-1}$)＝69.33秒；调理跷脉，需要时间为（75寸）/(0.9375寸 * 秒$^{-1}$)＝80秒；调理督脉及任脉，需要时间为（45寸）/(0.9375寸 * 秒$^{-1}$)＝48秒。

由此，我们算出了调理这些经络所需的最短时间，只有达到或者超过这个时间，才能起到最好的疗效。

第二章 《辅行诀》中体现的五行规律总结

《辅行诀脏腑用药法要》（以下简称《辅行诀》）出自敦煌遗本，后经张大昌先生献给中医研究院，对研究《汤液经法》、《伤寒论》的演变传承，以及经方的用药组方规律具有重要的学术价值。本章通过对《辅行诀》各药方、汤液经法五行图、二十五味药表的对照、比较、分析，重点以肝脏补泻方为例，初步阐释《辅行诀》中各个药方的组方用药规律。《辅行诀》传承版本有多种，本文以钱超尘教授《〈辅行诀五脏用药法要〉传承集》（学苑出版社，2008 年）中载中医研究院 1975 年打印本为基础，参考其他版本。下面分 4 个层次，由浅入深，由粗到细，阐释其用药组方规律。为了直观，将二十五味药与汤液经法图合并，见图 68。

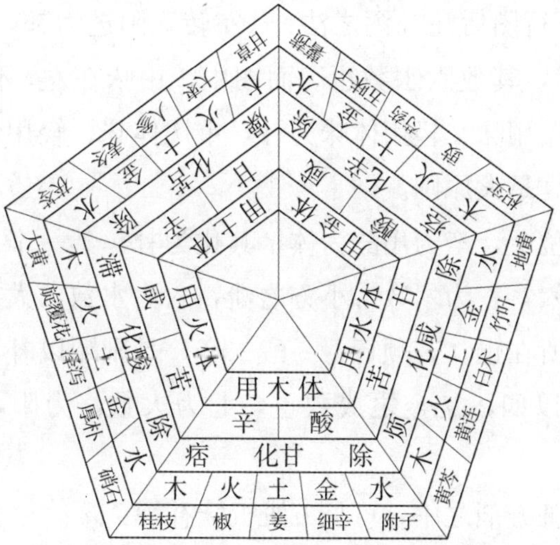

图 68 《辅行诀》五行药图

第一节 五脏本方规律

一、第一层规律：阴阳三才

《辅行诀》五行图每个角代表一行，都有“体—用—化”三味组成。以木为例：体为酸味，用为辛味，化为甘味。就是说，辛味、酸味一起会产生甘味。以前读《伤寒论》，对“若酒客病，不可与桂枝汤，得之则呕，以酒客不喜甘故也”不是很明白：桂枝汤中只有大枣、甘草为甘，且不是主要药物，为何说桂枝汤整体是甘味呢？见了这个图才明白，桂枝汤中桂枝、芍药正是辛酸化甘。

体味，就像是仓库、源泉，功用偏阴，“阴者藏精起亟者也”；用味，象是外在变化，功用偏阳，“阳在外，阴之使也”。化味，为冲和之气，阴阳相交也。如此，则三才之势备矣，方能“三生万物”。

二、第二层规律：明补泻

《辅行诀》五行图后注补泻之法：（左转）阳进为补，其数七火数也；（右转）阴退为泻，其数六水数也。而图中，用味在左，体味在右，则我们由此可知，重用用味、轻用体味为补，重用体味、轻用用味为泻。此为第一层补泻规律，是大原则。

例如，在木位上，辛为用酸为体，其化为甘。其一辛二酸，是逆行则为泄肝，泄用三六，三为木数，小方之泄，六为水数，大方之泄也；其化为甘者，本气之所在也。若顺行，一酸二辛，是则顺以补肝也。补用四七之数，小方补之以四，是金之成数也，七为火数，为阳，为补，是大方之补。

另外，于各脏方剂之中，可见五脏五味补泻：

肝：以辛补之，以酸泻之，肝苦急，急食甘以缓之。

心：以咸补之，以苦泻之，心苦缓，急食酸以收之。

脾：以甘补之，以辛泻之，脾苦湿，急食苦以燥之。

肺：以酸补之，以咸泻之，苦气上逆，急食辛以散之。

肾：以苦补之，以甘泻之，肾苦燥，急食咸以润之。

这为我们治疗五脏病症提供了最基本的用药原则。我们可以看出，五行图中用味为补，体味为泻，化味为解其苦的规律。

三、第三层规律：大小泻方的组方规律

仍以肝病方为例。

小泻肝汤：枳实　芍药　生姜各三两

分析：枳实、芍药为酸味，生姜为辛味，是二体味、一用味的结构。

其他四脏小泻方也有此规律。

小补肝汤：桂枝　干姜　五味子各三两　大枣十二枚，去核　一方作薯蓣，当从

分析：桂枝、干姜为辛味，五味子酸味，大枣为甘味，是二用味、一体味、一化味的结构。此处化味（甘味）的作用，一是补充、引导冲和之气，以使阴阳交合；二是辛味为脾之体味，过用恐泻脾，故以脾之用味—甘味小补之。

其他四脏小补方也有此规律。

大泻肝汤：枳实熬　芍药　甘草炙，各三两　黄芩　大黄　生姜切，各一两

分析：我们可以看出，大泻肝汤在小泻肝汤的基础上，加了甘草、黄芩、大黄三药，味分别为甘、苦、咸。此正为水－肾脏之体味、用味、化味。如果将用量的因素考虑进去，是三体味、一用味、一化味的结构，也就是泻肾的结构。大泻肝汤在泻肝的同时，加了泻肾的结构，肾在肝右方，也符合（右转）阴退为泻的大原则。

其他四脏大泻方中，比小泻方多的三味药分别为：

大泻心汤[2]：芍药三两　干姜炮　甘草炙，一两　是肝脏三体味、一用味、一化味的结构。

大泻脾汤：黄芩　大黄　枳实熬，各一两　是心脏一体味、一用味、一化味的结构。

大泻肺汤：甘草炙　黄芩　干姜各一两　是脾脏一体味、一用味、一化

味的结构。

大泻肾汤：大黄三两　芍药　干姜各一两　是肺脏三体味、一用味、一化味的结构。

总之，在小泻方的基础上，加了泻母脏或平调（体味用量一致）母脏的药。相比较来说，泻母脏更符合补泻规律，也就是说，大泻脾汤中的黄芩、大泻肺汤中的干姜当为三两。

大补肝汤：桂心　干姜　五味子各三两　旋覆花　代赭石烧　一方作牡丹皮　竹叶各一两　大枣十二枚，去核　一方作薯蓣

分析：我们可以看出，大补肝汤在小补肝汤的基础上，加了旋覆花、代赭石、竹叶三药，味分别为咸、咸、苦，正为心脏二用味、一体味的结构，也就是补心结构。大补肝汤在补肝的同时，加了补心的结构，心在肝左方，也符合（左转）阳进为补的大原则。

其他四脏大补方中，比小补方多的三味药分别为：

大补心汤 2：人参　甘草炙　干姜各一两　是脾脏二用味、一体味的结构。

大补脾汤：麦门冬　五味子　旋覆花各一两　是肺脏二用味、一体味的结构。

大补肺汤：地黄　竹叶　甘草各一两　是肺脏二用味、一体味的结构。

大补肾汤：桂枝　干姜　五味子各一两　是肺脏二用味、一体味的结构。

总之，在小补方的基础上，加了补子脏的结构，基本上是子脏小补方去化味药，再减药量（三两变一两）组成。

心之补泻方中所用之药几乎未见于二十五味药表，暂不讨论。

四、第四层规律：同药味中不同药物的选择

前三层规律比较显而易见，且体例比较一致。第四层规律比较复杂，比如说，小泻肝汤中，两个酸味药为什么选择枳实、芍药，而不是五味子、豆豉，不是枳实、五味子等等呢？

也许是二十五味药表在传承过程中出现了错漏，这一层规律比较难

找，组方体例也很不一致。我们只能用列表比较、结合五行图及补泻规律，尽量还原。心之补泻方中所用之药几乎未见于二十五味药表，暂不讨论。

（一）五脏小方的组方规律

小方药物组成及五行属性列表如表 102：

表 102　五脏小方组成及五行属性

方　名	组成及五行属性			
小泻肝汤	枳实 金中木，酸中辛	芍药 金中土，酸中甘	生姜 木中土，辛中甘	
小补肝汤	桂枝 木中木，辛中辛	干姜 木中土，辛中甘	五味子 金中金，酸中酸	大枣 一方作薯蓣 土中火，甘中咸
小泻心汤 1	龙胆草	栀子	戎盐	
小补心汤 1	瓜蒌	薤白	半夏	
小泻心汤 2	黄连 水中火，苦中咸	黄芩 水中木，苦中辛	大黄 火中木，咸中辛	
小补心汤 2	代赭石 一方作牡丹皮	旋覆花 火中火，咸中咸	竹叶 水中金，苦中酸	豉 金中火，酸中咸
小泻脾汤	附子 木中水，辛中苦	干姜 木中土，辛中甘	甘草（炙） 土中木，甘中辛	
小补脾汤	人参 土中土，甘中甘	甘草（炙） 土中木，甘中辛	干姜 木中土，辛中甘	白术 水中土，苦中甘
小泻肺汤	葶苈子	大黄 火中木，咸中辛	芍药 金中土，酸中甘	
小补肺汤	麦冬	五味子 金中金，酸中酸	旋覆花 一方作牡丹皮 火中火，咸中咸	细辛 木中金，辛中酸
小泻肾汤	茯苓 土中水，甘中苦	甘草 土中木，甘中辛	黄芩 水中木，苦中辛	
小补肾汤	地黄 水中水，苦中苦	竹叶 水中金，苦中酸	甘草 土中木，甘中辛	泽泻 火中土，咸中甘

我们先看小泻方二体味、一用味结构中，“二体味”这两味药。

小泻肝汤：枳实为金中木；芍药为金中土，是相克关系。木克土，对肝来说，是“我克”关系。

小泻心汤 2：黄连为水中火；黄芩为水中木，是相生关系。木生火，对心来说，是“生我”关系。

小泻脾汤：干姜为木中土；附子为木中水，是相克关系。土克水，对脾来说，是“我克”关系。

小泻肺汤：葶苈子未知；大黄为火中木，对肺（金）来说，大黄是“我克”关系。

小泻肾汤：茯苓是土中水；甘草是土中木，是相生关系。水生木，对肾来说，是“我生”关系。

从中可以看出，二体味药中，一个是选择“克我中我”的药味，如肝属木，选金（克我）中木（我），可起到引经作用，同气相求，定了方剂的大方向，为君药。如此可知，葶苈子当为火中金。若各方第一味药为君药的话，附子当为木中土。

第二味药，三个“我克”关系，一个“生我”关系，一个“我生”关系。我们按少数服从多数，选“我克”关系。

再看这样有没有道理呢？仍以小泻肝汤为例，枳实是金中木，也就是酸中辛；芍药为金中土，也就是酸中甘。二味药酸中辛、甘，我们看辛、甘二味在五行图什么位置呢？在“用土体”。也就是说，二味药于金中调土，土位于金右侧，符合（右转）阴退为泻的大原则。从另一个角度来说，甘味泻水、补土，泻木的同时泻水，符合（右转）阴退为泻的大原则，补土则可防木之克。而“我生”及“生我”、“克我”关系没有这个规律，“我生”为咸味，辛咸除滞，位于火土之间；“生我”为苦，辛苦除痞，位于木火之间；“克我”为酸，辛酸调肝，非左转也非右转。

根据这一规律，黄芩当为水中金，甘草当为土中火。干姜当为木中水。

再看小补方中二用味、一体味结构中，“二用味”这两味药。

小补肝汤：桂枝为木中木；干姜为木中土，是相克关系。木克土，对肝来说，是“我克”关系。

小补心汤2：旋覆花为火中火；代赭石未知。

小补脾汤：人参为土中土；甘草（炙）为土中火（承上文），是相生关系。火生土，对脾来说，是“生我”关系。

小补肺汤：麦冬未知；五味子为金中金。

小补肾汤：地黄为水中水；竹叶为水中金，是相生关系。金生水，对肾来说，是“生我”关系。

我们看不出明显规律。但二用味药中，必有一味为“我中我”结构，比如小补肝汤中桂枝为木中木，此药得此行之正气，用以补本脏之虚，为君药。

“我生”、“生我”、“我克”、“克我”四种关系，应该选择那个呢？以木为例，“二用味”也属木，“我生”为咸，咸补火而泻金，补木的同时补火，符合左转阳进为补的规律，且泻金为泻克我之脏，能减轻本脏压力；“生我”为苦，补水、泻火，即有左转之势，又有右转之势；“我克”为甘，甘味泻水、补土，泻木的同时泻水，符合（右转）阴退为泻的原则；“克我”为酸，辛、酸调肝，未左转，亦未右转。所以，我们根据补泻规律，当选“我生”关系。

根据这一规律，小补肺汤中，麦冬放在君药的位置，当为“金中金”；五味子，性质为麦冬所生，当为金中水。竹叶性质为地黄所生，当为水中木。代赭石于小补心汤2中为君药（一方作牡丹皮），当为火中火，代赭石与旋覆花为我生关系，故旋覆花为火中土。甘草（炙）性质为人参所生，当为土中金。干姜为桂枝所生，当为木中火。

这样调整之后，唯一不合规律的是姜。小补肝汤中干姜为木中火，小泻脾汤中为木中水。其实，生姜味辛，性微温，归肺、脾、胃经，功能发汗解表，温肺止咳，温中止呕；干姜味辛，性热，归脾、胃、肾、心、肺经，功能温中散寒，回阳通肺，燥湿消痰。我们看姜色泽金黄，得土之正色；而形状，中心形体四周，横突、竖分，每个分叉几乎成直角，颇有“太极生两仪，两仪生四象，四象生八卦”之意。它辛中带甘，辛能疏肝，甘能入脾，辛甘化阳，能壮脾、肺、心、肾之阳，去五脏寒气。所以，你说它是辛中木、火、土、金、水均可，但以土为主。

下面看第三味药的规律。先看小泻方中第三味药，即“一用味”的规律。

小泻肝汤：生姜为木中土，是相克关系。木克土，对肝来说，是“我克”关系。

小泻心汤 2：大黄为火中木，是相生关系。木生火，对心来说，是“生我”关系。

小泻脾汤：甘草（炙）为土中金，是相生关系。土生金，对脾来说，是“我生”关系。

小泻肺汤：芍药为金中土，是相生关系，对肺（金）来说，是“生我”关系。

小泻肾汤：黄芩为水中金，是相生关系。金生水，对肾来说，是“生我”关系。

总体来看，“生我”关系比较可能。我们以木为例，“一用味”亦属木，“我生”为咸，咸补火而泻金，补木的同时补火，符合左转阳进为补的规律；“生我”为苦，补水、泻火，即有左转之势，又有右转之势；“我克”为甘，甘味泻水、补土，泻木的同时泻水，符合（右转）阴退为泻的原则；“克我”为酸，辛、酸调肝，未左转，亦未右转。“我生”为补，与泻方不合；“我克”为泻，但前两味药已用这一规律；前两味药属“克我”，第三味药仍选“克我”，恐本脏难胜克伐。“生我”非补非泻，坚固本位，比较合理，且“生我”为苦，前两味药为酸中辛甘，辛甘化苦，暗合三才阴阳合和之意。

再看小补方中第三味药，即“一体味”的规律。

小补肝汤：五味子为金中水（承上文），是相生关系。水生木，对肝来说，是“生我”关系。

小补心汤 2：竹叶为水中木（承上文），是相生关系。木生火，对心来说，是“生我”关系。

小补脾汤：干姜为木中土，为本脏属性，对脾来说，是“克我中我”关系。

小补肺汤：旋覆花为火中土（承上文），是相生关系。对肺（金）来说，是“生我”关系。

小补肾汤：甘草为土中火，是相克关系。水克火，对肾来说，是“我克”关系。

总体来看，“生我”关系比较可能。我们以木为例，“一体味”为酸属金，木的“我生”为咸，咸补火而泻金，对金来说，符合（右转）阴退为泻的原则；“生我”为苦，补水，泻火，对金来说，符合左转阳进为补的规律；“我克”为甘，甘味泻水、补土，对金来说，即有左转之势，又有右转之势；“克我”为酸，补金泻木，对金来说，未左转，亦未右转。故选择“生我”关系，符合补泻规律。

根据上面的规律，我们又遇到一个问题，就是甘草与炙甘草，哪个属金，哪个属火，及方中应该怎样选择应用的问题。生炙甘草的使用区别大致如下：《药品化义》“甘草生用凉而泻火，主散表邪，消痈肿，利咽喉，解百药毒，炙用温而补中”；《本经疏证》“除邪气、治金疮、解毒，皆宜生用。缓中补虚、止咳，宜炙用”；《本草正义》“甘草能缓急，故麻黄之开泄，必得甘草以兼之，附子之燥烈，必得甘草以制之。走窜者得之而少敛其锋，攻下者得之而不伤于峻，皆缓之作用也。”生甘草性凉，略带金性，为土中金；炙甘草性温，略带火性，为土中火。根据上面总结的补泻规律，小补脾汤中当为生甘草，小泻肾汤中当为炙甘草。

现在看小补方中“一化味”的规律。

小补肝汤：大枣为土中火，是相生关系，木生火，对肝来说，是“我生”关系。

小补心汤 2：豉为金中火，对心来说，是“我化中我”关系。

小补脾汤：白术为水中土，对脾来说，是“我化中我”关系。

小补肺汤：细心为木中金，对肺来说，是“我化中我”关系。

小补肾汤：泽泻为火中土，是相克关系，土克水，对肾来说，是“克我”关系。

从上面看，“我化中我”更合理些，于化味中选择偏入本脏者，起到引经作用。根据这个规律，泽泻当为火中水。大枣（一方作薯蓣）当为土中木。

至此，小方的组方规律我们研究完了，根据上面规律将二十五味药表调整的结果如下：

味辛皆属木，桂为之主，椒（姜）为火，附子（姜）为土，细辛为金，姜（附子）为水；

味咸皆属火，代赭石（牡丹皮）为之主，大黄为木，旋覆花为土，葶苈子为金，泽泻为水；

味甘皆属土，人参为之主，薯蓣（大枣）为木，炙甘草为火，甘草为金，茯苓为水；

味酸皆属金，麦门冬为之主，枳实为木，豉为火，芍药为土，五味子为水；

味咸皆属水，地黄为之主，竹叶为木，黄连为火，术为土，黄芩为金。

调整后的《辅行诀》五行药图，见图 69：

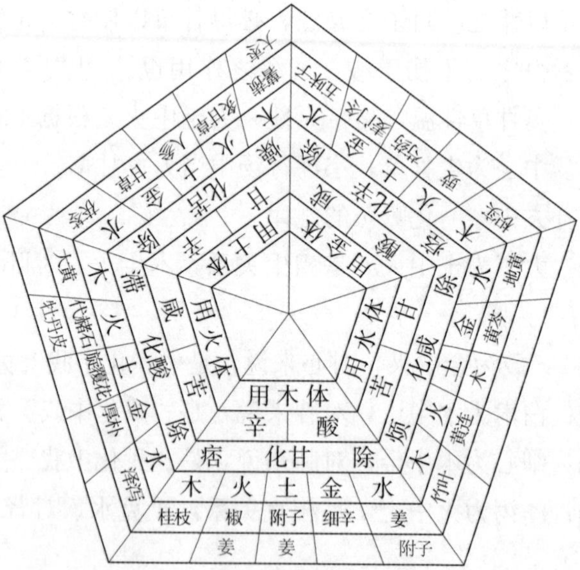

图 69　调整后的辅行诀五行药图

而小方的方子经过调整，结果如下：

小泻肝汤：枳实　芍药　生姜

小补肝汤：桂枝　干姜　五味子　薯蓣（大枣）

小泻心汤1：龙胆草　栀子　戎盐

小补心汤1：瓜蒌　薤白　半夏

小泻心汤2：黄连　黄芩　大黄

小补心汤2：代赭石（牡丹皮）　旋覆花　竹叶　豉

小泻脾汤：附子　干姜　甘草炙

小补脾汤：人参　甘草　干姜　白术

小泻肺汤：葶苈子　大黄　芍药

小补肺汤：麦冬　五味子　旋覆花　细辛

小泻肾汤：茯苓　甘草炙　黄芩

小补肾汤：地黄　竹叶　甘草　泽泻

（二）五脏大方的组方规律

现在研究大方的组方规律。大方中，比小方多的三味药列表如表103，并根据上面修改过的二十五味药表标注了五行属性：

表103　五脏大方增加的药味及五行属性

方　名	组成及五行属性			
大泻肝汤	甘草（炙） 土中火，甘中咸	黄芩 水中金，苦中酸	大黄 火中木，咸中辛	甘草（炙） 土中火，甘中咸
大补肝汤	旋覆花 火中土，咸中甘	代赭石 火中火，咸中咸	竹叶 水中木，苦中辛	旋覆花 火中土，咸中甘
大泻心汤1	苦参	升麻	豉 金中火，酸中咸	苦参
大补心汤1	枳实 金中木，酸中辛	厚朴 火中金，咸中酸	桂枝 木中木，辛中辛	枳实 金中木，酸中辛
大泻心汤2	芍药 金中土，酸中甘	干姜 木中土，辛中甘	甘草（炙） 土中火，甘中咸	芍药 金中土，酸中甘
大补心汤2	人参 土中土，甘中甘	甘草（炙） 土中火，甘中咸	干姜 木中土，辛中甘	人参 土中土，甘中甘

续表

方　名	组成及五行属性			
大泻脾汤	黄芩 水中金，苦中酸	大黄 火中木，咸中辛	枳实 金中木，酸中辛	黄芩 水中金，苦中酸
大补脾汤	麦门冬 金中金，酸中酸	五味子 金中水，酸中苦	旋覆花 火中土，咸中甘	麦门冬 金中金，酸中酸
大泻肺汤	甘草（炙） 土中火，甘中咸	黄芩 水中金，苦中酸	干姜 木中土，辛中甘	甘草（炙） 土中火，甘中咸
大补肺汤	地黄 水中水，苦中苦	竹叶 水中木，苦中辛	甘草 土中金，甘中酸	地黄 水中水，苦中苦
大泻肾汤	大黄 火中木，咸中辛	芍药 金中土，酸中甘	干姜 木中土，辛中甘	大黄 火中木，咸中辛
大补肾汤	桂枝 木中木，辛中辛	干姜 木中土，辛中甘	五味子 金中水，酸中苦	桂枝 木中木，辛中辛

从上面的表格中，我们可以看出：**大补方比小补方新加的三味药比较规律，均为子脏的小补方的前三味药，即子脏“二用味一体味”结构。**如大补肝汤比小补肝汤多的“代赭石（牡丹皮）、旋覆花、竹叶”，就是小补心汤2中的前三味药，没有最后一味“化味”—豆豉。为什么呢？因为大补肝汤中含有小补肝汤结构，其中“五味子”为酸，和豆豉同味，已经身兼化味的功效了。

再看大泻方。大泻方中增加的药物表：

大泻肝汤：甘草炙　黄芩　大黄

大泻心汤1：苦参　升麻　豉

大泻心汤2：芍药　干姜　甘草炙

大泻脾汤：黄芩　大黄　枳实

大泻肺汤：甘草炙　干姜　黄芩

大泻肾汤：大黄　芍药　干姜

小泻方的药物表：

小泻肝汤：枳实　芍药　生姜

小泻心汤1：龙胆草　栀子　戎盐

小泻心汤2：黄连　黄芩　大黄

小泻脾汤：附子　干姜　甘草炙

小泻肺汤：葶苈子　大黄　芍药

小泻肾汤：茯苓　甘草炙　黄芩

我们通过上面两个表的比较可以发现，大泻方中增加的味为子脏的小泻方去掉君药，再加一个子脏的化味。化味的第二层五行属性为本脏属性。比如，大泻肝汤中，比小泻肝汤多的甘草（炙）、黄芩、大黄三味药，甘草（炙）、黄芩为小泻肾汤去掉君药，大黄为肾（水）的化味，属性为火中木（木对肝来说为本脏）。去掉君药，因为毕竟此方为泻肝，不是泻心，不用泻心的代表药；化味选择火中木，使体用化合之后，作用趋势趋于本脏（木）。所以，大泻脾汤中枳实换成芍药更合乎规律。

至此，大小方的组方规律都分析完了。根据其规律对大小方的方剂进行调整，包括剂量，结果如下：

小泻肝汤：枳实　芍药　生姜各三两

大泻肝汤：枳实熬　芍药　甘草炙，各三两　黄芩　大黄　生姜切，各一两

小补肝汤：桂枝　干姜　五味子各三两　薯蓣一两（大枣十二枚，去核）

大补肝汤：桂心　干姜　五味子各三两　旋覆花　代赭石烧　一方作牡丹皮　竹叶各一两　薯蓣一两（大枣十二枚，去核）

小泻心汤1：龙胆草　栀子打，各三两　戎盐如杏子大三枚烧赤

大泻心汤1：龙胆草　栀子捣，各三两　苦参　升麻各二两　豉半升　戎盐如杏子大三枚

小补心汤1：栝蒌一枚，捣　薤白八两　半夏半斤，洗去滑，一方有杏仁，无半夏，熬

大补心汤1：栝蒌一枚，捣　薤白八两　半夏半斤，洗去滑　枳实熬，二两　厚朴炙，一两　桂枝一两　一方有杏仁半升，熬，无半夏

小泻心汤2：黄连　黄芩　大黄各三两

大泻心汤2：黄连　黄芩　芍药各三两　干姜炮　甘草炙　大黄各一两

小补心汤2：代赭石烧赤，以酢淬三次，打　一方作牡丹皮，当从　旋覆花　竹叶各二两　豉一两　一方作山萸肉，当从

大补心方2：代赭石烧赤，入酢中淬三次，打　一方作牡丹皮，当从　旋覆花　竹

叶各三两　豉一方作山萸肉，当从　人参　甘草　干姜各一两

小泻脾汤：附子一枚炮　干姜　甘草炙，各三两

大泻脾汤：附子一枚炮　干姜　黄芩各三两　大黄　芍药（枳实熬）　甘草炙，各一两

小补脾汤：人参　甘草　干姜各三两　白术一两

大补脾汤：人参　甘草　干姜各三两　术　麦门冬　五味子　旋覆花一方作牡丹皮。各一两。当从

小泻肺汤：葶苈子熬黑，捣如泥　大黄　芍药各三两

大泻肺汤：葶苈子熬　大黄　干姜各三两　甘草炙　黄芩　芍药各一两

小补肺汤：麦门冬　五味子　旋覆花各三两　一方作牡丹皮　细辛一两

大补肺汤：麦门冬　五味子　旋覆花各三两　一方作牡丹皮　细辛一两　地黄　竹叶　甘草各一两

小泻肾汤：茯苓　甘草炙　黄芩各三两

大泻肾方：茯苓　甘草炙　大黄各三两　芍药　干姜　黄芩各一两

小补肾汤：地黄　竹叶　甘草各三两　泽泻一两

大补肾汤：地黄　竹叶　甘草各三两　泽泻　桂枝　干姜　五味子各一两

因为方剂与二十五味药表在流传的过程中，都有可能出现错漏，所以虽经过调整仍然不能尽善尽美，但我们从中可以初步看出五行互含、轮转无始无终之意。组方原则在上面的规律之上，大概也考虑了药物的主治功能，也就是说以药物五行属性为纲，以药物功能为目，灵活选药、加减。

上面讨论中，火之体用只讨论了心包之补泻方，心之补泻方未讨论。心为五脏六腑之大主，连接精神与物质两个层面，补泻方中所用之药几乎未见于二十五味药表。而药物五行属性的具体划分方法，我们已无权威的根据，所以暂不详细分析心的补泻方。但我们可以看出，前三层的规律于心的补泻方中仍是基本符合的。

第二节　五脏泻方及劳损方规律

一、五脏泻方规律

五脏泻方如下：

泻肝汤：救误用吐法。其人神气素虚，有痰澼发动，呕吐不止，惊烦不宁方。

枳实熬　芍药　代赭石烧，一方作牡丹皮　旋覆花　竹叶各三两，一方有生姜

泻心汤：救误用清下。其人阳气素实，外邪乘虚陷入，致心下痞满，食不下，利反不止，雷鸣腹痛方。

黄连　黄芩　人参　甘草炙　干姜各三两，一方有大枣

泻脾汤：救误用冷寒。其人阴气素实，卫气不通（《敦煌医药文献辑校》此句作“阳气不行”），致腹中滞张，反寒不已方。

附子炮　干姜　麦门冬　五味子　旋覆花各三两，一方有细辛三两

泻肺汤：救误用火法。其人血素燥，故令神识迷妄如痴（《敦煌医药文献辑校》“如痴”二字作“近似于痴”），吐血，衄血，胸中烦满气结方。

葶苈子熬黑，捣如泥　大黄　生地黄　竹叶　甘草各三两

泻肾汤：救误用汗法。其人阳气素虚，致令阴气逆升，心中悸动不安，冒，汗出不止方。

茯苓　甘草　桂枝　生姜　五味子各三两

规律：根据上面第一节的分析，我们可以看出，上面这五首方子，是本脏小泻方去掉用味，加上子脏的小补方去掉化味组成。小泻方去掉用味，变成纯泻无补；子藏小补方的用味就是本脏的体味，所以可以去掉。纯泻方恐母盗子气，故泻母补子。

二、五脏虚损方规律

五脏虚损方如下：

养生补肝汤：治肝虚，筋极，腹中坚澼，大便秘塞方。

蜀椒汗，一升　桂心三两　韭叶切，一把　芍药三两

芒硝半斤　胡麻油一升

调中（《敦煌医药文献辑校》“中”字作“神”）**补心汤**：治心劳，脉极，心中悸（《敦煌医药文献辑校》“悸”字作“烦”），神识恍惚方。

旋覆花一升，一方作牡丹皮四两　栗子打，去壳，十二枚　葱叶十四茎　豉半斤，一方作山萸肉　栀子十四枚，打　人参三两，切

建中补脾汤：治脾虚，肉极，羸瘦如柴，腹中拘急，四肢无力方。

甘草二两，炙　大枣十二枚，去核　生姜三两，切　黄饴一升　芍药六两　桂心二两

宁气补肺汤：治肺虚，气极，烦热，汗出，口舌渴燥方。

麦门冬二升　五味子一升　白截浆五升　芥子半斤　旋覆花一两　竹叶三把

固元补肾汤：治肾虚，精极，遗精，失溺，气乏无力，不可动转，唾血咳血方。

地黄切　薯蓣（《敦煌古医籍考释》作“王瓜根”）切，各三两　苦酒一升　甘草炙　薤白四两　干姜二两切

上面的方剂看似混乱，但是我们把方中药物的次序稍微调整一下，并列表如下（表104），就能看出些端倪：

表104　五脏虚损方组成

方　剂	五谷	五菜	五果	主药	体味	用味
养生补肝汤	胡麻油	韭叶	蜀椒	桂心	芒硝半斤	芍药三两
调中补心汤	豉	葱叶	栗子	旋覆花	人参三两	栀子十四枚
建中补脾汤	黄饴	生姜	大枣	甘草	芍药六两	桂心二两
宁气补肺汤	白截	芥子	五味子	麦门冬	竹叶三把	旋覆花一两
固元补肾汤	苦酒	薤白	薯蓣	地黄	干姜二两	炙甘草四两

《内经》云：“五谷为养，五菜为充，五果为辅，五畜为益。”虽然五谷（包括五谷经过加工之后的产物）、五菜、五果的具体内容有不同的见解，但是我们仍然能从中看出先圣的组方思路。前面五谷、五菜、五果补

益本脏，主药补本脏之正气（仅甘草不是二十五味药表中“……为之主”的五行主药，但也是味甘属脾的）。最后面两位药在作什么？芍药（酸）、芒硝（咸）调肺，栀子（苦）、人参（甘）调肾，芍药（酸）、桂心（辛）调肝，旋覆花（咸）、竹叶（苦）调心，干姜（辛）、甘草（甘）调脾。最后这两位药，对于本脏来说，是在调克我之脏。至于是不是泻，我们看用量，大致的趋势是体味用量多，用味用量少，属于泻法，泻克我之脏以减轻本脏压力。

第三节　二旦六神大小方规律

《辅行诀》中的二旦六神大小方是《伤寒论》诸方的前身。各方组成如下。

小阳旦汤：治天行发热，自汗出而恶风，鼻鸣干呕者。

桂枝三两　芍药三两　生姜三两，切（《敦煌古医籍考释》作二两）　甘草炙，二两　大枣十二枚

小阴旦汤：治天行身热，汗出，头目痛，腹中痛，干呕，下利者。

黄芩三两　芍药三两　生姜二两，切　甘草二两，炙　大枣十二枚

大阳旦汤：治凡病汗出不止（《敦煌古医籍考释》“汗”上有“自”字），气息惙惙，身劳无力（《敦煌古医籍考释》“无力”作“力祛”），每恶风凉（《敦煌古医籍考释》无“每”字），腹中拘急，不欲饮食，皆宜此方。若脉虚大者，为更切证也。

黄芪五两　人参　桂枝　生姜各三两　甘草炙，二两　芍药六两　大枣十二枚　饴一斤

大阴旦汤：治凡病头目眩晕，咽中干，每喜干呕，食不下，心中烦满，胸胁支痛，往来寒热方。

柴胡八两　人参　黄芩　生姜各三两　甘草炙，二两　芍药四两　大枣十二枚　半夏一升，洗

小青龙汤：治天行，发热，恶寒，汗不出而喘，身疼痛，脉紧者方。

麻黄三两　杏仁半升，熬，打　桂枝二两　甘草炙，一两半

大青龙汤：治天行病（《敦煌古医籍考释》无“病”字），表不解，心下有水气，干呕，发热而喘咳不已者。

麻黄去节　细辛　芍药　甘草炙　桂枝各三两　五味子半升　半夏半升　干姜三两

小白虎汤：治天行热病，大汗出不止，口舌干燥，饮水数升不已，脉洪大者方。

石膏如鸡子大，打，棉裹　知母六两　甘草炙，二两　粳米六合

大白虎汤：治天行热病，心中烦热，时自汗出，舌干，渴欲饮水，时呷嗽不已，久不解者方。

石膏如鸡子大一枚，打　麦门冬半升　甘草炙，二两　粳米六合　半夏半升　生姜二两，切　竹叶三大握

小朱鸟汤：治天行热病，心气不足，内生烦热，坐卧不安，时下利纯血如鸡鸭肝者方。

鸡子黄二枚　阿胶三锭　黄连四两　黄芩　芍药各二两

大朱鸟汤：治天行热病，重下，恶毒利，利下纯血，日数十行，羸瘦如柴，心中不安，腹中绞急，痛如刀刺方。

鸡子黄二枚　阿胶三锭　黄连四两　黄芩　芍药各二两　人参二两　干姜二两

小玄武汤：治天行病，肾气不足，内生虚寒，小便不利，腹中痛，四肢冷者方。

茯苓三两　芍药三两　白术二两　干姜三两　附子一枚，炮，去皮

大玄武汤：治肾气虚疲，少腹中冷，腰背沉重，四肢清，小便不利，大便鸭溏，日十余行，气惙力弱者方。

茯苓三两　白术二两　附子一枚，炮　芍药二两　干姜二两　人参二两　甘草二两，炙

小勾陈汤：治天行热病，脾气不足，饮食不化，腰痛，下利方。

甘草三两　干姜　人参各三两　大枣六枚，去核

大勾陈汤：治天行热病，脾气虚，邪热入里，腹中雷鸣切痛，呕吐下

利不止者方。

甘草　人参各三两　半夏一升，洗，去滑　生姜切，二两　黄芩二两　黄连二两　大枣十二枚，劈，去核

小螣蛇汤：治天行热病，胃气素实，邪气不除，服满而喘，汗出不止者方。

枳实三两　厚朴二两　甘草二两　芒硝二两

大螣蛇汤：治天行热病，邪热不除，大便秘结，腹中大满实，汗出而喘，时神昏不识人，宜此方，急下之方。

枳实三两　厚朴　甘草　大黄　葶苈熬黑，打如泥　生姜　芒硝后下

陶云：阳旦者，升阳之方，以黄芪为主；阴旦者，扶阴之方，以柴胡为主；青龙者，宣发之方，以麻黄为主；白虎者，收重之方，以石膏为主；朱鸟者，清滋之方，以鸡子黄为主；玄武者，温渗之方，以附子为主。补寒之方，以人参为主；泻通之方，以大黄为主（《敦煌古医籍考释》无此十八字）。此八方者，为六合、八正之正精，升降阴阳，交互金木，既济水火，乃神明之剂也。张机撰《伤寒论》，避道家之称，故其方皆非正名，但以某药名之，亦推主为识之义耳。

一、二旦六神配属

所谓二旦六神者，乾坤生六子（六兽）也，也就是八卦八方用药。我们看后天八卦图（见图 70）：

青龙属木。震旺巽相。旺于春，生于亥，旺于卯，墓绝于未申，属阳。

朱雀属火。离旺坤相。旺于夏，生于寅，旺于午，墓绝于戌亥，属阴。

勾陈属土。附震离坎兑。春冬属阳，秋夏属阴。

螣蛇无正位，附乾坤艮巽。孟则属阳，季则属阴。

白虎属金。兑旺乾相。旺于秋，属阴，西方之神也。

玄武属水。坎旺艮相。旺于冬，属阳，北方之神也。

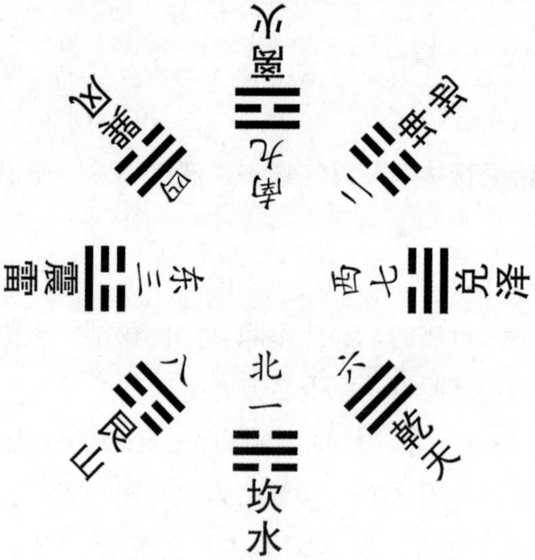

图 70　后天八卦图

我们将八卦、二旦六神、奇经八脉、二旦六神汤、六经辨证对应起来，列表如下表 105：

表 105　八卦、六神、八脉、方证对应关系

八卦	二旦六神	奇经八脉	二旦六神汤	六经辨证
离	朱雀	任脉	大小朱鸟汤	少阴热化证
坎	玄武	督脉	大小玄武汤	少阴寒化证
震	青龙	阳维	大小青龙汤	太阳伤寒证
兑	白虎	阴维	大小白虎汤	阳明经证
乾	腾蛇	带脉	大小腾蛇汤	阳明腑证
坤	勾陈	冲脉	大小勾陈汤	太阴证
巽	阴旦	阴跷	大小阴旦汤	少阳证
艮	阳旦	阳跷	大小阳旦汤	太阳中风证

任脉、督脉列于人身前后，分别配朱雀、玄武；阳维、阴维分别主一身之表里，故配青龙、白虎；冲脉为十二经脉之海，助脾之升清，故配勾陈；带脉约束纵行诸经，约束二便，故配腾蛇；阴跷、阳跷为阴阳动静之

机，故配阴旦、阳旦。根据《伤寒论》中六经用方与二旦六神方的比较，我们可以将六经辨证与二旦六神对应。但是我们发现这样少了厥阴证。其实，太阳之右，厥阴治之；厥阴之上，风气治之。厥阴已隐于太阳之中。我们看厥阴篇中当归四逆汤，实际上就是太阳篇中桂枝汤的变方。

将上面的对应表用图的形式表现出来，如图 71：

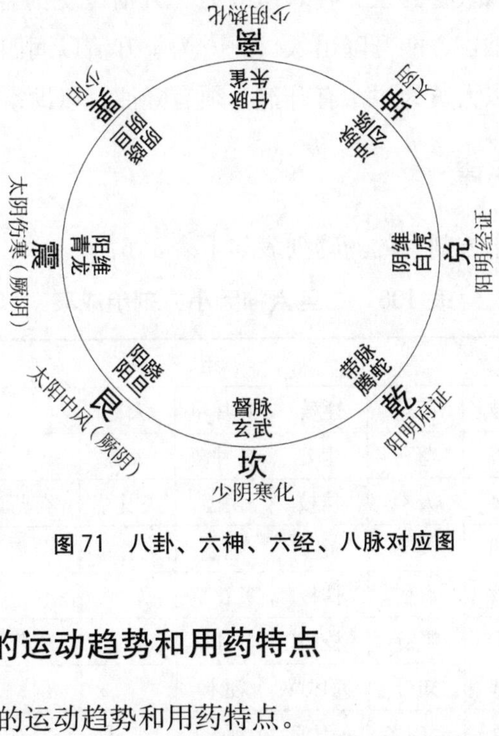

图 71　八卦、六神、六经、八脉对应图

二、八方的运动趋势和用药特点

我们看八方的运动趋势和用药特点。

阳旦者，升阳之方，以黄芪为主，此为升土中阳气也。土中阳气，经寒冬过后，方始初升也。

青龙者，宣发之方，以麻黄为主。土中之阳气，经阳旦初升，至此方渐壮大，始能兴云布雨，如龙也。

阴旦者，扶阴之方，以柴胡为主。阳气上升之势更壮，已有火热之性，盖少阳之上，火气治之，火热之性最易伤阴，故启阴气以扶之。扶阴非为滋阴，此为启土中阴气也，仍为生发之势。

朱鸟者，清滋之方，以鸡子黄为主。阳气上升至此已到极致，恐亢龙有悔，故清滋以润之。

白虎者，收重之方，以石膏为主；阳气上升到极致之后，物极必反，复降归于土，故收之、降之也。

玄武者，温渗之方，以附子为主。阳气降于土之后，必当收藏，此天地之规律也。然收藏之中，须有温升之势，方能如环机括，循环不已。

补寒之方，以人参为主。补寒似改为“升清”更为合适。金木火水以土为本，以土为轴，方能升降出入。此方为土升清以润四方之地也。

泻通之方，以大黄为主。有升清必须有降浊，以助肃降之势。

三、组方规律

二旦六神大小方剂中的药物列表如下表106：

表106　二旦六神大小方剂组成表

方　名	组　成							
小阳旦汤	桂枝	芍药	生姜	炙甘草	大枣			
小阴旦汤	黄芩	芍药	生姜	炙甘草	大枣			
大阳旦汤	黄芪	人参	桂枝	生姜	炙甘草	芍药	大枣	饴
大阴旦汤	柴胡	人参	黄芩	生姜	炙甘草	芍药	大枣	半夏
小青龙汤	麻黄	杏仁	桂枝	炙甘草				
大青龙汤	麻黄	半夏	桂枝	炙甘草	细辛	芍药	五味子	干姜
小白虎汤	石膏	知母	炙甘草	粳米				
大白虎汤	石膏	麦门冬	炙甘草	粳米	半夏	生姜	竹叶	
小朱鸟汤	鸡子黄	阿胶	黄连	黄芩	芍药			
大朱鸟汤	鸡子黄	阿胶	黄连	黄芩	芍药	人参	干姜	
小玄武汤	茯苓	芍药	白术	干姜	附子			
大玄武汤	茯苓	芍药	白术	干姜	附子	人参	甘草	
小勾陈汤	甘草	干姜	人参	大枣				
大勾陈汤	甘草	生姜	人参	大枣	黄芩	黄连	半夏	
小螣蛇汤	枳实	厚朴	甘草	芒硝				
大螣蛇汤	枳实	厚朴	甘草	芒硝	葶苈	生姜	大黄	

（一）二旦六神小方组方规律

小阳旦汤：桂枝　芍药　生姜　炙甘草　大枣

小阴旦汤：黄芩　芍药　生姜　炙甘草　大枣

小青龙汤：麻黄　杏仁　桂枝　炙甘草

小白虎汤：石膏　知母　炙甘草　粳米

小朱鸟汤：鸡子黄　阿胶　黄连　黄芩　芍药

小玄武汤：茯苓　芍药　白术　干姜　附子

小勾陈汤：甘草　干姜　人参　大枣

小螣蛇汤：枳实　厚朴　甘草　芒硝

小阳旦汤中生姜、大枣、甘草，二甘一辛为补脾土，桂枝、芍药辛酸调肝木，以升土气。

小阴旦汤中生姜、大枣、甘草，二甘一辛为补脾土，黄芩、芍药苦酸以除烦，烦者火热扰头项也。

小青龙汤中桂枝、甘草辛甘调脾土，麻黄、杏仁辛苦以除痞。痞者必塞不通也。此处为被寒邪束缚。

小白虎汤中，石膏得白虎之正气，具收敛肃降之能，当为酸味。知母苦、甘，入肺、胃、肾经。石膏、知母酸苦除烦，酸甘除泄；甘草、粳米甘以补土；同时知母、甘草苦甘补肾，石膏、粳米酸甘除泄。以甘为本，酸以收之，此正使阳气向上向外疏泄之势得以收藏也。故《辅行诀》五行图右下角所缺之字，以“泄”字为妥。

小朱鸟汤中，鸡子黄因具清润之性，清火热故具苦味，色黄入脾故具甘味，为水中土；阿胶补血，润心阴，故具苦味，本为驴皮熬成，肺合皮毛，故具酸味，为水中金；黄连为水中火，黄芩为水中金（木）。至此，水中木、火、土、金具备，四药共清心火，润心阴；芍药味酸为金中土，配前药酸苦以除烦。选金中土者，土为万物根，升降出入之本。

小玄武汤中，茯苓、白术甘苦以调肾，干姜、附子、芍药，二辛一甘以补肝。此使水生木也。

小勾陈汤中，甘草、人参、大枣为甘，干姜为辛，甘辛以补脾也。

小腾蛇汤中，枳实、厚朴酸咸调肺以肃降，甘草、芒硝甘咸除燥以润之。

（二）二旦六神大方组方规律

大阳旦汤：黄芪　人参　桂枝　生姜　炙甘草　芍药　大枣　饴

大阴旦汤：柴胡　人参　黄芩　生姜　炙甘草　芍药　大枣　半夏

大青龙汤：麻黄　半夏　桂枝　炙甘草　细辛　芍药　五味子　干姜

大白虎汤：石膏　麦门冬　炙甘草　粳米　半夏　生姜　竹叶

大朱鸟汤：鸡子黄　阿胶　黄连　黄芩　芍药　人参　干姜

大玄武汤：茯苓　芍药　白术　干姜　附子　人参　甘草

大勾陈汤：甘草　生姜　人参　大枣　黄芩　黄连　半夏

大螣蛇汤：枳实　厚朴　甘草　芒硝　葶苈　生姜　大黄

大阳旦汤较小阳旦汤多了黄芪、人参、饴。黄芪升土中阳气，当为土中木，甘中辛。人参为土之主药；饴"五谷为养"，最补本脏。三药均为甘，以补土；第二层五行属性二甘一辛也为补土。但黄芪为主药，具升阳之性。

大阴旦汤较小阴旦汤多了柴胡、人参、半夏。柴胡启土中阴气，辛中含酸，为木中金；人参为土中土；半夏者，夏之半收获，当得少阳之气，且小补心汤1中用作体味，当为水中木。三药辛甘化苦，实在调脾。第二层五行属性辛酸化甘，是在调肝，使脾气上升。

大青龙汤中，麻黄、桂枝、细辛、干姜味辛，芍药、五味子味酸，半夏味苦，甘草味甘。四辛二酸一甘以补肝；四辛一苦以除痞。麻黄得青龙正气，启太阳寒水以升腾为云雨，故当为木中水。四辛药分别为木中水、木、金、土（火），集辛药之大成，以升肝气也。

大白虎汤中，石膏、麦冬味酸，甘草、粳米味甘，半夏、竹叶味苦，生姜味辛。二酸配二甘以除泄，二酸配二苦以除烦，二甘一辛以补土。

大朱鸟汤和小朱鸟汤相比，多了人参、干姜两味药，甘辛调脾，使清润有源也。

大玄武汤和小玄武汤相比，多了人参、甘草两味药，甘以补脾泄肾，减水收藏之性，转而向木也。

大勾陈汤和小勾陈汤相比，多了黄芩、黄连、半夏，均为苦味，直折心火，以生脾土也。第二层五行属性为金、火、木，酸、咸、辛，咸酸化辛以调肺，使肃降得行。

大腾蛇汤和小腾蛇汤相比，多了葶苈、生姜、大黄，二咸一辛以除滞也。

将二旦六神大小方中，二十五味药表中未见者，列表并划分五行属性如下表107：

表107　二旦六神方中药物五行属性

药物	五行属性	药物	五行属性
麻黄	木中水	杏仁	水中土
石膏	金中土	知母	土中水
粳米	土中金	鸡子黄	水中土
阿胶	水中金	厚朴	火中金
芒硝	火中水	黄芪	土中木
饴	土中土	柴胡	木中金
半夏	水中木		

第四节　五行生克制化规律分析

一、阳实的传变规律

我们从《辅行诀》所载的补泻规律不难看出，阳实的传变规律：体味为阴，用味为阳，左转为补，进阳火也。如以辛补肝，补其阳，则传至心火。即阳实传其子。其图示如图72：

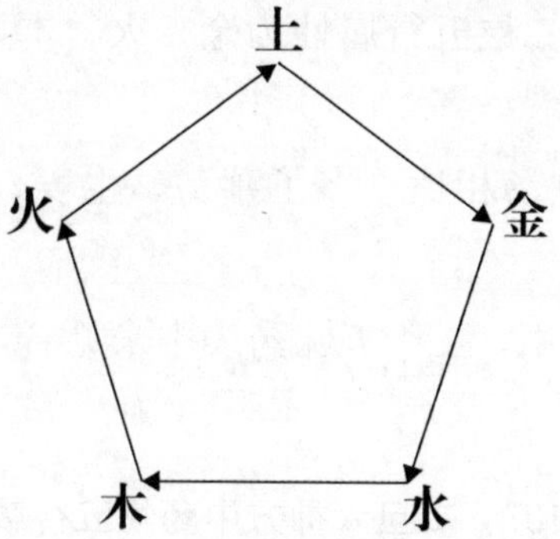

图 72　阳实传变规律图

二、阴实的传变规律

同样，我们从《辅行诀》所载的补泻规律不难看出，阴实的传变规律：体味为阴，用味为阳，右转为泻，退阴符也。如以酸泻肝，为补其阴也，则传至肾水。即阴实传其母。其图示如图 73：

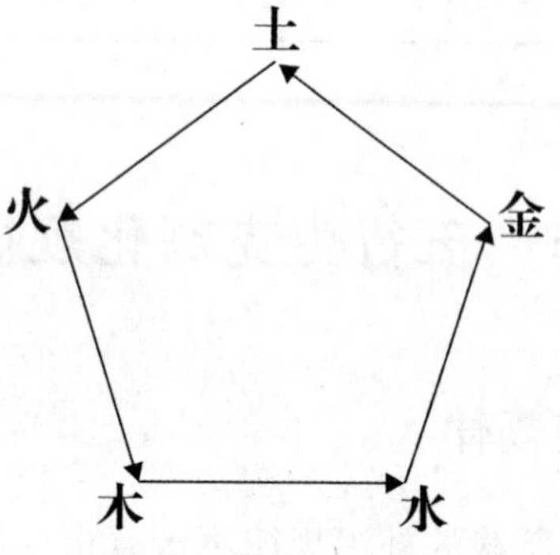

图 73　阴实传变规律图

三、阳虚的传变规律

阳虚的传变规律比较难看出。我们以木为例，体酸用辛，酸为阴，辛为阳。若阳虚则辛味不足，此时会怎样呢？同气相求，肝之辛味不足，必向四周求之。而脾中体辛用甘，也有辛味，故必责之于脾阴，暗盗脾阴。

此时脾之阴阳转化本无问题，日久阴损及阳，则脾阳亦虚。即：阳虚传我克。如此传变，图示如图 74：

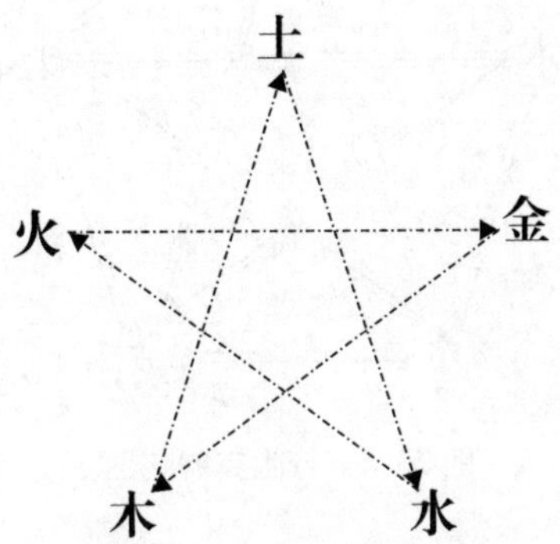

图 74　阳虚传变规律图

四、阴虚的传变规律

同样的道理，我们根据阳虚的传变规律，对称性的可以得到阴虚的传变规律。例如，肝木阴虚，乃酸味不足，此时必求索于肺，肺体咸用酸。日久阳损及阴，肺阴亦虚。即：阴虚传克我。其图示如图 75：

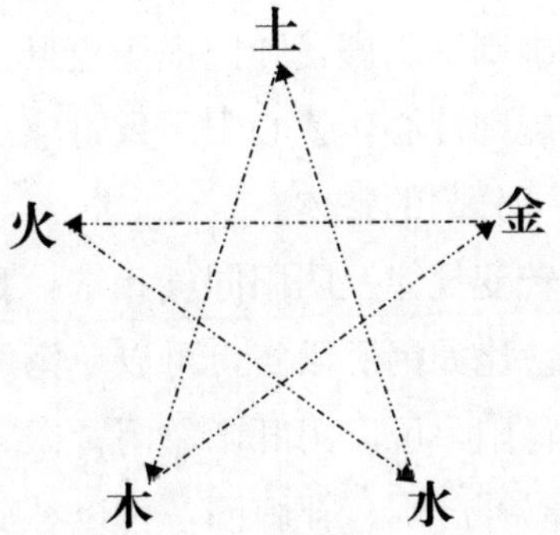

图 75　阴虚传变规律图

我们将上面四种传变规律图合在一起，就得到了图 79。

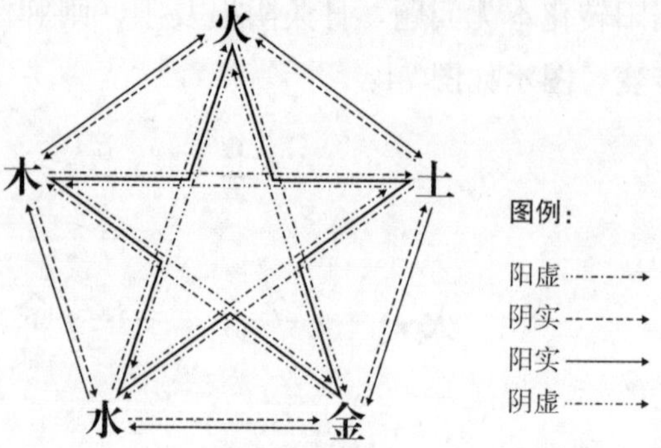

图 76　五行生克制化图

五、规律分析

根据上面的五行生克制化图，我们可以看出，每一个脏都和其他四脏有双向联系，形成一个稳定的自平衡系统。如肝木，阳实传心，阴实传肾，阳虚传脾，阴虚传肺；同时，心阴实传肝，肾阳实传肝，脾阴虚传肝，肺阳虚传肝。

例如，如果肝阳实，传至心，心阳实。心阳实则心阴相对不足。心阴虚则肾阳虚，肾为肝之母，肾阳虚则肝阳乏源，制约肝阳过实。肝阳实同时肝阴相对不足，肝阴虚则肺阳虚，肺阳虚则克肝，使肝阳不致过实；肺阳虚至阳损及阴，肺阴虚则传心，使心阳不致过实。如此可见，牵一发而动全身，五行是一个不可分割的整体。

再有，根据上面的转变规律及阴阳同气相求，我们可以看出，每一脏的阴阳补泻，都有四法。比如泻肝阳实，可以单泻肝阳，可以泻肝阳、泻心阳，可以泻肝阳、泻肾阳，可以泻肝阳、泻肾阳、泻心阳。再如补肝阳虚，可以单补肝阳，可以补肝阳、补脾阳，可以补肝阳、补肺阳，可以补肝阳、补脾阳、补肺阳。

（一）泻五脏阳实治法。见表 108。

表 108　五脏阳实治法表

证　型	治　法			
肝阳实	泻肝阳	泻肝阳、泻心阳	泻肝阳、泻肾阳	泻肝阳、泻心阳、泻肾阳
心阳实	泻心阳	泻心阳、泻脾阳	泻心阳、泻肝阳	泻心阳、泻脾阳、泻肝阳
脾阳实	泻脾阳	泻脾阳、泻肺阳	泻脾阳、泻心阳	泻脾阳、泻肺阳、泻心阳
肺阳实	泻肺阳	泻肺阳、泻肾阳	泻肺阳、泻脾阳	泻肺阳、泻肾阳、泻脾阳
肾阳实	泻肾阳	泻肾阳、泻肝阳	泻肾阳、泻肺阳	泻肾阳、泻肝阳、泻肺阳

（二）泻五脏阴实治法。见表 109。

表 109　五脏阴实治法表

证　型	治　法			
肝阴实	泻肝阴	泻肝阴、泻心阴	泻肝阴、泻肾阴	泻肝阴、泻心阴、泻肾阴
心阴实	泻心阴	泻心阴、泻脾阴	泻心阴、泻肝阴	泻心阴、泻脾阴、泻肝阴
脾阴实	泻脾阴	泻脾阴、泻肺阴	泻脾阴、泻心阴	泻脾阴、泻肺阴、泻心阴
肺阴实	泻肺阴	泻肺阴、泻肾阴	泻肺阴、泻脾阴	泻肺阴、泻肾阴、泻脾阴
肾阴实	泻肾阴	泻肾阴、泻肝阴	泻肾阴、泻肺阴	泻肾阴、泻肝阴、泻肺阴

（三）补五脏阳虚治法。见表 110。

表 110　五脏阳虚治法表

证　型	治　法			
肝阳虚	补肝阳	补肝阳、补脾阳	补肝阳、补肺阳	补肝阳、补脾阳、补肺阳
心阳虚	补心阳	补心阳、补肺阳	补心阳、补肾阳	补心阳、补肺阳、补肾阳
脾阳虚	补脾阳	补脾阳、补肾阳	补脾阳、补肝阳	补脾阳、补肾阳、补肝阳
肺阳虚	补肺阳	补肺阳、补肝阳	补肺阳、补心阳	补肺阳、补肝阳、补心阳
肾阳虚	补肾阳	补肾阳、补心阳	补肾阳、补脾阳	补肾阳、补心阳、补脾阳

（四）补五脏阴虚治法。见表 111。

表 111　五脏阴虚治法表

证　型	治　法			
肝阴虚	补肝阴	补肝阴、补脾阴	补肝阴、补肺阴	补肝阴、补脾阴、补肺阴
心阴虚	补心阴	补心阴、补肺阴	补心阴、补肾阴	补心阴、补肺阴、补肾阴
脾阴虚	补脾阴	补脾阴、补肾阴	补脾阴、补肝阴	补脾阴、补肾阴、补肝阴
肺阴虚	补肺阴	补肺阴、补肝阴	补肺阴、补心阴	补肺阴、补肝阴、补心阴
肾阴虚	补肾阴	补肾阴、补心阴	补肾阴、补脾阴	补肾阴、补心阴、补脾阴

（五）五脏治法表

然阳实多伴阴虚，阳虚多伴阴实。故泻阳实的时候，亦可以同时补阴虚；补阳虚的时候，亦可以同时泻阴实。补阴虚的时候，也可以同时泻阳实；泻阴实的时候，也可以同时补阳虚。此防其传变于未病之位也。

这样，每一脏的治法总结出下表112。

表112　五脏治法表

脏腑	治法				
肝阳实	泻肝阳	泻心阳	泻肾阳	补脾阴	补肺阴
肝阴虚	补肝阴	补脾阴	补肺阴	泻心阳	泻肾阳
肝阳虚	补肝阳	补脾阳	补肺阳	泻心阴	泻肾阴
肝阴实	泻肝阴	泻心阴	泻肾阴	补脾阳	补肺阳
心阳实	泻心阳	泻脾阳	泻肝阳	补肺阴	补肾阴
心阴虚	补心阴	补肺阴	补肾阴	泻脾阳	泻肝阳
心阳虚	补心阳	补肺阳	补肾阳	泻脾阴	泻肝阴
心阴实	泻心阴	泻脾阴	泻肝阴	补肺阳	补肾阳
脾阳实	泻脾阳	泻肺阳	泻心阳	补肾阴	补肝阴
脾阴虚	补脾阴	补肾阴	补肝阴	泻肺阳	泻心阳
脾阳虚	补脾阳	补肾阳	补肝阳	泻肺阴	泻心阴
脾阴实	泻脾阴	泻肺阴	泻心阴	补肾阳	补肝阳
肺阳实	泻肺阳	泻肾阳	泻脾阳	补肝阴	补心阴
肺阴虚	补肺阴	补肝阴	补心阴	泻肾阳	泻脾阳
肺阳虚	补肺阳	补肝阳	补心阳	泻肾阴	泻脾阴
肺阴实	泻肺阴	泻肾阴	泻脾阴	补肝阳	补心阳
肾阳实	泻肾阳	泻肝阳	泻肺阳	补心阴	补脾阴
肾阴虚	补肾阴	补心阴	补脾阴	泻肝阳	泻肺阳
肾阳虚	补肾阳	补心阳	补脾阳	泻肝阴	泻肺阴
肾阴实	泻肾阴	泻肝阴	泻肺阴	补心阳	补脾阳

然而阴阳互根，相对转化，还可再有变化。如肝阳实治法中，补脾阴、补肺阴可不可以变成泻脾阳、泻肺阳呢？可以。

再如，如何于木中得火？补肝阳也。如何于木中得土？泻肝阳也。如何于木中得金？泻肝阴也。如何于木中得水？补肝阴也。依次类推。

第五节 《辅行诀》五脏本方规律在针灸学的应用

我们知道，十二正经的五输穴有明确的五行属性。将《辅行诀》五脏本方组方规律应用于针灸选穴组方中，我们可以得到五脏的大小补泻针灸方。将五输穴按照五行属性填到《辅行诀》汤液经法图中，得出如图 77。

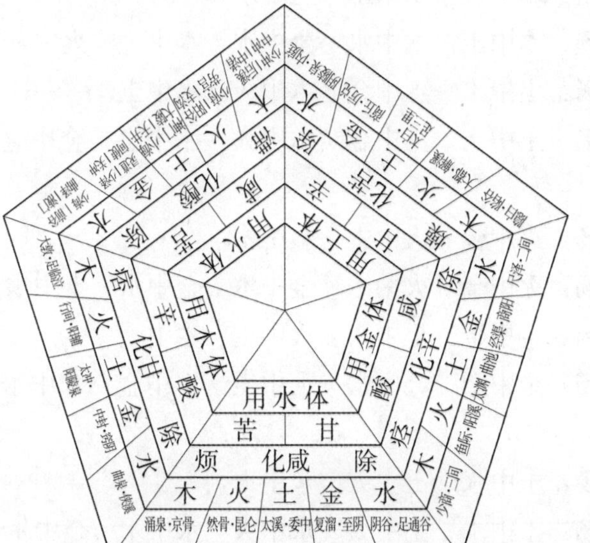

图 77 汤液经法针灸选穴图

一、五脏大小方剂在针灸学中的应用

（一）五行表达式

根据本章第一节总结的用药组方规律，可以将《辅行诀》中的辨五脏病大小补泻方，用药物的五行属性形式表述出来，如下：

小泻肝汤：金中木　金中土　木中土

大泻肝汤：金中木　金中土　木中土　土中火　水中火　火中木

小补肝汤：木中木　木中火　金中水　土中木

大补肝汤：木中木　木中火　金中水　土中木　火中火　火中土　水中木

小泻心汤：水中火　水中金　火中金

大泻心汤：水中火　水中金　火中金　金中土　木中土　土中火

小补心汤：火中火　火中土　水中木　金中火

大补心汤：火中火　火中土　水中木　金中火　土中土　土中金　木中火

小泻脾汤：木中土　木中水　土中水

大泻脾汤：木中土　木中水　土中水　水中金　火中金　金中土

小补脾汤：土中土　土中金　木中火　水中土

大补脾汤：土中土　土中金　木中火　水中土　金中金　金中水　火中土

小泻肺汤：火中金　火中木　金中木

大泻肺汤：火中金　火中木　金中木　金中水　土中水　水中金

小补肺汤：金中金　金中水　火中土　木中金

大补肺汤：金中金　金中水　火中土　木中金　水中水　水中木　土中金

小泻肾汤：土中水　土中火　水中火

大泻肾汤：土中水　土中火　水中火　水中木　金中木　木中水

小补肾汤：水中水　水中木　土中金　火中水

大补肾汤：水中水　水中木　土中金　火中水　木中木　木中火　金中水

从上面的总结中，我们能看出五行互含，循环无端的规律。

（二）十二经五输穴的五行属性

我们知道，经络腧穴有明确五行属性的是五输穴，同时临床应用的疗效也很好。穴位五行属性加上穴位所属经络的五行属性，也可以形成五行互含，循环无端的结构。例如，肝经属木，其井穴大敦属木，则大敦为“木中木”；其荥穴行间属火，则行间为“木中火”；……，其余依次类推。十二经五输穴之五行属性，总结如下：

肝经：大敦—木中木，行间—木中火，太冲—木中土，中封—木中金，曲泉—木中水。

胆经：足窍阴—木中金，侠溪—木中水，足临泣—木中木，阳辅—木中火，阳陵泉—木中土。

心经：少冲—火中木，少府—火中火，神门—火中土，灵道—火中金，少海—火中水。

小肠经：少泽—火中金，前谷—火中水，后溪—火中木，阳谷—火中火，小海—火中土。

心包经：中冲—火中木，劳宫—火中火，大陵—火中土，间使—火中金，曲泽—火中水。

三焦经：关冲—火中金，液门—火中水，中渚—火中木，支沟—火中火，天井—火中土。

脾经：隐白—土中木，大都—土中火，太白—土中土，商丘—土中金，阴陵泉—土中水。

胃经：历兑—土中金，内庭—土中水，陷谷—土中木，解溪—土中火，足三里—土中土。

肺经：少商—金中木，鱼际—金中火，太渊—金中土，经渠—金中金，尺泽—金中水。

大肠经：商阳—金中金，二间—金中水，三间—金中木，阳溪—金中火，曲池—金中土。

肾经：涌泉—水中木，然谷—水中火，太溪—水中土，复溜—水中金，阴谷—水中水。

膀胱经：至阴—水中金，足通谷—水中水，束骨—水中木，昆仑—水中火，委中—水中土。

（三）由五输穴组成的脏腑大小补泻方

按五行属性相同，将五输穴代入上面方剂五行表达式，即可得针灸五脏六腑之大小补泻方，如下。按《辅行诀》用药规律，治疗心脏的药物只见于本脏，其他脏的方剂中属火的药物多用心包经的药物，此处遵之。此概与心为君主之官，不受外邪，心包为君主之宫城，代心受邪有关。

小泻肝·胆方：少商·三间　太渊·曲池　太冲·阳陵泉

大泻肝·胆方：少商·三间　太渊·曲池　太冲·阳陵泉　大都·解溪　然谷·昆仑　中冲·中渚

小补肝·胆方：大敦·足临泣　行间·阳辅　尺泽·二间　隐白·陷谷

大补肝·胆方：大敦·足临泣　行间·阳辅　尺泽·二间　隐白·陷谷　劳宫·支沟　大陵·天井　涌泉·束骨

小泻心·小肠方：然谷·昆仑　复溜·至阴　灵道·少泽

大泻心·小肠方：然谷·昆仑　复溜·至阴　灵道·少泽　太渊·曲池　太冲·阳陵泉　大都·解溪

小补心·小肠方：少府·阳谷　神门·小海　涌泉·束骨　鱼际·阳溪

大补心·小肠方：少府·阳谷　神门·小海　涌泉·束骨　鱼际·阳溪　太白·足三里　商丘·厉兑　行间·阳辅

小泻心包·三焦方：然谷·昆仑　复溜·至阴　间使·关冲

大泻心包·三焦方：然谷·昆仑　复溜·至阴　间使·关冲　太渊·曲池　太冲·阳陵泉　大都·解溪

小补心包·三焦方：劳宫·支沟　大陵·天井　涌泉·束骨　鱼际·阳溪

大补心包·三焦方：劳宫·支沟　大陵·天井　涌泉·束骨　鱼际·阳溪　太白·足三里　商丘·厉兑　行间·阳辅

小泻脾·胃方：太冲·阳陵泉　曲泉·侠溪　阴陵泉·内庭

大泻脾·胃方：太冲·阳陵泉　曲泉·侠溪　阴陵泉·内庭　复溜·至阴　灵道·少泽　太渊·曲池

小补脾·胃方：太白·足三里　商丘·厉兑　行间·阳辅　太溪·委中

大补脾·胃方：太白·足三里　商丘·厉兑　行间·阳辅　太溪·委中　经渠·商阳　尺泽·二间　大陵·天井

小泻肺·大肠方：间使·关冲　中冲·中渚　少商·三间

大泻肺·大肠方：间使·关冲　中冲·中渚　少商·三间　曲泉·侠溪　阴陵泉·内庭　复溜·至阴

小补肺·大肠方：经渠·商阳　尺泽·二间　大陵·天井　中封·窍阴

大补肺·大肠方：经渠·商阳　尺泽·二间　大陵·天井　中封·窍阴　阴谷·足通谷　涌泉·束骨　商丘·厉兑

小泻肾·膀胱方：阴陵泉·内庭　大都·解溪　然谷·昆仑

大泻肾·膀胱方：阴陵泉·内庭　大都·解溪　然谷·昆仑　中冲·中渚　少商·三间　曲泉·侠溪

小补肾·膀胱方：阴谷·足通谷　涌泉·束骨　商丘·厉兑　曲泽·液门

大补肾·膀胱方：阴谷·足通谷　涌泉·束骨　商丘·厉兑　曲泽·液门　大敦·足临泣　行间·阳辅　尺泽·二间

上面十二经大小补泻针灸方，笔者于临床应用时，基本是阴经方选用阴经穴位，阳经方选用阳经穴位。由此，我们得出脏腑大小补泻共计48方，其主治与《辅行诀》中的辨五脏病大小补泻方相同。如果阴经、阳经交叉选穴，则组成的方剂更多，临床可以根据病证灵活应用。阴经、阳经同属性的穴位，按照五行再分阴阳的理论，形成“五行十变”之局，如大敦、足临泣同为木中木，但前者属阴，多治五脏；后者属阳，多治六腑。

这种选穴组方方法，为针灸临证取穴提供了一个新的思路，也为针灸五行补泻治法之选穴提供了参考。

（四）典型病例

范某某，男，49岁，2009年12月17日应诊。临床表现：与人争吵生气后头痛，目赤，胁下胀痛，痛连少腹，腹胀，舌红，苔黄，脉弦。辨证：肝气郁结。治疗予大泻肝方，取穴：双侧少商、太渊、太冲、大都、然谷、中冲，毫针泻法，留针30分钟，期间行针1次，每日针灸1次。疗效：治疗1次诸症减轻大半，3次而愈。

张某某，女，53岁，2009年8月5日应诊。临床表现：心悸，汗出，烦躁，时欲悲哭，气短，舌淡，苔白，脉弱。辨证：心经气血两虚。治疗予小补心包方，取穴：双侧劳宫、大陵、涌泉、鱼际，毫针补法，留针30分钟，期间行针1次，每日针灸1次。疗效：治疗3次诸症减轻，6次而愈。

杨某某，男，62岁，2009年9月23日应诊。临床表现：腰酸痛，双下肢乏力，骨蒸潮热，头晕，小便不利，舌红，苔少，脉软而数。辨证：肾阴虚，精气不足。治疗予大补肾方，取穴：双侧阴谷、涌泉、商丘、曲泽、大敦、行间、尺泽，毫针补法，留针30分钟，期间行针1次，每日针灸1次。疗效：治疗5次诸症减轻，12次而愈。

刘某某，男，55岁，2010年2月10日应诊。临床表现：饱食后胃脘胀痛，嘈杂不适，嗳气腐臭，大便黏腻不爽，舌红，苔黄腻，脉滑。辨证：饮食停滞于胃。治疗予大泻胃方，取穴：双侧阳陵泉、侠溪、内庭、至阴、少泽、曲池，毫针泻法，留针30分钟，期间行针1次，每日针灸1次。疗效：治疗2次诸症减轻，5次而愈。

（五）总结

上面阐述了应用五输穴，依据《辅行诀》五行生克制化规律进行辨证论治的基本思路和方法。其实临床应用时，也可不拘泥于“泻用三六，补用四七”的体例，灵活选穴。比如，《辅行诀》经文之中，可散见五脏五味补泻的基本规律：肝，以辛补之，以酸泻之，肝苦急，急食甘以缓之；心，以咸补之，以苦泻之，心苦缓，急食酸以收之；脾，以甘补之，以辛泻之，脾苦湿，急食苦以燥之；肺，以酸补之，以咸泻之，苦气上逆，急食辛以散之；肾，以苦补之，以甘泻之，肾苦燥，急食咸以润之。

这为我们治疗五脏病症提供了最基本的用药组方原则。按照《辅行诀》中描述的五行配属关系，可以阐明五脏五行补泻原则。以肝为例：以木补之，以金泻之，肝苦急，急用土以缓之。即：多选属木的穴位可补肝，多选用属金的穴位可泻肝，应用属土的穴位可缓肝之急。总之，依照《辅行诀》相对完善的五行生克制化体系，我们可以用于指导针灸选穴，增广思路。

二、五脏泻方规律的针灸应用

根据本章第二节总结的《辅行诀》五脏泻方的组方规律，我们得出五脏泻方的针灸方。

泻肝汤：少商·三间　太渊·曲池　劳宫·支沟　大陵·天井　涌泉·束骨

泻心汤：然谷·昆仑　复溜·至阴　太白·足三里　商丘·厉兑　行间·阳辅

泻脾汤：太冲·阳陵泉　曲泉·侠溪　经渠·商阳　尺泽·二间　神门｜小海·大陵｜天井

泻肺汤：灵道｜少泽·间使｜关冲　少冲｜后溪·中冲｜中渚　阴谷·足通谷　涌泉·束骨　商丘·厉兑

泻肾汤：阴陵泉·内庭　大都·解溪　大敦·足临泣　行间·阳辅　尺泽·二间

三、五脏补方规律的针灸应用

根据本章第二节总结的《辅行诀》五脏补方的组方规律，我们得出五脏补方的针灸方。见表 113。

表 113　五脏补方针灸方

处　方	原穴	郄穴	背俞穴	募穴	主穴	调节穴
补肝方	太冲·丘墟	中都·外丘	肝俞·日月	大敦·足临泣	曲泽·液门	太渊·曲池
补心方	神门·腕骨	阴郄·养老	心俞·关元	少府·阳谷	太白·足三里	太溪·委中
补心包方	大陵·阳池	郄门·会宗	厥阴俞·石门	劳宫·支沟	太白·足三里	太溪·委中
补脾方	太白·冲阳	地机·梁丘	脾俞·中脘	太白·足三里	太渊·曲池	大敦·足临泣
补肺方	太渊·合谷	孔最·温溜	肺俞·天枢	经渠·商阳	涌泉·束骨	大陵·天井
补肾方	太溪·京骨	水泉·金门	肾俞·中极	阴谷·足通谷	太冲·阳陵泉	大都·解溪

注：背俞穴与募穴按照“阳病行阴，阴病行阳”的原则，五脏选择背俞穴，六腑选择募穴；主穴为五行之正气，如木中木，火中火等等；调节穴尽量按五脏劳损方中药物于二十五味药表中的五行属性对应选择。

四、二旦六神大小汤规律的针灸学应用

根据本章第三节总结的《辅行诀》二旦六神大小方的组方规律，以及每味药的五行属性，我们得出二旦六神大小方的针灸方。见表 114。

表 114　二旦六神大小方的针灸方

方　剂	组方选穴							
小阳旦汤	大敦·足临泣	太渊·曲池	太冲·阳陵泉	大都·解溪	大都·解溪			
小阴旦汤	复溜·至阴	太渊·曲池	太冲·阳陵泉	大都·解溪	大都·解溪			
大阳旦汤	隐白·陷谷	太白·足三里	大敦·足临泣	太冲·阳陵泉	大都·解溪	太渊·曲池	大都·解溪	太白·冲阳
大阴旦汤	中封·窍阴	太白·足三里	复溜·至阴芩	太冲·阳陵泉	大都·解溪	太渊·曲池	大都·解溪	涌泉·束骨
小青龙汤	曲泉·侠溪	太溪·委中	大敦·足临泣	大都·解溪				
大青龙汤	曲泉·侠溪	涌泉·束骨	大敦·足临泣	大都·解溪	中封·窍阴	太渊·曲池	尺泽·二间	太冲·阳陵泉
小白虎汤	太渊·曲池	阴陵泉·内庭	大都·解溪	商丘·厉兑				
大白虎汤	太渊·曲池	经渠·商阳	大都·解溪	商丘·厉兑	涌泉·束骨	太冲·阳陵泉	涌泉·束骨	
小朱鸟汤	太溪·委中	复溜·至阴	然谷·昆仑	复溜·至阴	太渊·曲池			
大朱鸟汤	太溪·委中	复溜·至阴	然谷·昆仑	复溜·至阴	太渊·曲池	太白·足三里	太冲·阳陵泉	
小玄武汤	阴陵泉·内庭	太渊·曲池	太溪·委中	太冲·阳陵泉	大敦·足临泣			
大玄武汤	阴陵泉·内庭	太渊·曲池	太溪·委中	太冲·阳陵泉	大敦·足临泣	太白·足三里	商丘·厉兑	
小勾陈汤	商丘·厉兑	太冲·阳陵泉	太白·足三里	大都·解溪				
大勾陈汤	商丘·厉兑	太冲·阳陵泉	太白·足三里	大都·解溪	大敦·足临泣	然谷·昆仑	涌泉·束骨	
小螣蛇汤	少商·三间	灵道|少泽·间使|关冲	商丘·厉兑	少海|前谷·曲泽|液门				
大螣蛇汤	少商·三间	灵道|少泽						

第三章　五音六律与天干地支的配属关系

上一章通过总结分析《辅行诀》汤液经法图体现的五行规律，为五音的补泻运用提供了一种规范。然而，这还是不够的。《黄帝内经》里讲，五音应五脏，六律应六腑，“五”的规则很难精确地去指导“六”的应用。为此，必须寻找新的方法。六律实际上是十二律吕的简称，阳数的称为“六律”，阴数的称为“六吕”。十二律吕与二十四节气的中气对应，那么必然与十二地支是对应的。因此，音律必然与干支有着密切的联系。

对干支研究得最透彻的，莫过于四柱命理之学，从八个字中推算出万千种变化，对各个干支之间的作用分析得相当透彻、详细。音律学与命理学，其术虽异，然其五行之理相通。我们大可应用命理中蕴含的五行变化之理，去指导音律的运用。

第一节　天干与地支的基本概念

《五行大义》中说，干支是大挠创制的。大挠“采五行之情，占斗机所建，始作甲乙以名日，谓之干，作子丑以名月，谓之枝。有事于天则用日，有事于地则用辰，阴阳之别，故有枝干名也。”十天干是指：甲乙丙丁戊己庚辛壬癸。十二地支是指：子丑寅卯辰巳午未申酉戌亥。

一、干支的含义

《群书考异》中说：甲是折的意思，指万物剖符而出。乙是轧的意思，指万物初生，抽轧而出。丙是炳的意思，指万物炳然著见。丁是强的意思，指万物丁壮。戊是茂的意思，指万物茂盛。己是纪的意思，指万物有形可纪识。庚是耕的意思，指万物收敛有实。辛是新的意思，指万物初新皆收成。壬是任的意思，指阳气任养万物于天下。癸是揆的意思，指万物可揆度。由此可见，十天干与太阳出没有关，而太阳的循环往复周期，对万物直接产生着影响。

十二地支是用来描述月亮运行周期的，《群书考异》中说：子是兹的意思，指万物兹萌于既动之阳气下。丑是纽、系的意思，继萌而系长。寅是移、引的意思，指物芽稍吐而伸之移出于地。卯是冒的意思，指万物冒地而出。辰是震的意思，物经震云贵而长。巳是起、已的意思，指万物至此已毕尽而起。午是仵的意思，指万物盛大，枝柯密布。未是昧的意思，指阴气已长，万物稍衰，体暧昧。申是身的意思，指万物的身体都已成熟。酉是老的意思，指万物老极而成熟。戌是灭的意思，指万物皆衰灭。亥是核的意思，指万物皆收藏、皆坚核。由此可见，十二地支与月亮的阴阳消长有关。而月亮循环往复的周期同样对万物直接产生着影响。

由于十天干与十二地支分别来自对日、月活动特点的认识，古人以日为天、天为阳，以月为阴、地为阴。因此，也就自然以十干配天，十二支配地，而称之为“天干、地支”了。

天干与人性格有密切关系。甲（木）属阳，一般指森林大树，性质强壮；甲木为木之兄，还含有刚直自律之意。乙（木）属阴，指小树、花草之类，性质软弱；乙木为木之妹，还含有谨慎固执之意。丙（火）属阳，指太阳，炎炎炳照之意；丙火为炎之兄，含有朝气蓬勃、热情开朗之意，还含有适合于各种社交活动，但也易被误解为好大喜功。丁（火）属阴，指灯火、炉火等，火势不稳定，得时有力，失时无力；丁火为火之妹，具有外静内进、思想缜密的性格。戊（土）属阳，指大地的土，广厚茂盛，又指堤坝之土，可有力地防止河川泛滥；戊土为土之兄，含有重视外表、善于交际、社交能力强的意思，但也有易失主见，与人聚合无常之意。己（土）属阴，指田园之土，不如戊土广厚但易栽植；己土为土之妹，一般指心细，办事有规律，但也含有度量小之意。庚（金）属阳，指铁、刀剑、矿石等，性质坚硬；庚金为金之兄，其人略具文才，强调物质利益，有经济手腕。辛（金）属阴，指珠玉、宝石、砂金；辛金为金之妹，它能够屡经磨难而终成大事，同时也含有顽固之意。壬（水）属阳，指大海之水；壬水为水之兄，含有清浊并容、宽宏大度之意，能潜伏和包容，反之也有依赖性强、凡事漫不经心之意。癸（水）属阴，指雨露之水，也有闭藏和内在萌生之意；癸水为水之妹，其人正直勤勉，身处逆境也会开拓出道路。

二、干支阴阳五行

干支阴阳之分，按《周易》中所说，太极是生两仪。五行的金木水火土之性是万物构成的基本物质，其始也具太极，所以说：甲乙同一属木，继生两仪，甲为阳干，乙为阴干；丙丁同一属火，丙为阳干，丁为阴干；戊己同一属土，戊为阳干，己为阴干；庚辛同一属金，庚为阳干，辛为阴干；壬癸同一属水，壬为阳干，癸为阴干；寅卯同一属木，寅为阳支，卯为阴支；巳午同一属火，午为阳支，巳为阴支；申酉同一属金，申为阳支，酉为阴支；亥子同一属水，子为阳支，亥为阴支；土居四维，在四季之未，故辰戌丑未同一属土，辰戌为阳支，丑未为阴支。列表如下：

阳干：甲，丙，戊，庚，壬。

阴干：乙，丁，己，辛，癸。

阳支：子，寅，辰，午，申，戌。

阴支：丑，卯，巳，未，酉，亥。

三、干支方位

甲乙东方木，丙丁南方火，戊己中央土，庚辛西方金，壬癸北方水。十二地支方位：寅卯东方木，巳午南方火，申酉西方金，亥子北方水，辰戌丑未四季土。

干支方位来自我国古代天文学家为了观测天象及日、月、五星在天空中的运行，在黄道带与赤道带的两侧绕天一周，选取了二十八个星官（星官就是把若干颗恒星组成一组，每组用地上的一种事物命名，这一组就称为一个星官），作为观测标志，称为二十八宿。把二十八宿又分为四组，每组七宿，与东、南、西、北四个方位和苍龙、白虎、朱雀、玄武四种动物形象相配，称为四象、四方。

四、干支当令与十二宫

旺盛之时，即为当令。以干支表象则为：甲乙寅卯木旺于春；丙丁巳午火旺于夏；庚辛申酉金旺于秋；壬癸亥子水旺于冬；戊已辰戌丑未土旺于四季。

干支命里学中，力求干支配属与天体的运行规律相吻合，这便是通过个人出生之日的阴阳天干五行，对于所生之月个人所处的逆顺、衰旺和厚薄的禀天地之气的情况，推出人一生的命运。如甲生寅月，即日干为甲木，生于立春之后惊蛰之前，甲得天时地利，禀气自然深厚，故称“临官”。若生在申月，申的属性为阳金，克木，申月在立秋之后白露之前，正值万木失时失势之时，老木刚刚死去所生之木未成形之时，故木“绝”于申。其余所处月令蕴藏的命运信息也可一一推知。如“临官”、“绝”等十二阶段，象征一年十二个月的气息，他们的顺序是长生、沐浴、冠带、临官、帝旺、衰、病、死、墓、绝、胎、养。表示五行在十二地支中所体现的状态。

十天干寄十二宫：“长生”就像人出生于世，或降生阶段，是指万物萌发之际。“沐浴”为婴儿降生后洗浴以除去污垢，是指万物出生，承受大自然沐浴。“冠带”为小儿可以穿衣戴帽了，是指万物渐荣。“临官”像人长成强壮，可以做官、化育、领导人民，是指万物长成。“帝旺”象征人壮盛到极点，可辅助帝王有作为，是指万物成就。“衰”指盛极而气衰，是指万物开始发生衰变。“病”如人患病，是指万物困顿。“死”如人气尽，形体已死，是指万物死灭。“墓”也称“库”，如人死后归入于墓，是指万物成功后归库。“绝”如人形体绝灭化归为土，是指万物前气已绝，后继之气还未到来，在地中未有其象。“胎”如人受父母之气结聚成胎，是指天地气交之际，后继之气来临，并且受胎；“养”像人养胎于母腹之中，之后又出生，是指万物在地中成形，继而又萌发，又得经历一个生生灭灭永不停止的天道循环过程。

从长生顺序经过十二辰推下去，弱小一定会强壮，盛极一定会衰败，周而复始，这是四季之所以交错运行、五行之气之所以顺布的原因，而土寄生于寅，是因为寅是正月孟春，这时天气下降，地气上升，天地和同，草木因而萌生。所以把土看作生于寅，是为了顺照五行相一的秩序，是出自然之理。此外，阳天干死那么阴天干就生，阳天干在十二宫中顺推，阴天干逆推，这是阴阳二气的不同，符合天道左旋、地道右迁之理。阳天干临官，那么阴天干就是帝旺；阴天干临官，阳天干就是帝旺，这是四季之会。

记用十干寄十二宫的各个阶段旺衰非常重要，预测中时刻少不它。记忆时，可以应用十干长生顺逆掌诀图（见图 78），从掌诀图上按五阳干长生、沐浴、冠带、临官、帝旺、衰、病、死、墓、绝等的秩序从日干的长生地顺推点读，五阴干按长生、沐浴……的秩序从日干的长生地逆推点读，只要记住是阳干甲、丙戊、庚、壬的长生分别是亥、寅、巳、申，环手指顺点至出生之月，便知其处何种状态；阴干乙、丁己、辛、癸的长生分别是午、酉、子、卯，环手指逆推至欲推之月，便知其处何种状态，“十干长生顺逆掌诀图”的用法，熟练之下，头头是道，非常方便，随时可用。

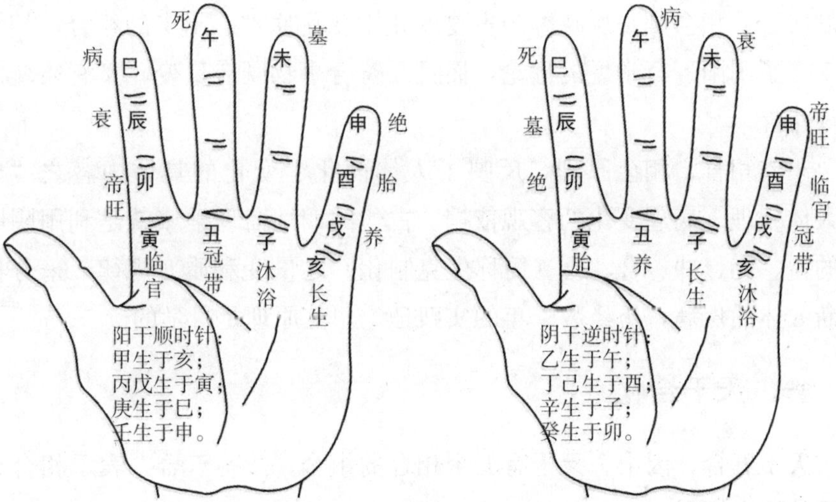

图 78　十干长生顺逆掌诀图

第二节 五音强弱配天干

上一节介绍了天干地支的基本概念，那么我们下一步来进行干支与音律的配属。五音之数虽为“五”，然强弱可以有别，主次可以有别。音较强或处于主位，则属于阳；音较弱或处于次位，则属于阴。阴阳既分，则五行十变，可配十天干，并结合第二篇实验结果，将标准音高一并配属，见表115。

表115 天干与五音配属表

天干	甲	乙	丙	丁	戊	己	庚	辛	壬	癸
五音	角(阳)	角(阴)	徵(阳)	徵(阴)	宫(阳)	宫(阴)	商(阳)	商(阴)	羽(阳)	羽(阴)
音高	D2	D1	F2	F1	A1#	A0#	C2	C1	G1	G2
脏腑	胆	肝	小肠	心	胃	脾	大肠	肺	膀胱	肾

配属即定，则可应用天干五行规律来指导五音运用。

阴阳干支的相生、相克、相冲是反映客观事物的物理变化原理，而干支的相合、相会则是反映客观事物的化学变化原理。干支的相合、相会不但丰富了阴阳五行学说的理论，而且又符合事物既有量变、又有质变的客观规律性。

干支相合、相会原理，反映了人体内化学变化的具体内容之“象”，是人体生理、病理变化的客观依据。古代的四柱命理学家就是利用阴阳干支的生、克、冲、合、会（简称生克制化）之量变和质变规律，来分析和诊断人体的疾病，历经数千年的实践证论，其原理是科学的。

一、天干合化

天干五合，因十个天干有五个相合的组合，故称五合，表示相合天干之间的质变情况。

《素问·天元纪大论篇》说：“甲己之岁，土运统之；乙庚之岁，金运统之；丙辛之岁，水运统之；丁壬之岁，木运统之；戊癸之岁，火运统之。”故四柱命理学天干五合原理，亦来源于《黄帝内经》的指导。

天干五合是：甲己合化土，乙庚合化金，丙辛合化水，丁壬合化木，戊癸合化火。天干五合，都是天干相克的关系，天干合化与否，是由条件来决定的，不是二者相见就合化。天干化合的条件是：甲己合化土。必须是在辰、巳、午、未、戌、丑六个月令地支时间内，才是甲己合化土。即：甲木的性质不复存在而变成了土的物质，当然己土还是土，表示土的力量增加，木的力量没有了。若四柱命理喜甲木而被己土合化，则人体胆经或头部有疾；若忌甲木，则己土来合化甲木代表人体健康的信息。甲己合化土若不是在上述六个月令中，仍为相克的关系。

乙庚合化金。必须是在辰、申、酉、戌、丑五个月令中，才是乙庚合化金。表示乙木的性质不复存在，金力加大。若四柱命理喜金，则人体健康；若忌金，则乙庚合化金，主人体肝经有疾。

丙辛合化水。必须是在申、酉、亥、子、丑五个月令中，才是丙辛合化水。表示丙火、辛金的性质都不复存在，水的力量增加。若四柱命理喜火喜金，则双双合化主人体小肠经、肺经有疾；若忌火金，则又是人体健康的信息。

丁壬合化木。必须是在寅、卯、辰、亥、子、丑六个月令中，才是丁壬合化木。表示丁火、壬水的性质不复存在，木的力量加大。若四柱命理喜木，则是人体健康的标志；若是忌木，则人体心经、膀胱经有疾。

戊癸合化火。必须是在寅、卯、辰、巳、午、未六个月令中，才是戊癸合化火。表示戊土、癸水的性质都不复存在，而火的力量加旺。若四柱命理喜火，则是人体健康的标志；若是忌火，则人体胃经、肾经有病。

天干五合，在没有规定的月令中，仍然是相克的关系，又可称为“合而不化”的关系，但在大运、流年干支的参与下，随流月地支的变化而变化。即：可以使原来的合化关系变衰、变旺；又可以使合而不化的关系变为合化的关系。

天干五行的喜与忌，都要根据四柱命理中所有干支对日主的平衡关系而定。

结合表115，将天干五合的规律与音律结合，得出天干五合音律应用图（见图79）。

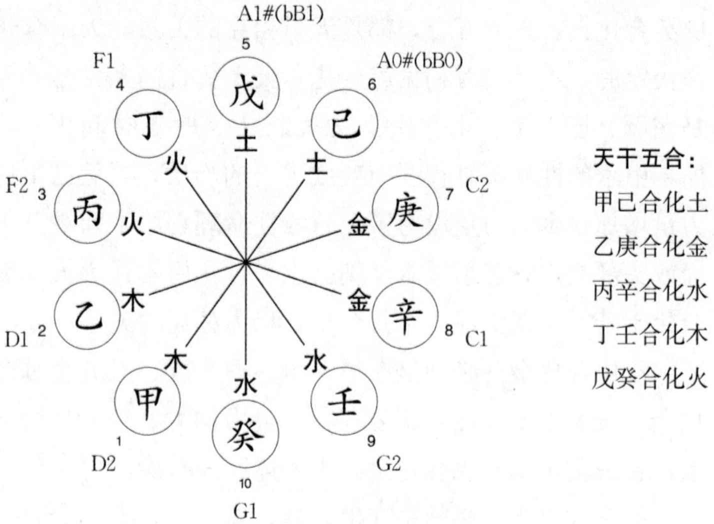

图79 天干五合音律应用图

二、天干六冲

何为相冲？如，甲属阳木、为东方，庚属阳金、为西方，阳与阳同类相斥，金与木相克，而且二者方位相反，故曰相冲。其余之干相冲类推。相冲就是相克，只是冲为快速，变化多端等表现。在应事上表现为急、快的含义。具体是：甲、庚相冲；乙、辛相冲；丙、壬相冲；丁、癸相冲；甲、戊相冲；乙、己相冲。

一般的命理书中都没有“甲、戊相冲”和“乙、己相冲”，但经多年的命理研究发现，“甲、戊”和“乙、己”在命局中也有冲的关系，对命局也起作用，故而增加了这两对相冲关系。

天干相冲是指天干之间的五行信息能量生克变化，如甲遇见庚，两者相冲，信息能量互相都受到损失。至于此冲是好是坏，需要全盘推论。

结合表115，将天干五合的规律与音律结合，得出天干六冲音律应用图（见图83）。

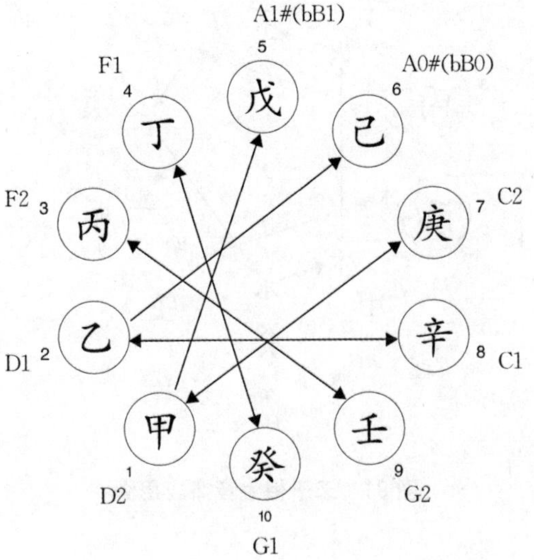

天干相冲：
即东西相对，
南北相对也

图80　天干六冲音律应用图

三、天干生克

相生：甲木生丁火，乙木生丙火，丙火生己土，丁火生戊土，戊土生辛金，己土生庚金，庚金生癸水，辛金生壬水，壬水生乙木，癸水生甲木。天干的相生是依据阴阳互生的原理来确定的，阴能生阳，阳能生阴，阳不生阳，阴不生阴。由此，甲木生丁火而不生丙火。

相克：甲木克戊土，乙木克己土，丙火克庚金，丁火克辛金，戊土克壬水，己土克癸水，庚金克甲木，辛金克乙木，壬水克丙火，癸水克丁火。因同性相见而克，故阳干克阳干，阴干克阴干。

结合表115，将天干五合的规律与音律结合，得出天干相生音律应用图（见图81）及天干相克音律应用图（见图82）。

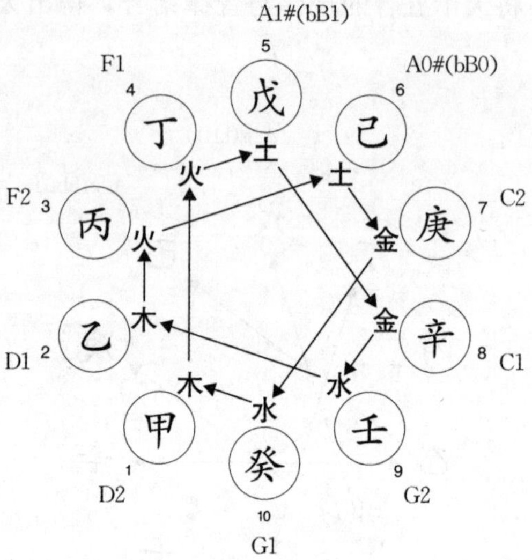

天干相生：

阴阳互生

图 81 天干相生音律应用图

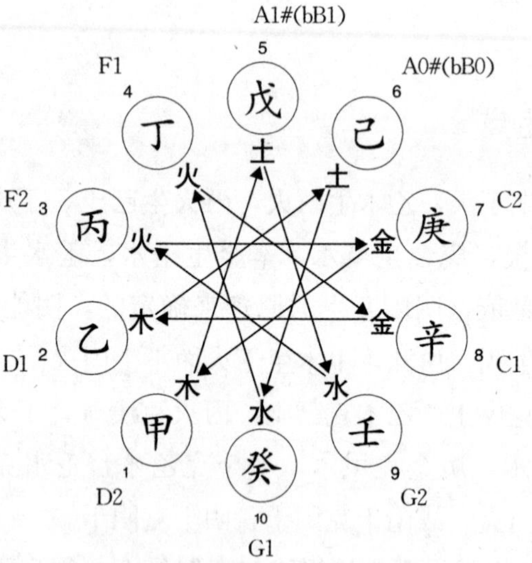

天干相克：

隔三相克

图 82 天干相克音律应用图

第三节　十二律吕配地支

根据第二篇实验结果，以及地支、经络配属关系，可以得出下表116，即地支律吕配属表。因六律以调六腑，故均配属阳经。

表116　地支律吕配属表

地支	子	丑	寅	卯	辰	巳	午	未	申	酉	戌	亥
律吕	黄钟	大吕	太簇	夹钟	姑洗	仲吕	蕤宾	林钟	夷则	南吕	无射	应钟
音高	F2#	A2	D2#	D2	B1	F2	E2	A1#	C2#	C2	G2#	G2
经络	阳跷	三焦	长强	胆经	阳维	小肠	督脉	胃经	三里	大肠	带脉	膀胱

地支与十二律吕配属已毕，即可应用地支的五行变化规律指导音律的运用。具体如下。

一、地支六合

地支六合，是指在十二个地支中共有六对相合的组合，故称六合，是表示相合的地支五行之间的质变关系。地支六合是：子丑合化土；寅亥合化木；卯戌合化火；辰酉合化金；巳申合化水；午未合化土（在夏季中，午未合化火；在辰、戌、丑月中，午未合化土）。地支六合的条件与天干五合一样。

结合表116，将地支六合的规律与音律结合，得出地支六合音律应用图（见图83）。

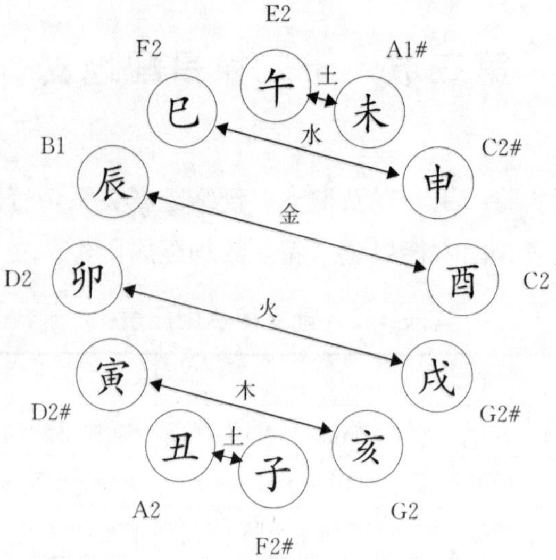

图 83　地支六合音律应用图

二、地支三合局

地支三合局，是表地支五行三者之间的质变关系。地支三合局没有任何条件，见三个地支全者，即为化合成功。但化合成功后的新五行的力量大小，要以月令地支的五行来衡量其旺衰标准，但不管在何种情况下，三合局的力量大于天干五合和地支六合。

地支三合局的情况是：寅午戌合化火局；亥卯未合化木局；申子辰合化水局；巳酉丑合化金局。地支三合局的结果是：合化之五行为日主之喜则吉；合化之五行为日主之忌则不吉。地支三合局之论，亦来自于《黄帝内经》的指导而形成的。如《素问·六微旨大论篇》说："寅午戌岁气会同，亥卯未岁气会同，申子辰岁气会同，巳酉丑岁气会同。"地支三合局，有些四柱中没有，但由于大运、流年、流月的加入之后，或方位地支的补起之时，只要见有三个相合的地支，就为三合局成功。

结合表 116，将地支三合局的规律与音律结合，得出地支三合局音律应用图（见图 84）。

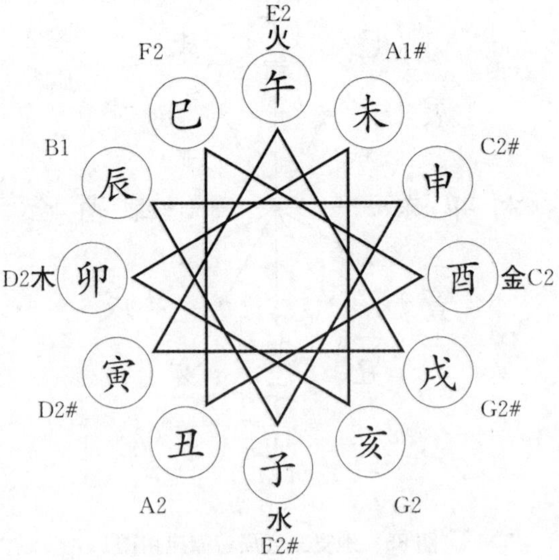

图 84　地支三合局音律应用图

三、地支三会局

地支三会局，是指地支五行三者之会，既有量变又有质变的情况。地支三会局的条件也是见者就会局，亦是只有所会成新五行的旺衰程度之区别，其喜忌与注意事项与三合局一样，但在力量上比较，三会局之力大于三合局的力量，因为三会局是会成一方之气。

地支三会局的情况是：寅卯辰会成东方木局。巳午未会成南方火局。申西戌会成西方金局。亥了丑会成北方水局。以寅卯会东方木局为例：寅卯本身为木，二者结合在一起，则木力大增，故为量变；辰为土，与寅卯会集在一起，则辰土变化为木，故为质变。所以说三会局既有量变，又有质变。

结合表 116，将地支三会局的规律与音律结合，得出地支三会局音律应用图（见图 85）。

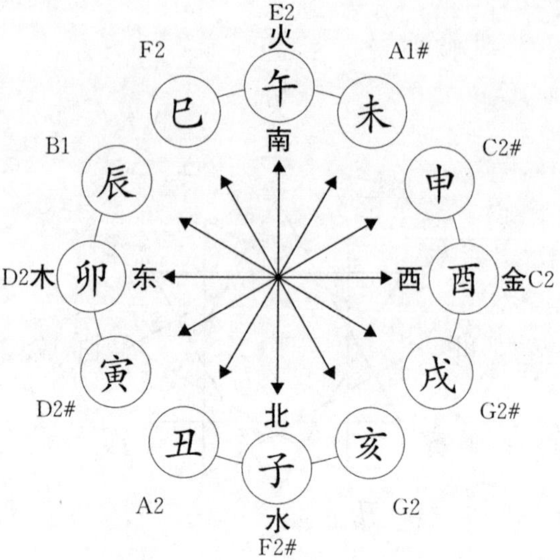

地支三会：三个地支会合一方

图 85　地支三会局音律应用图

四、地支相冲

地支相冲：十二地支按顺序间隔五位者是对立的，从方位上来说，互相在对向。对向就表示着相克，所以也叫作对冲。具体是指：子、丑、寅、卯、辰、巳依次与午、未、申、酉、戌、亥对冲。

结合表 116，将地支六冲的规律与音律结合，得出地支六冲音律应用图（见图 86）。

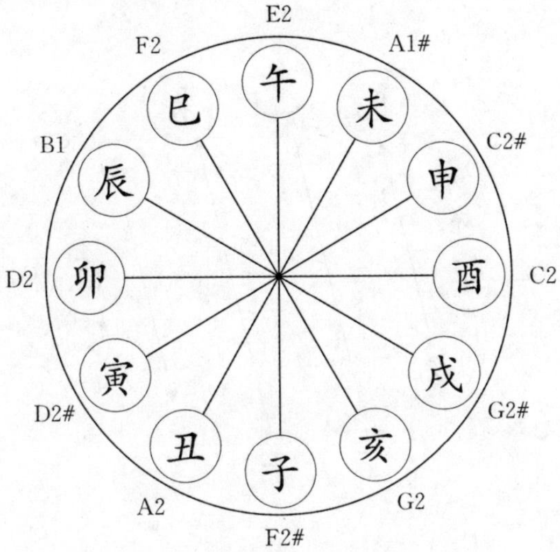

图 86　地支六冲音律应用图

五、地支相害

就是互相对峙斗争的意思，是在恩惠中产生仇恨，而引起的灾害。地支六合，支合就是和平的意思，也代表团结和合之意。如此支合在和平融和的状态下，其他的地支会来相冲，结果在和平中，就有仇害产生。譬如说，寅和亥合，可是见巳来冲的话，就冲了和寅合作的亥，因而产生仇害，如此巳和寅，就变成六害。

结合表 116，将地支六害的规律与音律结合，得出地支六害音律应用图（见图 87）。

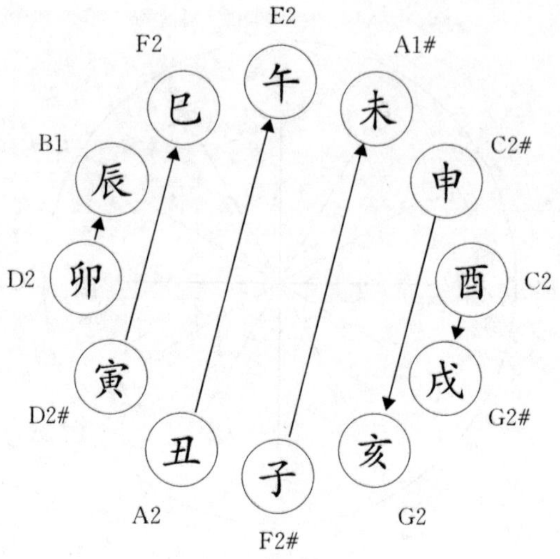

地支六克：
冲其所何为害，
又名六穿

图 87 地支六害音律应用图

六、地支相刑

包括三刑和自刑。三刑是指，寅会刑巳，巳会刑申，这叫作第一刑，也称之为无恩之刑；未会刑戌，戌会刑丑，这叫作第二刑，也称之为持势之刑；子会刑卯，卯会刑子，这叫作第三刑，也称之为无礼之刑。自刑，这是把辰辰、午午、酉酉、亥亥的同地支二位，自己刑自己的状况，称之自刑。辰是水库，倘若遭遇辰的话，那么水太充足，而变成刑，这就是自刑。午是旺盛之火，再遭午的话，就变成暴火，也是自刑。酉在金的位置，是很刚强的，再遭遇酉的话，就太过份，也是自己刑自己，称自刑。亥在木之位，倘若又有亥来的话，就成了旺之极，结果枯萎，也是自刑。以上所说，本来就旺盛，但超过份量的话，就会变成自刑。

结合表 116，将地支相刑的规律与音律结合，得出地支相刑音律应用图（见图 88）。

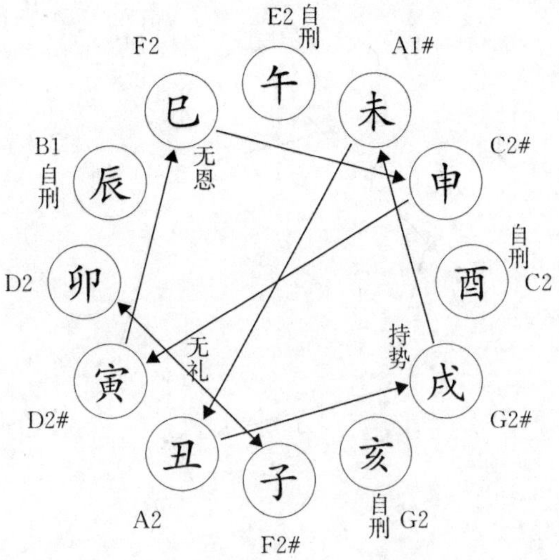

图 88　地支相刑音律应用图

地支相刑：

刑者满极

招损之意

七、地支相破

所谓地支相破就是会散会破的意思。依序地数了十二地支而第十支位就是破。例如，从子依序数到十位数就是酉，从午依序地数到十的话，就是卯。所以子和酉就是破，而从午算到卯也是破。这种状况，和十二地支三刑，在命理上，被称为四惑十恶。所以男女夫妻，倘若相生，而差四岁或十岁的话，这是最恶劣，且属于不相生。

结合表 116，将地支相破的规律与音律结合，得出地支相破音律应用图（见图 89）。

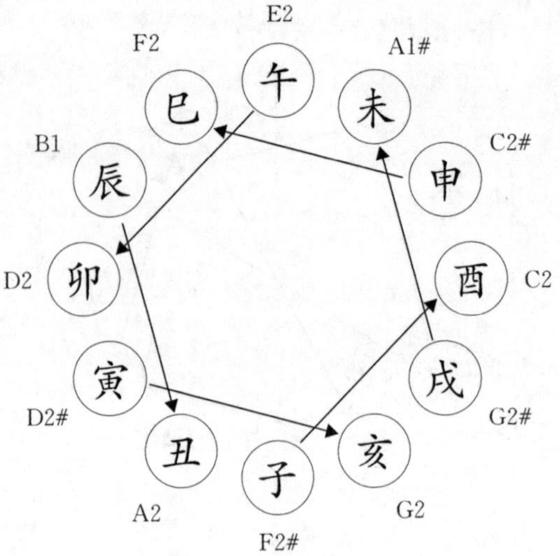

图 89　地支相破音律应用图

八、其他关系

地支作用关系主要包括生帮克泄耗，刑冲合会害破。地支相生按照五行相生的规律循环相生。亥子水生寅卯木，寅卯木生巳午火，巳午火生辰戌丑未土，辰戌丑未土生庚辛金，申酉金生亥子水。

地支相克按照五行的规律循环相克。亥子水克巳午火，巳午火克申酉金，申酉金克寅卯木，寅卯木克辰戌丑未土，辰戌丑未土克亥子水。

地支相帮就是同样的五行属性相互帮助。亥子相帮，寅卯相帮，巳午相帮，申酉相帮，辰戌丑未相帮。

地支相泄为地支相生的反作用。亥子水生寅卯木，则寅卯木泄亥子水；寅卯木生巳午火，则巳午火泄寅卯木；巳午火生辰戌丑未土，则辰戌丑未土泄巳午火；辰戌丑未土生申酉金，则申酉金泄辰戌丑未土；申酉金生亥子水，则亥子水泄申酉金。

地支相耗为地支相克的反作用。亥子水克巳午火，则巳午火耗亥子水；巳午火克申酉金，则申酉金耗巳午火；申酉金克寅卯木，则寅卯木耗申酉金；寅卯木克辰戌丑未土，则辰戌丑未土耗寅卯木；辰戌丑未土克亥子水，则亥子水耗辰戌丑未土。

地支藏干。子宫癸水在其中，丑癸辛金己土同，寅宫甲木兼丙戊，卯宫乙木独相逢。辰藏乙戊三分癸，巳中庚金丙戊从，午宫丁火并己土，未宫乙己丁同宗。申宫庚金壬水戊，酉宫辛金独相逢，戌宫辛金及丁戊，亥藏壬甲是真踪。

为了更方便总结分析各律吕之间的关系，将它们填入到地支掌诀图中，得图 90，熟记之后自然熟练应用。

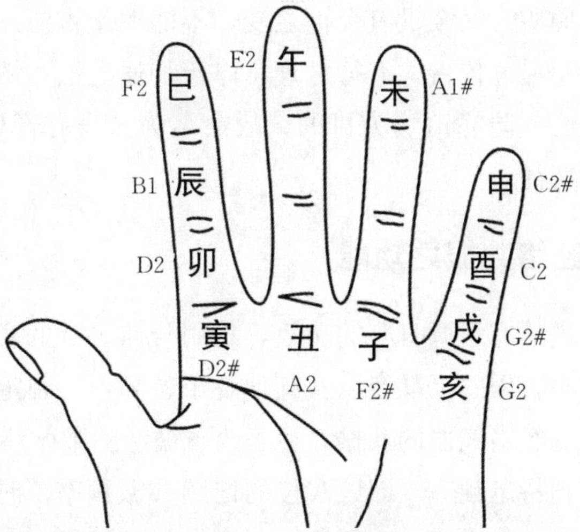

图 90　十二律吕掌诀图

第四章　身心音乐的概念与体验空间设计

第一节　身心音乐的基本概念

本书虽为复原《黄帝内经》五音疗法而作，然而逝者往已，今时之人概不能知先贤之原貌。又今世有今世之变，不能泥于古法。故再应用五音疗法之名，似乎不妥。依古人五行之理，律历相通之法，结合今世实验之验证，以调理身心、防病治病为目的，故命名为“身心音乐”。这种身心音乐，具有三个特征。

一、具有经络共振之功能

身心音乐首先具有“调身”的功效，是用身体去听的音乐，而不仅仅是用耳朵听。身心音乐的标准音以及其他各个音高，其制定根源于实验研究，能够诱发十二经络气血的共振，显著改善循经的微循环。

当接近、达到特定频率（即该穴位的谐频共振频率）时，穴位的微循环量会有质的飞跃。这说明，不同经络穴位对音乐低频声波具有选择性吸收的特性，只有特定的频率，才能把能量传递给特定的穴位。

频率共振是天人合一的作用方式。身心音乐具有模拟天地之间固有频率的作用，让身体气血运行规律逐渐恢复到与自然的运行规律相应。

二、具有艺术性

身心音乐还具有艺术欣赏的功效，能够“调心”。诸法相通，音乐艺术的语言，与天地运行的规律，以及身体气血运行的规律，都是相通的，因此符合最佳调理功能的乐曲旋律，也具有最佳的艺术欣赏效果。

《史记·乐书》云："凡音者，生人心者也。情动于中，故形于声，声成文谓之音。是故治世之音安以乐，其正和；乱世之音怨以怒，其正乖；亡国之音哀以思，其民困。声音之道，与正通矣。宫为君，商为臣，角为民，徵为事，羽为物。五者不乱，则无怗懘之音矣。宫乱则荒，其君骄；商乱则搥，其臣坏；角乱则忧，其民怨；徵乱则哀，其事勤；羽乱则危，其财匮。五者皆乱，迭相陵，谓之慢。如此则国之灭亡无日矣。郑卫之音，乱世之音也，比于慢矣。桑间濮上之音，亡国之音也，其政散，其民流，诬上行私而不可止。"意思是说，凡是音，都是在人心中生成的。感情在心里冲动，表现为声，片片段段的声组合变化为有一定结构的整体称为音。所以世道太平时的音中充满安适与欢乐，其政治必平和；乱世时候的音里充满了怨恨与愤怒，其政治必是倒行逆施的；灭亡及濒于灭亡的国家其音充满哀和愁思，百姓困苦无望。声音的道理，是与政治相通的。五声中宫为君，商为臣，角为民，徵为事，羽为物。君、臣、民、事、物五者不乱，就不会有敝败不和的音声。宫声乱则五声废弃，其国君必骄纵废政；商声乱则五声跳掷不谐调，其臣官事不理；角声乱则五音谱成的乐曲基调忧愁，百姓必多怨愤；徵音乱则曲多哀伤，其国多事；羽声乱曲调倾危难唱，其国财用匮乏。五声全部不准确，就是迭相侵陵，称为慢。这样国家的灭亡也就没有多少日子了。郑国、卫国的音声，是乱世之音，可与慢音相比拟；桑间濮上的音声，是亡国之音，其国的政治放散，百姓流荡，臣子诬其君，在下位者不尊长上，公法废弃，私情流行而不可纠正。

上面经典中的论述，详细阐释了音乐对人心的调理功能。

三、具有养生防病之功效

乐药同源，均可纠正五行之偏，中药可以养生防病，则音乐一样可以。例如，距今五千年前的原始氏族社会里，有一位名叫苗父的医生，他以竹管乐器演奏的形式为席地而坐的患者来治病，愈人很多。这个记载说明，在古代真正好的中医不用针灸或中药，而是用音乐，一曲终了，病退人安。《左传》中也说，音乐像药物一样有味道，可以使人百病不生，健康长寿。

乐药同源，首先是构字同源。根据考证，在上古，乐、药二字同源。

此一字见于甲骨文和金文，即樂、樂，藥是从樂得声，这说明先人很早就认识到音乐与药物治疗具有天然的联系。

其次，乐理医理同源。古代的乐理、医理均建立在中国哲学阴阳五行的基础之上，五行学说在战国秦汉之际成为各学术领域的指导思想，同样也渗入音乐与医学领域。古人将五音形成的不同意象与五行相配属，形象地描述了徵音躁急动悸像火的特性，羽音悠远像水的特性，宫音浑厚温和像土的特性，商音凄切悲怅像金的特性，角音清脆激扬像木的特性，从而在这些观念不同的事物之间，建立了一种抽象的联系。中医学引用五行学说通过取象比类等方法将人体结构和自然现象一一配属，借以说明人与自然界的统一性，说明人体的生理活动及病理演变，并指导医疗实践。

再次，用途同源。远古时代的音乐渗透在许许多多角落里，并同各种具体的人类活动直接结合在一起，可以说原始的音乐具有“实用性”的特点。在古人的眼里，音乐与治疗有着天然的联系，音乐、歌舞舒体悦心，流通气血，宣导经络，与药物治疗一样，对人体具有调治之功。《史记·乐书》云：“音乐者，所以动荡血脉、流通精神而和正心也。”晋代阮籍在《乐论》中这样说：“天下无乐，而欲阴阳调和、灾害不生，亦已难矣。乐者，使人精神平和，衰气不入。”都认为音乐是使人精神平和，身体康健的重要保证。

用音乐来治病疗疾的验案，历代医书有记载，如《医部全录》等医籍说上古有医能用管乐的形式诊治疾病，“诸扶而来者，舆而来者，皆平服如故”，说的是被人扶着来的、或是抬者来的病人经过音乐的治疗，都能恢复健康。《儒门事亲》这部医书中记载了金元时期的医家张从正用音乐治疗“忧而心痛”的病人。明代万全用音乐的方法使“小儿喜睡，二日不能开”康复。清代张潮这样说：“某患目疾，予授以吹箫而愈；某患齿疾病，予授以吹箫而愈，所治者非一人也。”

音乐治疗身心疾病也十分引人注目，文学家欧阳修曾患“幽忧之疾，退而闲居，不能治”，在多方治疗无效的情况下，向友人学琴，通过琴声而“乐乐愉然”，疾病康复，“久之不知疾之在体矣”。《汉书》中有个故事，说汉元帝为太子时，曾经“体不安，健忘不乐”，类似于健忘症，结果通过吹箫、读奇文，治愈了这个病。

第二节　体验空间的设计标准

为了达到最佳的调理效果，身心音乐需要从多角度综合施加影响。如果说，音乐旋律是依次按时间展开的有序化调理序列，那么，其方位来源也非常重要，体现了时空的一体性。为此，我们设计了身心音乐的体验空间。

一、空间大小及布局

河图洛书为中华文化的源头，代表了深刻的时空含义及数理含义。我们按照河图各方位的数，求和取余的方法，确定空间大小，南北长 6 米，东西宽 4 米。体验床宽 1.2 米，位于南北中轴线上。人平卧于床上，头向北方，身体黄金分割点（关元穴）与南北方向黄金分割点重合，因此，床头距离北方边界 1.9 米，床位距离南方边界 1.1 米。整个空间设计布局见图 91。

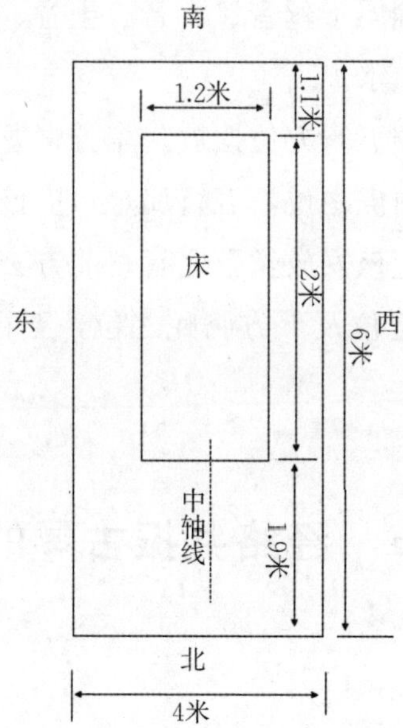

图 91　体验空间布局图

二、乐器方位布置

空间布置好之后，各种乐器需要摆放在不同的位置。因为各种乐器的音色不同，其五行属性不同，故应该有其固定的位置。

我国古代根据制作材料的不同，将乐器分为八种，即：分为金（钟、镈)、丝（琴、瑟)、石（磬)、匏（笙、竽)、土（埙、缶)、竹（箫、篪)、木（柷、敔)、革（鼗、雷鼓）八种，称为八音。八音与节令、八卦、八方具有对应关系：丝音配离卦，对应夏至，位于南方；土音配坤卦，对应立秋，位于西南；石音配乾卦，对应立冬，位于西北；木音配巽卦，对应立夏，位于东南；金音配兑卦，对应秋分，位于西方；竹音配震卦，对应春分，位于东方；匏音配艮卦，对应立春，位于东北；革音配坎卦，对应冬至，位于北方。分析这种八卦与方位的对应关系，可以发现八音关系以“后天八卦”为排列依据的。而八卦所属五行的配属关系是：坎为水，乾兑为金，离为火，艮坤为土，震巽为木。举例来说，古琴、箫、埙、钟、鼓五种音色分别属于丝音、木音、土音、金音、革音，五行属性分别为火、木、土、金、水。

此处进行简化，按照五行方位摆放。东方青龙之位，五行属木，应该安放木音、竹音；西方白虎之位，五行属金，应该安放金音、石音；南方朱雀之位，五行属火，应该安放丝弦之音；北方玄武之位，五行属水，应该安放革音；上方勾陈之位及下方腾蛇之位，五行属土，应该安放土音、匏音。

第三节　经络共振古琴的制作

一、古琴简介

古琴，又称瑶琴、玉琴、丝桐和七弦琴，至少有三千年以上历史。古籍记载伏羲作琴，又有神农作琴、黄帝造琴、唐尧造琴等传说；舜定琴为五弦，文王增一弦，武王伐纣又增一弦为七弦，可见中华古琴文化的源远流长，博大精深。

古琴有标志音律的13个徽，亦为礼器和乐律法器，属于八音中的丝。古琴音域宽广，音色深沉，余音悠远。古琴是汉文化中地位最崇高的乐器，自古“琴”为其特指，19世纪20年代起为了与钢琴区别而改称古琴。琴有“士无故不撤琴瑟”和“左琴右书”之说。位列中国传统文化四艺“琴棋书画”之首，被文人视为高雅的代表，亦为文人吟唱时的伴奏乐器，自古以来一直是许多文人必备的知识和必修的科目。伯牙、钟子期以“高山流水”而成知音的故事流传至今；琴台被视为友谊的象征。大量诗词文赋中有琴的身影。

古籍记载琴的创制与中华文明之初的帝王有关，《琴操》载：“伏羲作琴。”《琴当序》中记载：“伏羲之琴，一弦，长七尺二寸。”汉代桓谭《新论》中记载：“神农之琴，以纯丝做弦，刻桐木为琴。至五帝时，始改为八尺六寸。虞舜改为五弦，文王武王改为七弦。”

中国古琴的音域为四个八度零两个音。有散音七个、泛音九十一个、按音一百四十七个。古琴的声音是非常独特的，一般人听琴乐能感到古琴的安静悠远。“静”可以说是琴音的最大特点，琴音也被称为“太古之音”、“天地之音”。这里的“静”还有两层意义，一是抚琴需要安静的环境，二是抚琴更需安静的心境。

二、古琴的象征含义

古琴的三种音，散音、泛音、按音，都非常安静。散音松沉而旷远，让人起远古之思；其泛音则如天籁，有一种清冷入仙之感；按音则非常丰富，手指下的吟猱（náo）余韵、细微悠长，时如人语，可以对话，时如人心之绪，缥缈多变。泛音象天，按音如人，散音则同大地，称为天地人三籁。因此，古琴一器具三籁，可以状人情之思，也可以达天地宇宙之理。

古琴原为五弦，后用七弦。长约三尺余（操琴者所用长度各不相同），宽六寸（象征六合之意），琴面锦之以金玉圆点，叫作徽。全弦共十三徽，徽是用螺蛤做成的。古琴的面木是用桐木制作的，后面用栗木，漆成黑色，文上曰池，池者水也，是平的意思；下曰滨，滨者宾也，言其服也。古琴上圆下方，适应了古人所认为的天是圆的、地是方的这种观念。古琴前广后狭，象征尊卑有别的意思。古用五弦象征五行，至文王武王时始加二弦，成为七弦，合君臣之意也。“琴头”上部称为额。额下端镶有用以架弦的硬木，称为“岳山”，又称“临岳”，是琴的最高部分。琴底部有大小两个音槽，位于中部较大的称为“龙池”，位于尾部较小的称为“凤沼”。这叫上山下泽，又有龙有凤，象征天地万象。岳山边靠额一侧镶有一条硬木条，称为“承露”。上有七个“弦眼”，用以穿系琴弦。其下有七个用以调弦的“琴轸”。琴头的侧端，又有“凤眼”和“护轸”。自腰以下，称为“琴尾”。琴尾镶有刻有浅槽的硬木“龙龈”，用以架弦。龙龈两侧的边饰称为“冠角”，又称“焦尾”。七根琴弦上起“承露”部分，经岳山、龙龈，转向琴底的一对“雁足”，象征七星。琴面上有十三个“琴徽”，象征一年十二个月和一个闰月。

三、经络共振琴的制作

古琴的音域范围仍偏高，未能达到经络共振的要求。因此，模拟上古“大琴”之制，增加其长度，发明一种经络共振琴，其优点在于：①发声频率波段较低，在体感音乐波段内，容易诱发经络共振。②7 弦的发声频率固定，对应 14 经络。

本发明涉及的经络共振琴，在现有古琴的基础上改制而成，较常规古琴长度增加 1/3，弦长为 160cm；发声频率降低一倍，每根弦的频率固定，第一至七弦的散音的频率依次为：29.14Hz、32.70Hz、36.71Hz、41.20Hz、43.65Hz、49.00Hz、55.00Hz，依次对应：脾经、肺经、肝经、任脉、心经、肾经、心包经；1/2 弦长的频率依次为：58.27Hz、65.41Hz、73.42Hz、82.40Hz、87.30Hz、98.00Hz、110.00Hz，依次对应：胃经、大肠经、胆经、督脉、小肠经、膀胱经、三焦经；于内侧增加了 14 个徽位，对应弦长依次为整体弦长的 1/16、1/12、1/10、1/8、1/6、1/5、1/4、3/10、1/3、3/8、2/5、5/12、7/16、1/2；外侧 13 个徽位，对应弦长比例依次为：1/8、1/6、1/5、1/4、1/3、2/5、1/2、3/5、2/3、3/

4、4/5、5/6、7/8。

上述的经络共振琴，用于诱发经络穴位的共振，治疗疾病，优点是：发声频率低，更容易被经络感受；7弦频率固定，可以对应14经络；应用方法为，对患者进行辨证分析，查出病变经络，然后用不同的演奏手法弹奏共振琴，调理经络功能。具体结构见图92。

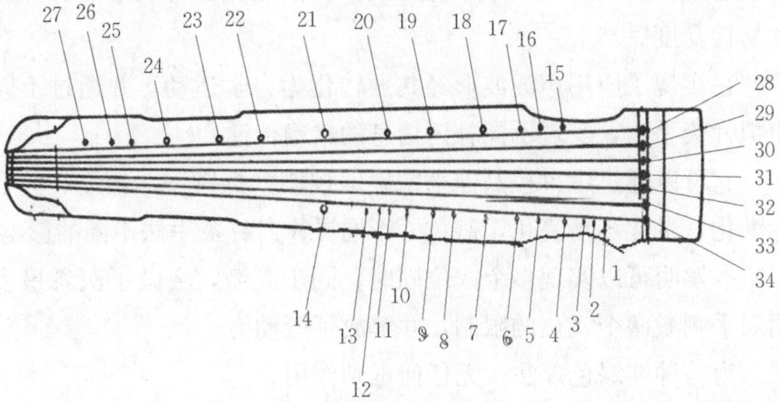

图92　经络共振琴结构图

图92中标记：1—14为内侧14个徽位，对应弦长依次为整体弦长的1/16、1/12、1/10、1/8、1/6、1/5、1/4、3/10、1/3、3/8、2/5、5/12、7/16、1/2；15—27为外侧的13个徽位，对应整体弦长比例依次为：1/8、1/6、1/5、1/4、1/3、2/5、1/2、3/5、2/3、3/4、4/5、5/6、7/8；28—34为第一至七弦，散音频率依次为：29.14Hz、32.70Hz、36.71Hz、41.20Hz、43.65Hz、49.00Hz、55.00Hz。

第四节　声波的放大装置

经分析总结，目前体感音乐的治疗设备多为床、沙发、足垫、靠垫等，体积大，携带不方便；作用在机体的面积大，不能对某个穴位和经络进行集中的、特异化的治疗；感音频率范围大，不能针对特定频率声波发生共振。因此需要一种针对经络穴位进行个体特异化治疗的仪器。

本发明的声波经络共振仪，其优点在于：

（1）它可以经特定频率激发产生共振，它有不同的规格，它的共振频率和不同经络穴位的共振频率相同，它可以对不同穴位进行特异化的调理，它便于携带和操作。

（2）它可以模拟针灸作用，刺激经络，但避免了针刺的痛苦，提高舒适感和易接受度。

（3）它实现了应用声波波形经共振转化为力学运动，并通过不同的波形来模拟针灸手法，实现不同补泻信息的精确传递。

（4）它可以通过中央控制器来精确地控制共振频率、幅度、波形，实现了标准化、量化和精确化，避免了不同操作者针灸手法不同的影响。

（5）本发明可以实现多个穴位同时、同步刺激，突破了医者最多只能同时用双手刺激两个穴位的限制，并解放了劳动力。

（6）为一种纯绿色疗法，无任何毒副作用。

声波经络共振仪是本发明的主体系统，包括：共振器，吸盘和刺激器；其中吸盘用于将所述声波经络共振仪吸附在人体的经络穴位上；共振器在外界与共振器的共振频率相等的声波作用下发生共振，带动刺激器给穴位以刺激。具体结构参见图 93。

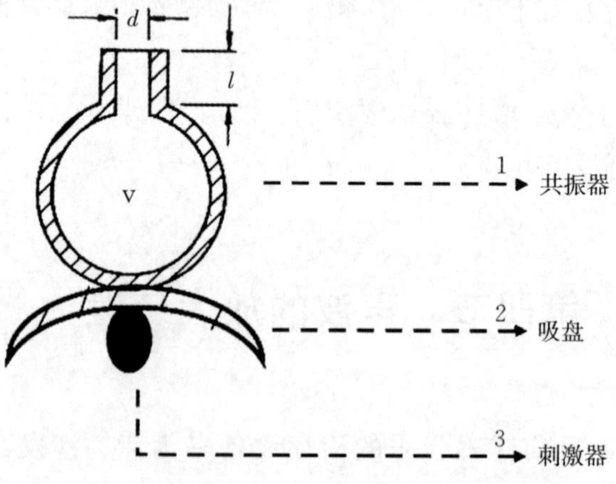

图 93　声波经络共振治疗仪

其中共振器 1 为亥姆霍兹共振器元件。材质为有机玻璃，作用为吸收并放大激励声波的信号，并向经络穴位传递。共振器共振频率的计算公式为：

$$f_0=\frac{c}{2\pi}\sqrt{\frac{S}{(l+0.8d)V}}$$

式中 f_0 是亥姆霍兹共振器的共振频率，c 是声速，S 是颈的截面积（本仪器使用圆形瓶颈，$S=\pi(d/2)^2$），d 是颈或开口的直径，l 是颈的长度，V 是容器的容积。在强度为一定的声波作用下，在这共振频率时，颈内空气的振动速度最大。通过计算和测量，f_0 设计为不同经络穴位的共振频率，具体数值见经络共振频率图。不同经络穴位的共振器大小不同，按照经络共振频率设计出合适大小之后，经实验测试校准。

吸盘的材质为硅胶，作用为将声波经络共振仪吸附在人体的经络穴位上。

刺激器的材质为植物王不留行种子，或不锈钢材质圆利针。作用为将经共振器放大的振动信息传递给穴位，给穴位以刺激，调整经络穴位的功能。

第五章　典型曲目的制作

第一节　失眠

一、基本病机

1. 情志所伤或由情志不遂，肝气郁结，肝郁化火，邪火扰动心神，心神不安而不寐。或由五志过极，心火内炽，心神扰动而不寐。或由思虑太过，损伤心脾，心血暗耗，神不守舍，脾虚生化乏源，营血亏虚，不能奉养心神，即《类证治裁·不寐》曰："思虑伤脾，脾血亏损，经年不寐。"

2. 饮食不节，脾胃受损，宿食停滞，壅遏于中，胃气失和，阳气浮越于外而卧寐不安，如《张氏医通·不得卧》云："脉滑数有力不得卧者，中有宿滞痰火，此为胃不和则卧不安也。"或由过食肥甘厚味，酿生痰热，扰动心神而不眠。或由饮食不节，脾胃受伤，脾失健运，气血生化不足，心血不足，心失所养而失眠。

3. 病后、年迈久病血虚，产后失血，年迈血少等，引起心血不足，心失所养，心神不安而不寐。正如《景岳全书，不寐》所说："无邪而不寐者，必营气之不足也，营主血，血虚则无以养心，心虚则神不守舍。"

4. 禀赋不足，心虚胆怯，素体阴盛，兼因房劳过度，肾阴耗伤，不能上奉于心，水火不济，心火独亢；或肝肾阴虚，肝阳偏亢，火盛神动，心肾失交而神志不宁。如《景岳全书，不寐》所说："真阴精血不足，阴阳不交，而神有不安其室耳。"亦有因心虚胆怯，暴受惊恐，神魂不安，以致夜不能寐或寐而不酣，如《杂病源流犀烛·不寐多寐源流》所说："有心胆惧怯，触事易惊，梦多不祥，虚烦不寐者。"

综上所述，失眠的病因虽多，但以情志、饮食或气血亏虚等内伤病因居多，由这些病因引起心、肝、胆、脾、胃、肾的气血失和，阴阳失调，其基本病机以心血虚、胆虚、脾虚、肾阴亏虚进而导致心失所养及由心火偏亢、肝郁、痰热、胃失和降进而导致心神不安两方面为主。其病位在心，但与肝、胆、脾、胃、肾关系密切。失眠虚证多由心脾两虚，心虚胆怯，阴虚火旺，引起心神失养所致；失眠实证则多由心火炽盛，肝郁化火，痰热内扰，引起心神不安所致。其实证者，多因心火偏亢，肝郁化火，痰热内扰，胃气失和，引起心神不安所致，治当清心泻火、清肝泻火、清化痰热、和中导滞，佐以安神宁心，常用朱砂安神丸、龙胆泻肝汤、黄连温胆汤、保和丸等。其虚证者，多由阴虚火旺、心脾两虚、心胆气虚引起心神失养所致，治当滋阴降火、补益心脾、益气镇惊，佐以养心安神，常用六味地黄丸合黄连阿胶汤、归脾汤、安神定志丸合酸枣仁汤等。但失眠久病可表现为虚实兼夹，或为瘀血所致，故清代王清任用血府逐瘀汤治疗。

二、分证论治

1. 心火偏亢

症状：心烦不寐，躁扰不宁，怔忡，口干舌燥，小便短赤，口舌生疮，舌尖红，苔薄黄，脉细数。

治法：清心泻火，宁心安神。

方药：朱砂安神丸。

2. 肝郁化火

症状：急躁易怒，不寐多梦，甚至彻夜不眠，伴有头晕头胀，目赤耳鸣，口干而苦，便秘溲赤，舌红苔黄，脉弦而数。

治法：清肝泻火，镇心安神。

方药：龙胆泻肝汤。

3. 痰热内扰

症状：不寐，胸闷心烦，泛恶，嗳气，伴有头重目眩，口苦，舌红苔黄腻，脉滑数。

治法：清化痰热，和中安神。

方药：黄连温胆汤。

4. 胃气失和

症状：不寐，脘腹胀满，胸闷嗳气，嗳腐吞酸，或见恶心呕吐，大便不爽，舌苔腻，脉滑。

治法：和胃化滞，宁心安神。

方药：保和丸。

5. 阴虚火旺

症状：心烦不寐，心悸不安，腰酸足软，伴头晕，耳鸣，健忘，遗精，口干津少，五心烦热，舌红少苔，脉细而数。

治法：滋阴降火，清心安神。

方药：六味地黄丸合黄连阿胶汤。

6. 心脾两虚

症状：多梦易醒，心悸健忘，神疲食少，头晕目眩，伴有四肢倦怠，面色少华，舌淡苔薄，脉细无力。

治法：补益心脾，养心安神。

方药：归脾汤。

7. 心胆气虚

症状：心烦不寐，多梦易醒，胆怯心悸，触事易惊，伴有气短自汗，倦怠乏力，舌淡，脉弦细。

治法：益气镇惊，安神定志。

方药：安神定志丸合酸枣仁汤。

三、五音调理治则

《素问·阴阳应象大论》云："左右者，阴阳之道路也；水火者，阴阳之征兆也。"失眠无非是水火无法相交，左右气机升降紊乱。肝火旺、心火亢，是气机左升过度；痰热内扰、胃气失和、心脾两虚均为中土斡旋失职，升降失常，造成或生化乏源、或饮食积滞、或生痰湿化热；肝体阴用阳，肝阴虚可能造成虚火上炎扰心。心胆气虚，气机下陷，常致脾阳不升，故升脾阳可间接补肝胆阳气，治疗心胆气虚。

故总体治法，参照下面《辅行诀》汤液经法图，应使心、肝左转，脾肾右转。对肝脏，补肝阴，泻肝火，以角、商两音调节，商音二倍于角音。对心脏，补心阴、泻心火，以徵、羽两音调节，羽音二倍于徵音。对于脾脏，补脾胃助运化，则气血生、痰湿化，以宫音、角音调节，宫音二倍于角音。对于肾脏，补肾阳，温水上达，方能水火即济，以羽音、宫音调节，羽音二倍于宫音。

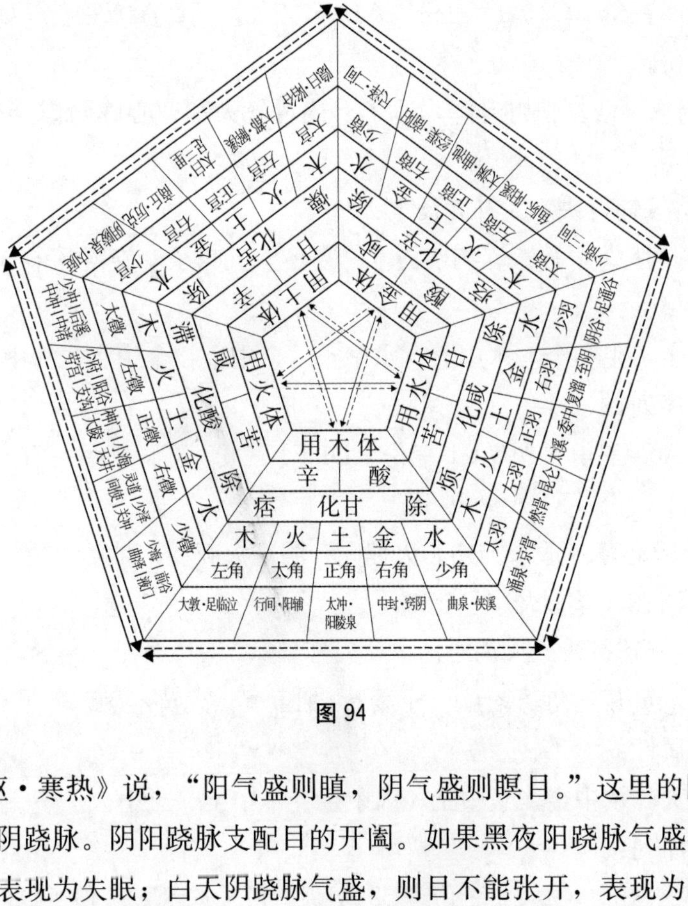

图 94

《灵枢·寒热》说，“阳气盛则瞋，阴气盛则瞑目。”这里的阳指阳跷脉，阴指阴跷脉。阴阳跷脉支配目的开阖。如果黑夜阳跷脉气盛，则目不能闭合，表现为失眠；白天阴跷脉气盛，则目不能张开，表现为嗜睡。照海穴和申脉穴分别通阴阳跷脉，调和阴阳，可用来治疗失眠与嗜睡。因此，治疗失眠可以补阴跷脉，泻阳跷脉。

五、五音调节方剂

1. 调肝（降肝火，适于上述肝郁化火型）

原方：《辅行诀》大泻肝汤

枳实熬　芍药　甘草炙，各三两　黄芩　大黄　生姜切，各一两

五行属性：

金中木　金中土　土中火　木中土　水中火　火中木

五音序列：

C2 D2 三份　C2 A1# 三份　A1# F2 三份　D2 A1# 一份　G2 F2 一份　F2 D2 一份。

2. 调脾（恢复脾胃升降，适于上述胃气失和、心脾两虚、痰热内扰、心胆气虚型）

原方：《辅行诀》大补脾汤

人参　甘草　干姜各三两　白术　麦冬　五味子　旋覆花各一两

五行属性：

土中土　土中金　木中火　水中土　金中金　金中水　火中土

五音序列：

A0# A0# 三份　A0# C1 三份　D1 F1 三份　G1 A0# 一份　C1 C1 一份　C1 G1 一份　F1 A0# 一份。

3. 交通心肾（适于上述心火偏亢、阴虚火旺型）

（1）调心（降心火）

原方：《辅行诀》大泻心汤

黄连　黄芩　芍药各三两　干姜炮　甘草炙　大黄各一两

五行属性：

水中火　水中金　金中土　火中金　木中土　土中火

五音序列：

G2 F2 三份　G2 C2 三份　C2 A1# 三份　F2 C2 一份　D2 A1# 一份　A1# F2 一份。

（2）调肾（升肾水）

原方：《辅行诀》大补肾汤

地黄　竹叶　甘草各三两　泽泻　桂枝　干姜　五味子各一两

五行属性：

水中水　水中木　土中金　火中水　木中木　木中火　金中水

五音序列：

G1 G1 三份　G1 D1 三份　A0# C1 三份　F1 G1 一份　D1 D1 一份　D1 F1 一份　C1 G1 一份。

4. 调节阴跷阳跷脉（升阴气，降阳气，融合在前几个方子之中）

F1# 两份　F2# 一份。

第二节　颈椎病

一、基本病机

1. 肝肾亏损

颈椎病的主要病根在椎间盘组织，椎间盘在中医属骨，骨主于肾。如《素问·宣明五气篇》说："肾主骨"。《灵枢·五色》曰："肾合骨也"。《素问·六节脏象论》亦说："其充在骨"。《素问·四时刺逆从论》曰："肾主身之骨髓。"说明骨的生理与肾密切相关。脊柱涉及到脑髓，根据"肾生骨髓"（《素问·阴阳应象大论》）及脑为髓海理论，脊柱为藏脊髓神经之处，故与肾的关系更为相关。临床上颈椎病与肾虚确有着非常密切的关系，肾亏往往导致颈椎病眩晕的发作，故《灵枢·髓海》所说"髓海不足，则脑转耳鸣，胫酸眩冒，目无所见"可见一斑。

2. 督脉空虚

颈椎病和督脉的关系也很大，督脉行脊里、经气贯于脊中，入络脑，故督脉为病必然反映于脊柱。如《素问·骨空论》曰："督脉为病，脊强反折"，《难经》亦曰："督脉为病，脊强为厥"。

3. 太阳经输不利

足太阳膀胱经挟脊而行，下抵腰中，上从巅入络脑，与脊柱的关系也最密切。故感受风寒，太阳经输不利，营卫失和也是本病的常见因素之一。手太阳小肠经“出肩解，绕肩胛，交肩上”，与颈肩部关系密切，心脏供血不足常常导致小肠经循经部位缺乏气血濡养，感受邪气，形成颈椎病。

4. 痰浊壅阻

由于痰浊壅阻，致动脉硬化引起颈椎营养代谢障碍，是颈椎病的重要内因。

5. 颈部感受风寒、七情郁结、劳损感受风寒、郁思恚结、低头劳损皆可导致颈椎的气血运行受障，亦是导致颈椎病的重要因素。尤其劳损，长期伏案工作，导致颈椎的长期超负荷体位，使颈椎营养机制障碍从而引起椎间盘退行性病变而产生颈椎病。

6. 枕头过高、睡眠姿势不良及外伤、炎症是导致本病的因素之一。

二、分型论治

1. 寒湿阻络型（本型常见于颈椎病颈型和神经根型）

症状：头痛或后枕部疼痛，颈僵，转侧不利，一侧或两侧肩臂及手指酸胀痛麻；或头疼牵涉至上背痛，肌肤冷湿，畏寒喜热，颈椎旁可触及软组织肿胀结节，舌淡红，苔薄白，脉细弦。

治法：温经活血、祛寒除湿、通络止痛。

方药：黄芪、党参、红花、地龙、威灵仙各12克。加水500毫升，先用武火煮沸后，改用文火续煎30分钟，取汁100毫升，每剂煎2次，早晚分服，每日1剂。

2. 气血两虚夹瘀型（本型常见于椎动脉型颈椎病）

症状：头晕或眩晕，视物模糊或视物目痛，身软乏力，纳差，颈部酸痛，或双肩疼痛，舌淡红或淡胖，边有齿痕，苔薄白而润，脉沉细无力。

治法：益气养血、醒脑宁神、活血通络。

方药：黄芪、葛根各30克，白芍20克，威灵仙、穿山甲、天麻、淫羊藿各10克，蜈蚣2条，土鳖虫8克，熟地15克。水煎服，每日1剂，分早晚2次服。12剂为1疗程，停药3～5日，可再服第2个疗程。

3. 气阴两虚夹瘀型（本型常见于椎动脉型和交感神经型颈椎病）

症状：眩晕反复发作，甚者每日数十次，即使卧床亦视物旋转，伴恶心，呕吐，身软乏力，行走失稳，或心悸，气短，烦躁易怒，咽干口苦，眠差多梦等，舌红、苔薄白或微黄而干，或舌面光剥无苔，舌下静脉胀大，脉沉细而数，或弦数。

治法：益气养阴、安神醒脑、调和气血。

方药：白芍30克，丹参20克，天麻、川芎、杭菊花、枸杞子、沙参各12克，炙甘草、炒枣仁、炒柏子仁、炙远志、地龙、夜交藤各10克。水煎服，每日1剂。

4. 脾肾阳虚夹瘀型（本型常见于脊髓型颈椎病手术后遗症或久治不愈者）

症状：四肢不完全瘫（硬瘫或软瘫），大小便失禁，畏寒喜暖，饮食正常或纳差，舌淡红，苔薄白或微腻，脉沉细弦，或沉细弱。

治法：补肾健脾、温经和阳、强筋健骨。

方药：熟地、山萸肉、山药、白芍各30克，炒杜仲、牛膝各15克，白芥子、炮干姜、穿山甲、龟板胶、鹿角胶、炒神曲、桂枝、肉桂、炙甘草各9克。水煎服，每日1剂。

三、五音调理治则

综观上述病机及治法，治疗颈椎病以补心血、激发手太阳小肠经阳气，补肾填髓、激发足太阳膀胱经阳气为主。气血足、经络通则痰浊瘀血自消。

根据图94，补心血需以徵羽两音，羽音为主；激发小肠经阳气用徵羽两音，以徵音为主。根据《内经》“少火生气，壮火食气”的原则，补心血用大方，激发小肠经用小方。补肾填髓用羽宫两音，宫音为主；激发膀胱经阳气用羽宫两音，以羽音为主。补肾用大方，激发膀胱经用小方。

四、五音调理方剂

1. 补心血，激发手太阳小肠经阳气（适于上述寒湿阻络、气血两虚夹瘀、气阴两虚夹瘀型）

（1）补心血

原方：《辅行诀》大泻心汤

黄连　黄芩　芍药各三两　干姜炮　甘草炙　大黄各一两

五行属性：

水中火　水中金　金中土　火中金　木中土　土中火

五音序列：

G1 F1 三份　G1 C1 三份　C1 A0# 三份　F1 C1 一份　D1 A0# 一份　A0# F1 一份。

（2）激发小肠经阳气

原方：《辅行诀》小补心汤

代赭石　旋覆花　竹叶各三两　豉一两

五行属性：

火中火　火中土　水中木　金中火

五音序列：

F2 F2 三份　F2 A1# 三份　G2 D2 三份　C2 F2 一份。

2. 补肾填髓，激发足太阳膀胱经阳气（适于上述脾肾阳虚夹瘀型）

（1）补肾填髓

原方：《辅行诀》大泻肾汤

茯苓　甘草炙　大黄各三两　芍药　干姜　黄芩各一两

五行属性：

土中水　土中火　火中木　水中火　金中木　木中水

五音序列：

A0# G1 三份　A0# F1 三份　F1 D1 三份　G1 F1 一份　C1 D1 一份　D1 G1 一份。

（2）激发膀胱经阳气

原方：《辅行诀》小补肾汤

地黄　竹叶　甘草各三两　泽泻一两

五行属性：

水中水　水中木　土中金　火中水

五音序列：

G2 G2 三份　G2 D2 三份　A1# C2 三份　F2 G2 一份。

3. 激发督脉、长强经气

D2#、E2。

第三节　腰痛

一、基本病机

1. 外邪侵袭多由居处潮湿，或劳作汗出当风，衣裹冷湿，或冒雨着凉，或长夏之季，劳作于湿热交蒸之处，寒湿、湿热、暑热等六淫邪毒乘劳作之虚侵袭腰府，造成腰部经脉受阻，气血不畅而发生腰痛。若寒邪为病，寒伤阳，主收引，腰府阳气既虚，络脉又壅遏拘急故生腰痛。若湿邪为病，湿性重着、黏滞、下趋，滞碍气机，可使腰府经气郁而不行，血络瘀而不畅，以致肌肉筋脉拘急而发腰痛。感受湿热之邪，热伤阴，湿伤阳，且湿热黏滞，壅遏经脉，气血郁而不行而腰痛。

2. 气滞血瘀腰部持续用力，劳作太过，或长期体位不正，或腰部用力不当，摒气闪挫，跌仆外伤，劳损腰府筋脉气血，或久病入络，气血运行不畅，均可使腰部气机壅滞，血络瘀阻而生腰痛。

3. 肾亏体虚先天禀赋不足，加之劳累太过，或久病体虚，或年老体衰，或房室不节，以致肾精亏损，无以濡养腰府筋脉而发生腰痛。历代医家都重视肾亏体虚是腰痛的重要病机。如《灵枢·五癃津液别》说：“虚，故腰背痛而胫酸。”《景岳全书·腰痛》也认为：“腰痛之虚证十居八九。”

腰为肾之府，乃肾之精气所溉之域。肾与膀胱相表里，足太阳经过之。此外，任、督、冲、带诸脉，亦布其间，故内伤则不外肾虚。而外感风寒湿热诸邪，以湿性黏滞，湿流下，最易痹着腰部，所以外感总离不开湿邪为患。内外二因，相互影响，如《杂病源流犀烛·腰痛病源流》指出："腰痛，精气虚而邪客病也。……肾虚其本也，风寒湿热痰饮，气滞血瘀闪挫其标也，或从标，或从本，贵无失其宜而已。"说明肾虚是发病关键所在，风寒湿热的痹阻不行，常因肾虚而客，否则虽感外邪，亦不致出现腰痛。至于劳力扭伤，则和瘀血有关，临床上亦不少见。

二、分型论治

1. 寒湿腰痛

症状：腰部冷痛重着，转侧不利，逐渐加重，每遇阴雨天或腰部感寒后加剧，痛处喜温，得热则减，苔白腻而润，脉沉紧或沉迟。

治法：散寒除湿，温经通络。

方药：渗湿汤。

2. 湿热腰痛

症状：腰髋弛痛，牵掣拘急，痛处伴有热感，每于夏季或腰部着热后痛剧，遇冷痛减，口渴不欲饮，尿色黄赤，或午后身热，微汗出，舌红苔黄腻，脉濡数或弦数。

治法：清热利湿，舒筋活络。

方药：加味二妙散。

3. 瘀血腰痛

症状：痛处固定，或胀痛不适，或痛如锥刺，日轻夜重，或持续不解，活动不利，甚则不能转侧，痛处拒按，面晦唇暗，舌质隐青或有瘀斑，脉多弦涩或细数。病程迁延，常有外伤、劳损史。

治法：活血化瘀，理气止痛。

方药：身痛逐瘀汤。

4. 肾虚腰痛

症状：腰痛以酸软为主，喜按喜揉，腿膝无力，遇劳则甚，卧则减轻，常反复发作。偏阳虚者，则少腹拘急，面色㿠白，手足不温，少气乏力，舌淡脉沉细；偏阴虚者，则心烦失眠，口燥咽干，面色潮红，手足心热，舌红少苔，脉弦细数。

治法：偏阳虚者，宜温补肾阳；偏阴虚者，宜滋补肾阴。

方药：偏阳虚者，以右归丸为主方，温养命门之火。偏阴虚者，以左归丸为主方，以滋补肾阴。

三、五音调理治则

综观上述病机及治法，治疗腰痛以补肾填髓、激发足太阳膀胱经阳气为主，与奇经八脉的带脉、督脉有关。气血足、经络通则寒湿、湿热、瘀血自消。

根据图 94，补肾填髓用羽宫两音，宫音为主；激发膀胱经阳气用羽宫两音，以羽音为主。根据《内经》“少火生气，壮火食气”的原则，补肾用大方，激发膀胱经用小方。

四、五音调理方剂

1. 补肾填髓、激发足太阳膀胱经阳气

（1）补肾填髓

原方：《辅行诀》大泻肾汤

茯苓　甘草炙　大黄各三两　芍药　干姜　黄芩各一两

五行属性：

土中水　土中火　火中木　水中火　金中木　木中水

五音序列：

A0# G1 三份　A0# F1 三份　F1 D1 三份　G1 F1 一份　C1 D1 一份　D1 G1 一份。

（2）激发膀胱经阳气

原方：《辅行诀》小补肾汤

地黄　竹叶　甘草各三两　泽泻一两

五行属性：

水中水　水中木　土中金　火中水

五音序列：

G2 G2 三份　G2 D2 三份　A1# C2 三份　F2 G2 一份。

2. 激发督脉、长强、带脉经气

D2#、E2、G2#。

第四节　郁病

一、基本病机

1. 愤懑郁怒，肝气郁结

厌恶憎恨、愤懑恼怒等精神因素，均可使肝失条达，气机不畅，以致肝气郁结而成气郁，这是郁证主要的病机。因气为血帅，气行则血行，气滞则血瘀，气郁日久，影响及血，使血液运行不畅而形成血郁。若气郁日久化火，则发生肝火上炎的病变，而形成火郁。津液运行不畅，停聚于脏腑、经络，凝聚成痰，则形成痰郁。郁火耗伤阴血，则可导致肝阴不足。

2. 忧愁思虑，脾失健运

由于忧愁思虑，精神紧张，或长期伏案思索，使脾气郁结，或肝气郁结之后横逆侮脾，均可导致脾失健运，使脾的消磨水谷及运化水湿的功能受到影响。若脾不能消磨水谷，以致食积不消，则形成食郁。若不能运化水湿，水湿内停，则形成湿郁。水湿内聚，凝为痰浊，则形成痰郁。火热伤脾，饮食减少，气血生化乏源，则可导致心脾两虚。

3. 情志过极，心失所养

由于所愿不遂，精神紧张，家庭不睦，遭遇不幸，忧愁悲哀等精神因素，损伤心脾，使心失所养而发生一系列病变。若损伤心气，以致心气不足，则心悸、短气、自汗；耗伤心阴以致心阴亏虚，心火亢盛，则心烦、低热、面色潮红、脉细数；心失所养，心神失守，以致精神惑乱，则悲伤哭泣，哭笑无常。心的病变还可进一步影响到其他脏腑。

情志内伤是郁病的致病原因。但情志因素是否造成郁病，除与精神刺激的强度及持续时间的长短有关之外，也与机体本身的状况有极为密切的关系。正如《杂病源流犀烛·诸郁源流》说："诸郁，脏气病也，其原本于思虑过深，更兼脏气弱，故六郁之病生焉。"说明机体的"脏气弱"是郁病发病的内在因素。

综上所述，郁病的病因是情志内伤。其病机主要为肝失疏泄，脾失健运，心失所养及脏腑阴阳气血失调。郁病初起，病变以气滞为主，常兼血瘀、化火、痰结、食滞等，多属实证。病久则易由实转虚，随其影响的脏腑及损耗气血阴阳的不同，而形成心、脾、肝、肾亏虚的不同病变。

二、分证论治

1. 肝气郁结

症状：精神抑郁，情绪不宁，胸部满闷，胁肋胀痛，痛无定处，脘闷嗳气，不思饮食，大便不调，苔薄腻，脉弦。

治法：疏肝解郁，理气畅中。

方药：柴胡疏肝散。

2. 气郁化火

症状：性情急躁易怒，胸胁胀满，口苦而干，或头痛、目赤、耳鸣，或嘈杂吞酸，大便秘结，舌质红，苔黄，脉弦数。

治法：疏肝解郁，清肝泻火。

方药：丹栀逍遥散。

3. 血行郁滞

症状：精神抑郁，性情急躁，头痛，失眠，健忘，或胸胁疼痛，或身体某部有发冷或发热感，舌质紫暗，或有瘀点、瘀斑，脉弦或涩。

治法：活血化瘀，理气解郁。

方药：血府逐瘀汤。

3. 痰气郁结

症状：精神抑郁，胸部闷塞，胁肋胀满，咽中如有物哽塞，吞之不下，咯之不出，苔白腻，脉弦滑。

治法：行气开郁，化痰散结。

方药：半夏厚朴汤。

4. 心神惑乱

症状：精神恍惚，心神不宁，多疑易惊，悲忧善哭，喜怒无常，或时时欠伸，或手舞足蹈，骂詈喊叫，舌质淡，脉弦。多见于女性，常因精神刺激而诱发。临床表现多种多样，但同一患者每次发作多为同样几种症状的重复。《金匮要略·妇人杂病脉证并治》将此种证候称为“脏躁”。

治法：甘润缓急，养心安神。

方药：甘麦大枣汤。

5. 心脾两虚

症状：多思善疑，头晕神疲，心悸胆怯，失眠，健忘，纳差，面色不华，舌质淡，苔薄白，脉细。

治法：健脾养心，补益气血。

方药：归脾汤。

6. 心阴亏虚

症状：情绪不宁，心悸，健忘，失眠，多梦，五心烦热，盗汗，口咽干燥，舌红少津，脉细数。

治法：滋阴养血，补心安神。

方药：天王补心丹。

7. 肝阴亏虚

症状：情绪不宁，急躁易怒，眩晕，耳鸣，目干畏光，视物不明，或头痛且胀，面红目赤，舌干红，脉弦细或数。

治法：滋养阴精，补益肝肾。

方药：滋水清肝饮。

三、五音调理治则

综观上述病机及治法，治疗郁病需要调整肝之疏泻、脾之升降、养心安神，兼化痰浊、瘀血、食积等。具体治法随虚实不同而异。

四、五音调理方剂

1. 疏肝解郁（生发肝胆阳气，五行图左转，适于肝气郁结、血行瘀滞型）

原方：《辅行诀》大补肝汤

桂心 干姜 五味子各三两 旋覆花 代赭石烧，一方作牡丹皮 竹叶各一两 薯蓣一两，一方作大枣十二枚去核

五行属性：

木中木 木中火 金中水 土中木 火中火 火中土 水中木

五音序列：

D1 D1 三份 D1 F1 三份 C1 G1 三份 A0# D1 一份 F1 F1 一份 F1 A0# 一份 G1 D1 一份。

2. 泻肝降火（五行图右转，适用于肝阴亏虚、气郁化火型）

原方：《辅行诀》大泻肝汤

枳实熬 芍药 甘草炙，各三两 黄芩 大黄 生姜切，各一两

五行属性：

金中木 金中土 土中火 木中土 水中火 火中木

五音序列：

C2 D2 三份 C2 A1# 三份 A1# F2 三份 D2 A1# 一份 G2 F2 一份 F2 D2 一份。

3. 调理脾胃（五行图左转，恢复脾胃升降，兼化气郁、痰浊，适于上述心脾两虚、痰气郁结型；心神惑乱也可，概培土生金，以润脏躁）

原方：《辅行诀》大补脾汤＋小补肝汤

人参 甘草 干姜各三两 白术 麦冬 五味子 旋覆花各一两 桂枝 干姜 五味子 薯蓣一两，一方作大枣十二枚去核

五行属性：

土中土 土中金 木中火 水中土 金中金 金中水 火中土 木中木 木中火 金中水 土中木

五音序列：

A0# A0# 三份　A0# C1 三份　D1 F1 三份　G1 A0# 一份　C1 C1 一份　C1 G1 一份　F1 A0# 一份　D1 D1 一份　D1 F1 一份　C1 G1 一份　A0# D1 一份。

第五节　便秘

一、基本病机

1. 肠胃积热

素体阳盛，或热病之后，余热留恋，或肺热肺燥，下移大肠，或过食醇酒厚味，或过食辛辣，或过服热药，均可致肠胃积热，耗伤津液，肠道干涩失润，粪质干燥，难于排出，形成所谓“热秘”。如《景岳全书·秘结》曰：“阳结证，必因邪火有余，以致津液干燥。”

2. 气机郁滞

忧愁思虑，脾伤气结；或抑郁恼怒，肝郁气滞；或久坐少动，气机不利，均可导致腑气郁滞，通降失常，传导失职，糟粕内停，不得下行，或欲便不出，或出而不畅，或大便干结而成气秘。如《金匮翼·便秘》曰：“气秘者，气内滞而物不行也。”

3. 阴寒积滞

恣食生冷，凝滞胃肠；或外感寒邪，直中肠胃；或过服寒凉，阴寒内结，均可导致阴寒内盛，凝滞胃肠，传导失常，糟粕不行，而成冷秘。如《金匮翼·便秘》日：“冷秘者，寒冷之气，横于肠胃，凝阴固结，阳气不行，津液不通。”

4. 气虚阳衰

饮食劳倦，脾胃受损；或素体虚弱，阳气不足；或年老体弱，气虚阳衰；或久病产后，正气未复；或过食生冷，损伤阳气；或苦寒攻伐，伤阳耗气，均可导致气虚阳衰，气虚则大肠传导无力，阳虚则肠道失于温煦，阴寒内结，便下无力，使排便时间延长，形成便秘。如《景岳全书，秘结》曰："凡下焦阳虚，则阳气不行，阳气不行则不能传送，而阴凝于下，此阳虚而阴结也。"

5. 阴亏血少

素体阴虚，津亏血少；或病后产后，阴血虚少；或失血夺汗，伤津亡血；或年高体弱，阴血亏虚；或过食辛香燥热，损耗阴血，均可导致阴亏血少，血虚则大肠不荣，阴亏则大肠干涩，肠道失润，大便干结，便下困难，而成便秘。如《医宗必读·大便不通》说："更有老年津液干枯，妇人产后亡血，及发汗利小便，病后血气未复，皆能秘结。"

上述各种病因病机之间常常相兼为病，或互相转化，如肠胃积热与气机郁滞可以并见，阴寒积滞与阳气虚衰可以相兼；气机郁滞日久化热，可导致热结；热结日久，耗伤阴津，又可转化成阴虚等等。然而，便秘总以虚实为纲，冷秘、热秘、气秘属实，阴阳气血不足所致的虚秘则属虚。虚实之间可以转化，可由虚转实，可因虚致实，而虚实并见。归纳起来，形成便秘的基本病机是邪滞大肠，腑气闭塞不通或肠失温润，推动无力，导致大肠传导功能失常。

二、分型论治

1. 肠胃积热

症状：大便干结，腹胀腹痛，面红身热，口干口臭，心烦不安，小便短赤，舌红苔黄燥，脉滑数。

治法：泻热导滞，润肠通便。

方药：麻子仁丸。

2. 气机郁滞

症状：大便干结，或不甚干结，欲便不得出，或便而不畅，肠鸣矢气，腹中胀痛，胸胁满闷，嗳气频作，饮食减少，舌苔薄腻，脉弦。

治法：顺气导滞。

方药：六磨汤。

3. 阴寒积滞

症状：大便艰涩，腹痛拘急，胀满拒按，胁下偏痛，手足不温，呃逆呕吐，舌苔白腻，脉弦紧。

治法：温里散寒，通便导滞。

方药：大黄附子汤。

4. 气虚

症状：粪质并不干硬，也有便意，但临厕排便困难，需努挣方出，挣得汗出短气，便后乏力，体质虚弱，面白神疲，肢倦懒言，舌淡苔白，脉弱。

治法：补气润肠，健脾升阳。

方药：黄芪汤。

5. 血虚

症状：大便干结，排出困难，面色无华，心悸气短，健忘，口唇色淡，脉细。

治法：养血润肠。

方药：润肠丸。

6. 阴虚

症状：大便干结，如羊屎状，形体消瘦，头晕耳鸣，心烦失眠，潮热盗汗，腰酸膝软，舌红少苔，脉细数。

治法：滋阴润肠通便。

方药：增液汤。

7. 阳虚

症状：大便或干或不干，皆排出困难，小便清长，面色㿠白，四肢不温，腹中冷痛，得热痛减，腰膝冷痛，舌淡苔白，脉沉迟。

治法：温阳润肠。

方药：济川煎。

三、五音调理治则

综观上述分型及病机，胃肠积热、气机郁滞以通腑为主，兼清热行气；阳虚、阴寒积滞以温阳祛寒为治则，补肾阳通腑；阴虚便秘以增水行舟为法，补肾阴通腑；气虚、血虚便秘以补脾为主，以使气血生化有源，兼以通腑。

四、五音调理方剂

1. 通腑行气泄热（适于上述胃肠积热、气机郁滞型）

原方：《辅行诀》大腾蛇汤。

枳实三两　厚朴　甘草　大黄　葶苈熬黑，打如泥　生姜　芒硝后下，各二两

五行属性：

金中木　火中金　土中金　火中木　火中金　木中土　火中水。

五音序列：

C2 D2 三份　F2 C2 两份　A1# C2 两份　F2 D2 两份　F2 C2 两份　D2 A1# 两份　F2 G2 两份。

2. 温阳祛寒通腑（适于上述阳虚、阴寒积滞型）

原方：《辅行诀》小补肾汤＋小腾蛇汤

地黄　竹叶　甘草各三两　泽泻一两　枳实三两　厚朴　甘草　芒硝各二两

五行属性：

水中水　水中木　土中金　火中水　金中木　火中金　土中金　火中水。

五音序列：

G1 G1 三份　G1 D1 三份　A0# C1 三份　F1 G1 一份　C2 D2 三份　F2 C2 两份　A1# C2 两份　F2 G2 两份。

3. 滋阴通腑（适于上述阴虚型）

原方：《辅行诀》大泻肾汤＋小腾蛇汤

茯苓　甘草炙　大黄各三两　芍药　干姜　黄芩各一两　枳实三两　厚朴　甘草　芒硝各二两

五行属性：

土中水　土中火　火中木　水中火　金中木　木中水　金中木　火中金　土中金　火中水。

五音序列：

A0# G1 三份　A0# F1 三份　F1 D1 三份　G1 F1 一份　C1 D1 一份

D1 G1 一份 C2 D2 三份 F2 C2 两份 A1# C2 两份 F2 G2 两份。

4. 补气血通腑（适于上述气虚、血虚型）

原方：《辅行诀》大补脾汤＋小腾蛇汤

人参 甘草 干姜各三两 白术 麦冬 五味子 旋覆花各一两 枳实三两 厚朴 甘草 芒硝二两

五行属性：

土中土 土中金 木中火 水中土 金中金 金中水 火中土 金中木 火中金 土中金 火中水。

五音序列：

A0# A0# 三份 A0# C1 三份 D1 F1 三份 G1 A0# 一份 C1 C1 一份 C1 G1 一份 F1 A0# 一份 C2 D2 三份 F2 C2 两份 A1# C2 两份 F2 G2 两份。

5. 激发带脉经气。腹部诸经，以带脉维系沟通，虚实可双向调节。

G2#。

跋

日月如梭，转眼研究《黄帝内经》五音疗病体系已十余载。目前解决了两个主要的问题：一是确定了标准音，赋予了每个音符以五行属性；二是完善了五行补泻的原则，包括汤液经法和干支法。

同时，为了更好地指导五音疗法的应用，并客观地评价其疗效，课题组引入了可视化经络检测设备，以及红外热成像设备，将经络检测、红外热成像检测、症状量表评估、主观感受总结等多种客观、主观评价方法应用到五音疗法中，形成了诊疗一体化的系统体系，使这种治疗方法更加完备。

虽然做了一些基础的实验验证，但是仍远远不够。主要问题就是：常见病的养生调理，目前能够知道应该用哪几个音，每个音比例是多少，能不能形成优美的旋律。如疏肝解郁的序列：D1 D1 三份　D1 F1 三份　C1 G1 三份　A0# D1 一份　F1 F1 一份　F1 A0# 一份　G1 D1 一份。怎样用这些音符，组成旋律，并综合音色、时长、方位等以达到最佳效果？所幸五行补泻的原则已经完备，这些工作需要有较高音乐乐理知识和能力的作曲家，根据指定的补泻原则进行作曲。

例如，交通心肾治疗失眠，方剂为：G2(水)两份　F2(火)一份，G2(水)两份　A1#(土)一份，1＝F，2/4 拍，转换为旋律：2. 155 | 3　2，中间加了 5，对应 C2 地支酉，为西方，整个旋律由南方火，到西方金，到北方水，符合太极圆运动规则。

后续由理论转为实践的这部分工作，得到北京五音传承文化有限公司的大力支持。

北京五音传承文化有限公司投入并组织开发了“五音养生”体系，遵循《黄帝内经》以来的中医治疗理论，符合中医“理法方药（音）”完备的学科体系规范，有望恢复和弘扬失传已久的中医“乐方治疗”体系。目前，经相关团队临床应用，低频单音治疗效果已得到很好地验证。复合音组方治疗，针对失眠、抑郁、焦虑、肝火旺、消化功能紊乱、气血调理等症，“乐方”产品已相当完善，可应用于康护机构、养老机构等。

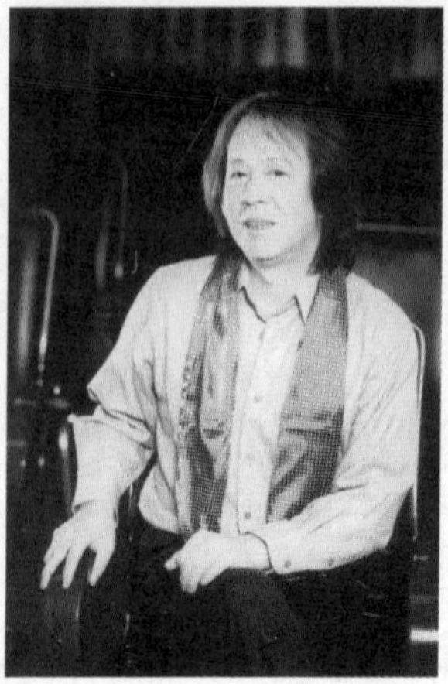
邹世冬老师近照

本次开发的“五音养生”体系，由笔者负责提供理论支持；邹世冬老师负责作曲，根据方剂和五行补泻原则制定旋律，选择乐器、乐手完成曲目，以及后期音乐作品的编辑加工，并寻找现代专业音乐团队、国家级演奏家、歌唱家演奏录音并制作；由北京五音传承文化有限公司提供资金及设备支持，开发了“五音堂YT510专业数字音乐养生系统”，保证声音的完美再现。

音乐有各种表现形式，不拘泥于中国乐器。因此，我们在继承传统音乐的基础上，又融合了一些现代音乐元素；以中国民族乐器为主，又融合了一些西洋乐器来增加功能音乐的表现力。世间万物都在五行之中，虽然是西洋乐器，但它们也可以用五行理论去进行功能分类，并用五行生克制化的规律来应用，融入到五行、五音这一体系之中，古为今用，洋为中用。

五音养生体系的标准化乐方，根据中药具有五行属性和归经，五行与五音相通，经络具有共振频率的原理，将中医经典方剂（以《辅行诀脏腑用药法要》脏腑补泻方及《伤寒论》经方为主）转化为标准化乐方。作曲工作由邹世冬老师负责。著名作曲家邹世冬老师，投身音乐事业30余年，同时也是中医世家，对中医理论有深刻认识。曾带领深呼吸乐队制作多个中央电视台的音乐电视作品及栏目的音乐作品录制，并制作了2008年奥林匹克博览会主题音乐，大型高清纪录片《中医》（中央电视台立项，卫生部副部长兼国家中医药管理局局长王国强出任总顾问，国家中医药管理局负责总监制）和《天籁五音一大型中医养生音乐会》曲目的制作。乐曲的演奏由深呼吸乐队、中国国家交响乐团和中国爱乐乐团资深演奏专家及歌手完成，于业内著名的百花录音棚录制。

已完成乐方：

乐方 1：走进五音堂（五气朝元）。以中国五音“宫商角徵羽”为主旋律，按五行曲调进行，可通畅十二经络，补五行诸虚并回归本位，减压，舒缓神经，调理内分泌，消减倦怠疲劳，预防抑郁症。

乐方 2：梦的旋律（交通心肾）。依照北京中医药大学副校长翟双庆教授的校验经方，调整心肾不交，缓解失眠降血压。

乐方 3：草木清新（泻肝，缓肝之急）。原方：《辅行诀五脏用药法要》“大泻肝汤”，对症：肝郁血虚脾弱所致的两胁作痛、头痛目眩、口燥咽干、神疲食少，或月经不调、乳房胀痛，脉弦而虚者。调理：精神抑郁，情绪不宁，胸部满闷，胁肋胀痛，痛无定处，脘闷嗳气，不思饮食，大便不调，苔薄腻，脉弦。

乐方 4：一世好清闲（养心健脾）。复原道家养生古曲，可补心脾之气虚，并引起脑部刺激，转化至肾上腺，缓解疲劳，产生自在逍遥的感觉，可以预防、改善、消除倦怠症造成的压力及抑郁症等。对症调理：失去活力，忧郁症/抑郁症；人格解体/自我感丧失，自信心低落，广泛性焦虑症。

乐方 5：上善若水（小补肾汤）。激发膀胱经阳气，补肾填髓。原方：《辅行诀》“小补肾汤”。

乐方 6：心旷神怡（大泻心汤）。原方：《辅行诀》大泻心汤。对症调理：心火过旺，心烦失眠，躁动不安，心悸，口干舌燥，小便短赤，口舌生疮，舌尖红，苔薄黄，脉细数。

乐方 7：水上人家（水生木）。复原三百年前的道家养生歌曲，助肝肾之气上行，温水以生木，调脊椎，缓解脑疲劳。

乐方 8：春回大地（大补脾汤）。调整脾经的通畅。原方：《辅行诀》大

梦的旋律　　上善若水　　生活的记忆　　五音养身视频

补脾汤。对症调理：脾虚湿困，增加运化能力，心脾两虚，气血不足所致的心悸、健忘、失眠、食少体倦、面色萎黄、舌色淡白、脉弱。

乐方 9：生活的记忆（调整 12 经络）。通行十二经络，排出病气，并可调理上热下寒之症。

乐方 10：美的幻想（培土生金）。培土生金，取汉代张仲景《伤寒论》小建中汤底方加减。补脾养肺，肺合皮毛，故可以美白皮肤，改善面部气色。再加上面部阳经的药物，放松面部肌肉，缓解紧张情绪。

乐方 11：春三月（升发肝气）。理从《黄帝内经·上古天真论》，精取春天调理用的几味中药配伍，起升发肝气的作用。适合肝气升发不足引起的抑郁、饮食食欲不佳等。

目前总计研发乐方 11 首，并将继续增加。为达到最佳效果，研发了立体场式五音养生播放设备。按“六神”方位，属木的音乐（如箫、笛）从东方青龙方位播出；属火的音乐（如弦乐）从南方朱雀方位播出；属金的音乐（如编钟、磬）从西方白虎方位播出；属水的音乐（如鼓）从北方玄武方位播出；属土的音乐（如埙、人声）从上方勾陈方位及下方腾蛇方位播出。这种配属方式是古代八音配八卦理论的五行转化。**需要说明的是，录制的标准化乐方，只有经过这种特定的播放设备播放，才能实现刺激经络、养生防病的效果，翻录或其他播放设备无效。因为这种设备具有严格的声波频率响应范围，以及独创的六声道布场形式。**

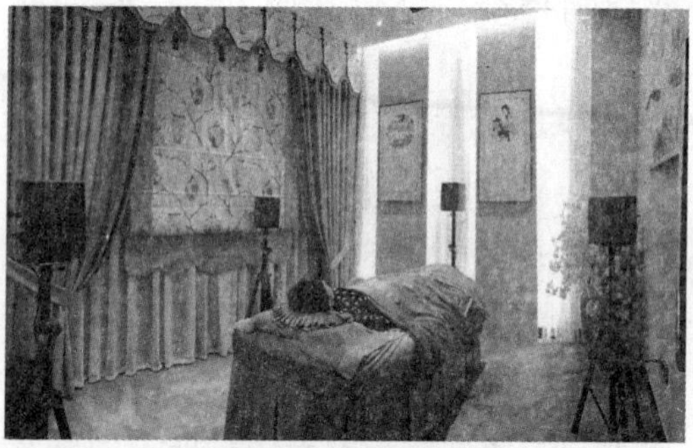

五音养生疗法治疗前

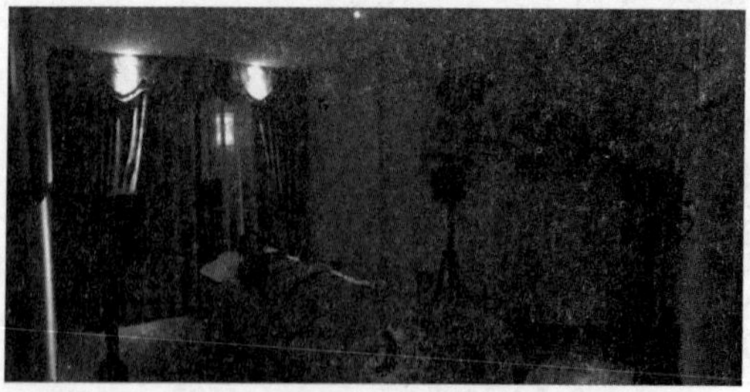

五音养生疗法治疗时

播放养生曲目的“五音堂 YT510 专业数字音乐养生系统”，依据本书所创的五音养生理论，应用低频声波与经络共振的原理，每个音符均有其严格、具体的作用方式，从而调理人体机能；采用最新的国际音频科技标准，并与中医五行理论结合；按照五行方位、天干地支属性布置声场空间、放置音源，以调理人体的脏腑经络；采用独特的压缩和解码技术，将100多音轨的音频文件完美缩混及再现；乐曲采用硬件固化的方法，集成到系统中，有利于产权保护；由专业人员负责安装、布置、培训，操作简便易学。播放设备业已申请专利，并于全国多个地方，包括北京、广州、杭州、无锡、重庆、深圳、天津等地，筹建了研发和体验中心。

总体来说，基于《辅行诀》和《黄帝内经》理论基础的五音养生系统具有非常广阔的应用前景。下一步的工作，将逐渐增加调理疾病的范围，如中风康复、外感、气血津液诸病等，并逐渐增加治疗曲目，提高曲目的艺术欣赏价值。应用科普的语言介绍这种身心音乐，让大家理解并接受，同时将应用注意事项做完备的介绍。

编　者

2017年6月

参考文献

[1] 许继宗，乔宪春，石玉君，李月明. 复原《黄帝内经》五音疗病体系的必要性与可行性 [J]. 世界中西医结合杂志，2011，5：375－376、392

[2] 许继宗，乔宪春，石玉君. 从古代音律学角度释河图五行顺序及十二经流注顺序 [J]. 吉林中医药，2010，9：820－821

[3] 许继宗，乔宪春，李月明. 由音律学角度看针灸针刺顺序的重要性 [J]. 吉林中医药，2011，3：231－232

[4] 许继宗，乔宪春，石玉君. 从《辅行诀脏腑用药法要·汤液经图》看五行传变规律 [J]. 吉林中医药，2011，5：483－484

[5] 许继宗，乔宪春.《辅行诀脏腑用药法要》用药规律初探 [J]. 辽宁中医药大学学报，2010，12：81－83

[6] 许继宗，石玉君，乔宪春，李月明. 依据《辅行诀脏腑用药法要》探讨经方组方规律在针灸学中的应用 [J]. 中华中医药杂志，2011，11：2675－2677

[7] 许继宗，石玉君，乔宪春. 《内经》"神客在门"新解及其中医治疗方法学探讨 [J]. 吉林中医药，2011，8：749－751

[8] 许继宗，李玉华，李月明，张波. 23 例健康人委中穴对体感音乐低频声波选择性吸收相关研究 [J]. 辽宁中医药大学学报，2013，1：179－180

[9] 许继宗，郭雁冰，李洁，李玉华，李月明，张波. 不同频率的低频声波对 23 例健康人解溪穴的影响 [J]. 陕西中医，2013，2：218－220

[10] 许继宗，李玉华，李月明，张波. 健康人足三里穴对体感音乐低频声波选择性吸收的相关研究 [J]. 现代中西医结合杂志，2012，31：3441－3443

[11] 李玉华，汤心钰，张波，白秀丽，王铭慧，李曼，王岩，曹晓焕，许继宗. 低频声波对 30 例健康人阳陵泉穴微循环、温度及经皮氧分压的影响研究 [J]. 环球中医药，2014，9：673－677

[12] 许继宗，乔宪春，石玉君，李月明. 从脏腑经络共振角度确定中国古代音乐标准音 [J]. 黄钟（中国. 武汉音乐学院学报），2010，4：148－150

[13] 刘瑜，许继宗，汤心钰，张波，李玉华，司英奎，李洁，王普艳，杨戈，李新艳，刘亚峰，陈雪，郭雁冰. 不同波形的低频声波对 30 例健康人足三里穴微循环及经皮氧分压的影响研究 [J]. 世界中西医结合杂志，2015，4：505－507

[14] 王普艳，汤心钰，张波，李玉华，司英奎，李洁，杨戈，李新艳，刘亚峰，陈雪，许继宗. 不同音色低频声波对健康人委中微循环及经皮氧分压的影响 [J]. 中国中医药信息杂志，2014，10：12－14

[15] 李玉华，白晶，许继宗，杨建宇，李彦知，王雪茜，赵吉平，杨金生，郑晓鹏，张涛静，彭鑫，张艳茹. 正弦低频声波对健康人梁丘穴经皮氧分压及微循环的影响[J]. 中医学报，2015，10：1522—1524

[16] 许继宗，杨建宇，李彦知，王雪茜，赵吉平，杨金生，郑晓鹏，张涛静，彭鑫，张波. 低频声波诱导胃经共振调节气机升降出入的研究 [J]. 中医学报，2015，8：1227—1229

[17] 许继宗，汤心钰，郭雁冰，李玉华，李洁，杨戈，李新艳，司英奎，刘亚峰，陈雪，张波. 体感音乐低频声波对 30 例健康人十二经络五输穴经穴微循环的影响 [J]. 云南中医学院学报，2014，1：4—11

[18] 许继宗，汤心钰，郭雁冰，李玉华，李洁，杨戈，李新艳，司英奎，刘亚峰，陈雪，张波. 体感音乐低频声波对 30 例健康人十二经络合穴微循环的影响 [J]. 针灸临床杂志，2014，6：8—13

[19] 许继宗，汤心钰，郭雁冰，李玉华，李洁，杨戈，李新艳，司英奎，刘亚峰，陈雪，张波. 体感音乐低频声波对健康人十二经络输穴微循环的影响 [J]. 辽宁中医药大学学报，2014，9：125—129

[20] 许继宗，汤心钰，郭雁冰，李玉华，李洁，杨戈，李新艳，司英奎，刘亚峰，陈雪，张波. 体感音乐低频声波对 30 例健康人十二经络荥穴的微循环的影响 [J]. 四川中医，2014，9：144—149

[21] 许继宗，汤心钰，郭雁冰，李玉华，李洁，杨戈，李新艳，司英奎，刘亚峰，陈雪，张波. 体感音乐低频声波对 30 名健康人十二经络井穴微循环的影响 [J]. 中华中医药杂志，2015，2：544—548

[22] 许继宗，汤心钰，郭雁冰，李玉华，李洁，杨戈，李新艳，司英奎，刘亚峰，陈雪，张波. 体感音乐低频声波对 30 名健康人脾胃经循经微循环的影响 [J]. 中华中医药杂志，2014，10：3333—3339

[23] 张波，郭雁冰，李玉华，李洁，杨戈，李新艳，司英奎，刘亚峰，陈雪，许继宗. 体感音乐低频声波对 30 例健康人肺经及大肠经循经微循环影响研究 [J]. 辽宁中医药大学学报，2014，7：15—18

[24] 李洁，汤心钰，郭雁冰，李玉华，张波，王普艳，杨戈，李新艳，司英奎，刘亚峰，陈雪，许继宗. 体感音乐低频声波对健康人肾经及膀胱经五输穴微循环的影响[J]. 中国中医药信息杂志，2014，8：27—31

[25] 刘亚峰，汤心钰，郭雁冰，李玉华，李洁，杨戈，李新艳，司英奎，张波，陈雪，许继宗. 体感音乐低频声波对 30 例健康人肝胆经循经微循环的影响研究 [J]. 成都中医药大学学报，2014，4：48—53

[26] 许继宗，汤心钰，郭雁冰，李玉华，李洁，杨戈，李新艳，司英奎，刘亚峰，陈雪，张波. 体感音乐低频声波对 30 例健康人心包经及三焦经循经微循环的影响 [J]. 中医学报，2014，8：1213—1217

[27] 许继宗，汤心钰，郭雁冰，李玉华，李洁，杨戈，李新艳，司英奎，刘亚峰，陈雪，张波. 体感音乐低频声波对 30 例健康人心经及小肠经循经微循环的影响研究

[J]. 世界中医药，2014，9：1210－1213，1217
[28] 司英奎，汤心钰，郭雁冰，李玉华，李洁，杨戈，李新艳，张波，刘亚峰，陈雪，许继宗. 低频声波对肝经五输穴微循环及温度的影响研究 [J]. 西部中医药，2014，10：1－6
[29] 张喆，符思，王微，许继宗. 不同低频声波对胃经五输穴的微循环及温度的影响研究 [J]. 世界中医药，2015，3：438－442
[30] 许继宗，张波，李玉华，李月明. 低频声波模拟烧山火手法治疗糖尿病末梢神经病变25例临床观察 [J]. 长春中医药大学学报，2012，5：872－873
[31] 许继宗，李玉华，李月明，张波. 低频声波刺激足三里穴配合毫针疗法治疗面瘫疗效观察 [J]. 现代中西医结合杂志，2012，33：3689－3690
[32] 许继宗，李玉华，张喆，张波. 体感五行音乐疗法联合参苓白术散治疗功能性腹泻疗效观察 [J]. 现代中西医结合杂志，2012，35：3905－3906
[33] 许继宗，李月明. 音乐治疗曲目序列组成原则尝试及实验观察 [J]. 黄钟（中国. 武汉音乐学院学报），2012，1：108－111
[34] 景慧玲，许继宗，刘宁. 五音疗病体系在瘙痒性皮肤疾病的应用初探 [J]. 陕西中医，2016，6：713－714
[35] 许继宗，汤心钰，郭雁冰，李玉华，李洁，杨戈，李新艳，司英奎，刘亚峰，陈雪，张波. 依据体感音乐经络微循环规律及汤液经法五行规律探讨音乐治疗的应用 [J]. 中医学报，2015，12：1811－1814
[36] 许继宗，杨建宇，李彦知，王雪茜，赵吉平，杨金生，郑晓鹏，张涛静，彭鑫，张波. 低频声波诱导胃经共振调节气机升降出入的研究 [J]. 中医学报，2015，8：1227－1229
[37] 许继宗，张波，张喆，杨建宇，李彦知，杨金生，王雪茜，彭鑫，郑晓鹏，张涛静. 基于声波经络共振原理的《黄帝内经》五音疗法治验 3 则 [J]. 中国中医药现代远程教育，2015，15：118－120
[38] 许继宗，张波，张喆，杨建宇，李彦知，杨金生，王雪茜，彭鑫，郑晓鹏，张涛静.《黄帝内经》五音疗法对脑卒中患者肌力恢复的影响 [J]. 中国中医药现代远程教育，2015，16：1－3
[39] 许继宗，张波，张喆，杨建宇，李彦知，杨金生，王雪茜，彭鑫，郑晓鹏，张涛静.《黄帝内经》五音疗法治疗 2 型糖尿病周围神经病变的疗效及机理探讨 [J]. 中国中医药现代远程教育，2015，17：10－13
[40] 许继宗，张波，张喆，杨建宇，李彦知，杨金生，王雪茜，彭鑫，郑晓鹏，张涛静. 体感音乐的经络循经微循环机制探讨 [J]. 中医学报，2015，10：1446－1449
[41] 李玉华，白晶，许继宗，杨建宇，李彦知，王雪茜，赵吉平，杨金生，郑晓鹏，张涛静，彭鑫，张艳茹. 正弦低频声波对健康人梁丘穴经皮氧分压及微循环的影响 [J]. 中医学报，2015，10：1522－1524
[42] 李玉华，许继宗，司英奎，张波，白秀丽，王铭慧，顾雪华，曹晓焕，王岩，李曼，张艳茹，刘艳. 微循环监测反馈法联合体感音乐疗法对脑卒中患者肌力恢复的影响观

察［J］. 针灸临床杂志，2015，10：31－33

［43］赵永恒. 炎帝神农氏“七曜起于天关”的年代［J］. 重庆文理学院学报（社会科学版），2011，1：22－25

［44］靳九成，黄建平，靳浩，孙文栋，高志远，张凤菊. 七曜阴阳周期性消长特性探讨［J］. 中华中医药杂志，2011，12：2800－2807

［45］陈志辉. 隋唐以前之七曜历术源流新证［J］. 上海交通大学学报（哲学社会科学版），2009，4：46－51

［46］七曜二十八宿指什么［J］. 语文教学通讯，1985，3：65

［47］张书河，郭爱银. 四柱学在中医药领域中的应用［J］. 内蒙古中医药，2012，10：119－120

［48］陈东辉. 四柱疾病预测学概要［A］. 中国中医药大学、世界中医药学会联合会、《中华中医药杂志》编辑部. 2006 国际传统医药创新与发展态势论坛论文集［C］. 中国中医药大学、世界中医药学会联合会、《中华中医药杂志》编辑部，2006：5